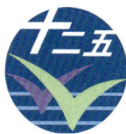

全国中医药行业中等职业教育"十二五"规划教材

# 病理学基础

（供中医、中医康复保健、护理、中医护理专业用）

主　编　杨怀宝（云南省大理卫生学校）

副主编　崔　莹（郑州市卫生学校）

　　　　颜　勇（曲阜中医药学校）

　　　　曹靖宇（甘肃省中医学校）

　　　　吴红侠（沈阳市中医药学校）

　　　　刘巧玲（佛山市南海区卫生职业技术学校）

中国中医药出版社

·北　京·

**图书在版编目（CIP）数据**

病理学基础 / 杨怀宝主编 . —北京：中国中医药出版社，2015.9（2018.12重印）

全国中医药行业中等职业教育"十二五"规划教材

ISBN 978-7-5132-2601-1

Ⅰ.①病… Ⅱ.①杨… Ⅲ.① 病理学 – 中等专业学校 – 教材 ②病理生理学 – 中学专业学校 – Ⅳ.① R36

中国版本图书馆 CIP 数据核字（2015）第 128510 号

中 国 中 医 药 出 版 社 出 版

北京市朝阳区北三环东路 28 号易亨大厦 16 层

邮政编码 100013

传真 010 64405750

赵县文教彩印厂印刷

各地新华书店经销

\*

开本 787×1092 1/16 印张 15 字数 332 千字

2015 年 9 月第 1 版 2018 年 12 月第 2 次印刷

书 号 ISBN 978-7-5132-2601-1

\*

定价 45.00 元

网址 www.cptcm.com

# 全国中医药职业教育教学指导委员会

张美林（成都中医药大学附属医院针灸学校党委书记、副校长）

张登山（邢台医学高等专科学校教授）

张震云（山西药科职业学院副院长）

陈　燕（湖南中医药大学护理学院院长）

陈玉奇（沈阳市中医药学校校长）

陈令轩（国家中医药管理局人事教育司综合协调处副主任科员）

周忠民（渭南职业技术学院党委副书记）

胡志方（江西中医药高等专科学校校长）

徐家正（海口市中医药学校校长）

凌　娅（江苏康缘药业股份有限公司副董事长）

郭争鸣（湖南中医药高等专科学校校长）

郭桂明（北京中医医院药学部主任）

唐家奇（湛江中医学校校长、党委书记）

曹世奎（长春中医药大学职业技术学院院长）

龚晋文（山西职工医学院/山西省中医学校党委副书记）

董维春（北京卫生职业学院党委书记、副院长）

谭　工（重庆三峡医药高等专科学校副校长）

潘年松（遵义医药高等专科学校副校长）

秘 书 长　周景玉（国家中医药管理局人事教育司综合协调处副处长）

# 全国中医药行业中等职业教育"十二五"规划教材
## 《病理学基础》编委会

主　　编　杨怀宝（云南省大理卫生学校）

副 主 编　崔　莹（郑州市卫生学校）

　　　　　颜　勇（曲阜中医药学校）

　　　　　曹靖宇（甘肃省中医学校）

　　　　　吴红侠（沈阳市中医药学校）

　　　　　刘巧玲（佛山市南海区卫生职业技术学校）

编　　委　（以姓氏笔画为序）

　　　　　王亚宁（宝鸡职业技术学院）

　　　　　朴松兰（长春中医药大学）

　　　　　刘春花（江西中医药大学）

　　　　　杨　婧（黑龙江中医药大学）

　　　　　杨　晟（云南省大理卫生学校）

　　　　　吴晓岚（辽宁医药职业学院）

　　　　　陈兆芳（云南省大理卫生学校）

　　　　　郑承浩（黑龙江省中医药学校）

　　　　　徐晓杰（南阳医学高等专科学校）

# 前　言

中医药职业教育是我国现代职业教育体系的重要组成部分，肩负着培养中医药多样化人才、传承中医药技术技能、推动中医药事业科学发展的重要职责。教育要发展，教材是根本，是提高教育教学质量的重要保证，是人才培养的重要基础。为贯彻落实习近平总书记关于加快发展现代职业教育的重要指示精神和《国家中长期教育改革和发展规划纲要（2010—2020 年）》，国家中医药管理局教材办公室、全国中医药职业教育教学指导委员会紧密结合中医药职业教育特点，适应中医药中等职业教育的教学发展需求，突出中医药中等职业教育的特色，组织完成了"全国中医药行业中等职业教育'十二五'规划教材"建设工作。

作为全国唯一的中医药行业中等职业教育规划教材，本版教材按照"政府指导、学会主办、院校联办、出版社协办"的运作机制，于2013年启动编写工作。通过广泛调研、全国范围遴选主编，组建了一支由全国 60 余所中高等中医药院校及相关医院、医药企业等单位组成的联合编写队伍，先后经过主编会议、编委会议、定稿会议等多轮研究论证，在 400 余位编者的共同努力下，历时一年半时间，完成了 36 种规划教材的编写。本套教材由中国中医药出版社出版，供全国中等职业教育学校中医、护理、中医护理、中医康复保健、中药和中药制药等 6 个专业使用。

本套教材具有以下特色：

1. 注重把握培养方向，坚持以就业为导向、以能力为本位、以岗位需求为标准的原则，紧扣培养高素质劳动者和技能型人才的目标进行编写，体现"工学结合"的人才培养模式。

2. 注重中医药职业教育的特点，以教育部新的教学指导意见为纲领，贴近学生、贴近岗位、贴近社会，体现教材针对性、适用性及实用性，符合中医药中等职业教育教学实际。

3. 注重强化精品意识，从教材内容结构、知识点、规范化、标准化、编写技巧、语言文字等方面加以改革，具备"精品教材"特质。

4. 注重教材内容与教学大纲的统一，涵盖资格考试全部内容及所有考试要求的知识点，满足学生获得"双证书"及相关工作岗位需求，有利于促进学生就业。

5. 注重创新教材呈现形式，版式设计新颖、活泼，图文并茂，配有网络教学大纲指导教与学（相关内容可在中国中医药出版社网站 www.cptcm.com 下载），符合中等职业学校学生认知规律及特点，有利于增强学生的学习兴趣。

本版教材的组织编写得到了国家中医药管理局的精心指导、全国中医药中等职业教育学校的大力支持、相关专家和教材编写团队的辛勤付出，保证了教材质量，提升了教材水平，在此表示诚挚的谢意！

　　我们衷心希望本版规划教材能在相关课程的教学中发挥积极的作用，通过教学实践的检验不断改进和完善。敬请各教学单位、教学人员及广大学生多提宝贵意见，以便再版时予以修正，提升教材质量。

国家中医药管理局教材办公室

全国中医药职业教育教学指导委员会

中国中医药出版社

2015 年 4 月

# 编写说明

　　《病理学基础》是"全国中医药行业中等职业教育'十二五'规划教材"之一。本教材是依据习近平总书记关于加快发展现代职业教育的重要指示和《国家中长期教育改革和发展规划纲要（2010—2020年）》精神，为适应中医药中等职业教育的教学发展需求，突出中医药中等职业教育的特色，由全国中医药职业教育教学指导委员会、国家中医药管理局教材办公室统一规划、宏观指导，中国中医药出版社具体组织，全国中医药中等职业教育学校联合编写，供中医药中等职业教育教学使用的教材。

　　本教材力求职业教育专业设置与产业需求、课程内容与职业标准、教学过程与生产过程"三对接"，"崇尚一技之长"，提升人才培养质量，做到学以致用。教材编写强化质量意识、精品意识，以学生为中心，以"三对接"为宗旨，突出思想性、科学性、实用性、启发性、教学适用性，在教材内容结构、知识点、规范化、标准化、编写技巧、语言文字等方面加以改革，从整体上提高教材质量，力求编写出"精品教材"。

　　本教材涵盖病理学和病理生理学内容，分总论及各论两部分，第一章至第十一章为总论，重点讲述疾病的一般原理及疾病发生发展的共同规律，第十二章到第十五章为各论部分，阐述各系统常见疾病的病理变化及临床联系，但尽量简化发病机制的叙述。教材中插有大量彩图和表，紧贴教材，既为教师多媒体教学提供方便，也为学生自学和复习提供指导。本教材主要供中医、中医康复保健、护理、中医护理专业用。

　　本教材编写分工如下：第一章、第二章由颜勇编写，第三章由陈兆芳编写，第四章由刘巧玲编写，第五章由刘春花编写，第六章由王亚宁编写，第七章由吴红侠、崔莹编写，第八章、第九章由郑承浩编写，第十章由吴晓岚编写，第十一章由崔莹、曹靖宇编写，第十二章由朴松兰编写，第十三章由杨怀宝、杨晟编写，第十四章由徐晓杰编写，第十五章由杨婧编写。实验指导由相应理论部分编者编写。

　　本教材编写过程中得到中国中医药出版社、云南省大理卫生学校及其他编者所在单位领导的大力支持，在此一并致谢。

　　由于我们学术水平有限，编写经验不足，再加上时间仓促，不足之处在所难免，恳请广大师生提出宝贵意见，以便再版时修订提高。

《病理学基础》编委会

2015年4月

三、创伤愈合 ························ 22

## 第三章 局部血液循环障碍

第一节 充血 ···················· 28
一、动脉性充血 ·············· 29
二、静脉性充血 ·············· 29

第二节 血栓形成 ·············· 32
一、血栓形成的条件和机制 ······· 32
二、血栓形成的过程和类型 ······· 33
三、血栓的结局 ·············· 34
四、血栓对机体的影响 ·········· 35

第三节 栓塞 ···················· 35
一、栓子的运行途径 ·········· 35
二、栓塞的类型和对机体的影响 ··· 36

第四节 梗死 ···················· 38
一、梗死的原因 ·············· 39
二、梗死的类型及病理变化 ······· 39
三、梗死对机体的影响 ·········· 40

## 第四章 炎症

第一节 炎症的原因 ··············· 44
一、生物性因子 ·············· 44
二、物理性因子 ·············· 44
三、化学性因子 ·············· 44
四、异常免疫反应 ············ 45

第二节 炎症的基本病理变化 ······· 45
一、变质 ···················· 45
二、渗出 ···················· 46
三、增生 ···················· 48

第三节 炎症的局部表现和全身反应 ··· 49
一、局部表现 ················ 49
二、全身反应 ················ 49

第四节 炎症的类型及病变特点 ······ 50
一、急性炎症类型 ············ 50
二、慢性炎症类型 ············ 54

第五节 炎症的结局 ··············· 55
一、痊愈 ···················· 55
二、转为慢性 ················ 55
三、蔓延扩散 ················ 55

# 目 录

# 总 论

## 第一章 病理学绪论与疾病学概论

第一节 病理学绪论 ··············· 1
一、病理学的概念、任务和研究
范围 ···················· 1
二、病理学在医学中的地位 ······· 2
三、病理学的研究方法 ·········· 2

第二节 疾病学概论 ··············· 3
一、健康与疾病 ·············· 3
二、疾病发生的原因 ·········· 4
三、疾病的规律 ·············· 6
四、疾病的转归 ·············· 7

## 第二章 细胞和组织的适应、损伤与修复

第一节 细胞和组织的适应 ········· 11
一、萎缩 ···················· 11
二、肥大 ···················· 13
三、增生 ···················· 14
四、化生 ···················· 14

第二节 细胞和组织的损伤 ········· 14
一、变性 ···················· 15
二、细胞死亡 ················ 17

第三节 细胞和组织损伤的修复 ····· 20
一、再生 ···················· 20
二、纤维性修复 ·············· 21

## 第五章 肿瘤

第一节 肿瘤的概念 …………………… 59
第二节 肿瘤的特征 …………………… 60
　一、大体形态 …………………………… 60
　二、组织结构 …………………………… 60
　三、肿瘤的异型性 ……………………… 61
　四、肿瘤的命名 ………………………… 62
　五、肿瘤的分类 ………………………… 62
　六、肿瘤的生长 ………………………… 64
　七、肿瘤的扩散 ………………………… 64
第三节 肿瘤对机体的影响 …………… 65
　一、良性肿瘤对机体的影响 ………… 65
　二、恶性肿瘤对机体的影响 ………… 66
第四节 良性肿瘤和恶性肿瘤的区别 … 66
第五节 癌前病变、原位癌和早期
　　　　浸润癌 …………………………… 67
　一、癌前病变 …………………………… 67
　二、原位癌 ……………………………… 68
　三、早期浸润癌 ………………………… 68
第六节 常见肿瘤举例 ………………… 68
　一、上皮组织肿瘤 ……………………… 68
　二、间叶组织肿瘤 ……………………… 71
　三、淋巴造血组织肿瘤 ………………… 73
　四、其他组织肿瘤 ……………………… 74
第七节 肿瘤的病因及发病机制 ……… 74
　一、肿瘤的病因 ………………………… 74
　二、肿瘤的发病机制 …………………… 75

## 第六章 水、电解质代谢紊乱

第一节 水、钠代谢紊乱 ………………… 80
　一、脱水 ………………………………… 81
　二、水中毒 ……………………………… 85
第二节 钾代谢紊乱 …………………… 86
　一、低钾血症 …………………………… 86
　二、高钾血症 …………………………… 88
第三节 水肿 …………………………… 89
　一、水肿的发生机制 …………………… 89
　二、常见水肿的类型 …………………… 92
　三、水肿的特点及其对机体的影响 … 93

## 第七章 酸碱平衡紊乱

第一节 酸碱平衡的调节 ……………… 97
　一、酸与碱的概念 ……………………… 97
　二、体内酸碱物质的来源 ……………… 97
　三、酸碱平衡的调节机制 ……………… 98
第二节 反映酸碱平衡状况的指标
　　　　及其意义 ………………………… 99
　一、pH 值 ……………………………… 99
　二、动脉血二氧化碳分压（$PaCO_2$）… 99
　三、标准碳酸氢盐（SB）和实际
　　　碳酸氢盐（AB） …………………… 99
　四、缓冲碱（BB） ……………………… 99
　五、碱剩余（BE） ……………………… 100
第三节 单纯性酸碱平衡紊乱 ………… 100
　一、代谢性酸中毒 ……………………… 100
　二、呼吸性酸中毒 ……………………… 101
　三、代谢性碱中毒 ……………………… 102
　四、呼吸性碱中毒 ……………………… 103
第四节 混合性酸碱平衡紊乱 ………… 104
　一、二重性酸碱一致型酸碱平衡
　　　紊乱 ………………………………… 104
　二、二重性酸碱混合型酸碱平衡
　　　紊乱 ………………………………… 105
　三、三重性酸碱混合型酸碱平衡
　　　紊乱 ………………………………… 105

## 第八章 发热

第一节 概述 …………………………… 109
第二节 发热的原因与机制 …………… 109
　一、发热激活物 ………………………… 109
　二、内生致热原 ………………………… 110
　三、发热时的体温调节机制 ………… 110
第三节 发热分期及各期特点 ………… 110
　一、体温上升期 ………………………… 110
　二、高温持续期 ………………………… 111
　三、体温下降期 ………………………… 111
第四节 发热时机体的代谢与功能
　　　　变化 …………………………… 111
　一、代谢变化 …………………………… 111

二、功能变化 ……………… 112
第五节 发热的生物学意义 … 112

第九章 缺氧
第一节 常用的血氧指标………… 114
一、血氧分压 ……………… 114
二、血氧容量 ……………… 114
三、血氧含量 ……………… 115
四、血氧饱和度 …………… 115
第二节 缺氧的原因和类型……… 115
一、低张性缺氧 …………… 115
二、血液性缺氧 …………… 115
三、循环性缺氧 …………… 116
四、组织性缺氧 …………… 116
第三节 缺氧时器官的功能和代谢
变化 ………………… 117
一、呼吸系统的变化 ……… 118
二、循环系统的变化 ……… 118
三、血液系统的变化 ……… 118
四、中枢神经系统的变化 … 118

第十章 休克
第一节 休克的病因与分类………… 120
一、休克的病因 …………… 120
二、休克的分类 …………… 121
第二节 休克的发生机制………… 122
一、微循环缺血期 ………… 122
二、微循环淤血期 ………… 124
三、微循环衰竭期 ………… 126
第三节 休克时机体代谢和器官功能的
变化 ………………… 127
一、细胞代谢障碍 ………… 127
二、重要器官功能障碍 …… 127
第四节 休克防治的病理生理基础 … 129
一、消除病因 ……………… 129
二、治疗原则 ……………… 129

第十一章 弥散性血管内凝血
第一节 弥散性血管内凝血的原因和
发生机制 …………… 132

一、弥散性血管内凝血的原因 … 132
二、弥散性血管内凝血的发生
机制 ………………… 133
第二节 促进弥散性血管内凝血发生、
发展的因素 ………… 134
一、单核巨噬细胞系统功能受损 … 134
二、肝功能严重障碍 ……… 134
三、血液的高凝状态 ……… 134
四、微循环障碍 …………… 134
五、其他 …………………… 134
第三节 弥散性血管内凝血的分期及
分型 ………………… 135
一、弥散性血管内凝血的分期 … 135
二、弥散性血管内凝血的分型 … 135
第四节 弥散性血管内凝血的临床
表现 ………………… 136
一、出血 …………………… 136
二、器官功能障碍 ………… 136
三、休克 …………………… 136
四、微血管病性溶血性贫血 … 137
第五节 弥散性血管内凝血的防治
原则 ………………… 137
一、消除病因 ……………… 137
二、对症治疗 ……………… 137

各 论

第十二章 呼吸系统疾病
第一节 慢性支气管炎 ………… 140
一、病因和发病机制 ……… 141
二、病理变化 ……………… 141
三、临床病理联系 ………… 141
第二节 肺炎 …………………… 142
一、细菌性肺炎 …………… 142
二、病毒性肺炎 …………… 146
三、支原体肺炎 …………… 146
第三节 结核病 ………………… 147
一、概述 …………………… 147

二、肺结核病 ……………… 149
三、肺外器官结核病 ……… 152
第四节 呼吸衰竭 ……………… 152
　一、病因和发病机制 ……… 153
　二、呼吸衰竭时机体代谢与功能
　　　变化 …………………… 155

**第十三章 心血管系统疾病**

第一节 高血压病 ……………… 162
　一、病因和发病机制 ……… 163
　二、高血压病的类型和病理
　　　变化 …………………… 163
第二节 动脉粥样硬化 ………… 166
　一、病因和发病机制 ……… 166
　二、病理变化 ……………… 167
　三、冠状动脉粥样硬化症及冠状
　　　动脉性心脏病 ………… 168
第三节 风湿病 ………………… 169
　一、病因和发病机制 ……… 169
　二、病理变化 ……………… 170
　三、风湿性心脏病 ………… 170
　四、其他器官的病变 ……… 172
第四节 心力衰竭 ……………… 172
　一、心力衰竭的病因与诱因 … 172
　二、心力衰竭的分类 ……… 173
　三、心力衰竭的发病机制 … 174
　四、心力衰竭时机体的功能和代谢
　　　变化 …………………… 174

**第十四章 消化系统疾病**

第一节 消化性溃疡 …………… 178
　一、病因及发病机制 ……… 178
　二、病理变化 ……………… 179
　三、临床病理联系 ………… 180
　四、结局及并发症 ………… 180
第二节 病毒性肝炎 …………… 181
　一、病因及发病机制 ……… 182
　二、病理变化 ……………… 182
　三、临床病理类型 ………… 183

第三节 肝硬化 ………………… 185
　一、门脉性肝硬化 ………… 186
　二、坏死后性肝硬化 ……… 188
第四节 肝性脑病 ……………… 189
　一、概念 …………………… 189
　二、分类 …………………… 189
　三、分期 …………………… 190
　四、肝性脑病的发病机制 … 190
　五、肝性脑病的诱因 ……… 194
　六、肝性脑病的防治原则 … 195

**第十五章 泌尿系统疾病**

第一节 肾小球肾炎 …………… 198
　一、病因及发病机制 ……… 198
　二、病理变化 ……………… 199
　三、肾小球肾炎的常见病理
　　　类型 …………………… 199
第二节 肾盂肾炎 ……………… 202
　一、病因、感染途径和发病机制 … 202
　二、类型 …………………… 202
第三节 尿石症 ………………… 203
　一、原因和发生机制 ……… 204
　二、类型和病理变化 ……… 204
　三、临床病理联系 ………… 204
第四节 肾功能衰竭 …………… 204
　一、急性肾功能衰竭 ……… 205
　二、慢性肾功能衰竭 ……… 206
　三、尿毒症 ………………… 208

**实验指导**

实验一 组织的损伤与修复 … 213
实验二 局部血液循环障碍 … 214
实验三 炎症 …………………… 216
实验四 肿瘤 …………………… 217
实验五 呼吸系统疾病 ……… 218
实验六 心血管系统疾病 …… 219
实验七 消化系统疾病 ……… 220
实验八 泌尿系统疾病 ……… 221

**主要参考书目** ………………… 223

# 总　论

## 第一章　病理学绪论与疾病学概论

### 学习目标

【学习目标】

1. 掌握病理学的概念、任务和研究范围。
2. 熟悉病理学在医学中的地位。
3. 了解病理学的研究方法。
4. 了解疾病发生的原因与条件。
5. 熟悉疾病发展过程中的共同规律。
6. 掌握疾病的转归。

## 第一节　病理学绪论

### 一、病理学的概念、任务和研究范围

#### （一）病理学的概念和任务

病理学（pathology）是研究人体疾病的发生、发展规律，探讨疾病本质的科学。它的主要任务，一是研究疾病的病因、发病机理、经过和转归，二是研究患病机体的功能、代谢和形态结构变化的规律。它的目的是揭示疾病的本质，为防治疾病提供科学的理论基础。在临床医疗实践中，病理学又是诊断许多疾病的可靠方法。因此，病理学是临床医学的重要学科之一。

## （二）病理学的研究范围与分类

传统上病理学可分为病理生理学和病理解剖学两门学科。病理生理学着重研究患病机体的功能和代谢的改变，病理解剖学着重研究患病机体的形态学改变。两者虽从不同的角度、用不同的方法来探讨疾病的本质，但是由于功能和代谢的改变常导致形态结构的变化，而形态结构的改变也常伴有功能和代谢的变化，所以，病理生理学和病理解剖学之间存在着密切联系，是不能截然分开的。

依据研究对象与方法的不同，病理学又可分为人体病理学和实验病理学，前者通过尸体解剖、活体组织检查和细胞学检查所获得的材料对疾病做出最后诊断；后者则以患病动物模型或在体外培养的细胞为材料进行医学研究。

## 二、病理学在医学中的地位

在医学教育中，病理学是连接基础医学与临床医学的桥梁，起着承前启后的作用，在医学中占有重要的地位。病理学与医学其他各学科间有着密切的联系，它以解剖学、组织胚胎学、生理学、生物化学、微生物学和寄生虫学等为基础，同时其本身又是以后学习临床各学科的基础。

在医疗工作中，活体组织检查是迄今最可靠的诊断疾病的方法。细胞学检查在发现早期肿瘤等方面具有重要作用。尸体解剖能对死者进行诊断，并对死因做出权威回答，也是提高临床诊断和医疗水平最重要的方法。虽然医学实验室检测、内镜检查、影像学诊断等技术突飞猛进，但很多疾病仍有赖于病理学检查才能做出最终诊断。

在科学研究中，病理学是重要的研究领域。临床病理数据和资料，包括大体标本、石蜡包埋组织和切片的积累，不仅是医学科学研究不可或缺的材料，也是病理学教学和病理专科医师培养的资料来源。

总之，病理学在医学教育、临床诊疗和科学研究上都扮演着极其重要的角色。

## 三、病理学的研究方法

病理学的研究方法可分为以下两类。

### （一）人体病理学的诊断和研究方法

**1. 尸体解剖** 简称尸检，是对死者的遗体用解剖学方法进行形态学研究的方法。通过尸体解剖，不仅可以发现患者生前未被发现的病变，还可直接观察患病器官、组织的病理变化。将这些资料与临床现象相结合进行分析研究，对于认识疾病本质、探讨死亡原因、提高诊断和治疗水平，都具有重大价值。因此，尸体解剖作为科学研究的重要手段，对于推动医学发展起着很重要的作用。

**2. 活体组织检查** 简称活检，是用穿刺、钳取或局部切除等手段，采取患者活体病变组织，通过显微镜观察，进行病理诊断的检查方法。这种方法取材新鲜、检查迅速，必要时还可重复进行。因此，能及时、便利地提供确切的诊断，对于治疗和判断愈后都有重要意义。特别是对良、恶性肿瘤的鉴别具有十分重要的意义。

**3.脱落细胞学检查**　是从患者的痰、尿、胃液、宫颈或阴道分泌物、胸腹水中或破溃的肿瘤表面，采取脱落细胞，进行涂片检查的方法。这种方法简便易行，近年来已广泛应用于临床诊断及防癌普查。

## （二）实验病理学研究方法

**1.动物实验**　用人工方法在动物身上复制各种人类疾病模型，以便研究者根据需要进行多种方式的实验方法。这对于研究疾病发生、发展的机理和规律，探求有效的治疗方法，具有重大意义。但由于动物与人体之间毕竟存在着许多差异，因此，原则上不能将动物实验的结果直接应用于人体。

**2.组织和细胞培养**　通过对离体组织、细胞生存条件的改变，以观察其形态和功能代谢变化的研究方法。这种研究方法的优点是周期短、见效快、节省开支，体外实验条件容易控制，可以避免体内复杂因素的干扰。

# 第二节　疾病学概论

## 一、健康与疾病

### （一）健康的概念

人们常常认为不生病就是健康（health），但此种观点是不全面的。世界卫生组织（World Health Organization，WHO）提出：健康不仅是没有疾病和病痛，而是躯体上、精神上和社会上处于完好状态。所以，健康必须包括身体健康、心理健康和社会适应健康三个方面。身体健康指没有疾病和不虚弱；心理健康指能依照个体对环境条件的感受，在理智上和情绪上进行调整；社会适应健康则指在复杂的、激烈变化着的社会环境和人际关系中，能做出积极应对和适应行为，进行令人满意的活动。总之，健康是一种最适合躯体的、精神的和社会的个体生存状态。

心理上的健康与身体的健康可相互影响。健康状况良好者除体魄强壮外，还应表现为精神饱满、乐观、勇于克服困难、事业心强、群众关系良好。心理的不健康可伤害身体，甚至引起躯体疾病。

健康的标准并不是固定的，它随经济发展、社会进步而变化，在不同地区、不同年龄的人群中健康的标准也会略有不同。增强健康意识，保障个人和大众的健康是每个人义不容辞的责任。

亚健康状态是指介于健康与疾病之间生理功能低下的状态。此时机体处于非病、非健康并有可能趋向疾病的状态，故有学者称其为诱发病状态。引起亚健康状态的真正原因尚不清楚，可能与工作压力、不良生活习惯、环境污染等多种因素有关，其表现既可有躯体上的表现，又可有精神心理上的异常。亚健康者在一般情况下能正常学习、工作和生活，但生活质量不高，工作效率较低，容易疲劳，同时可能出现食欲不振、失眠健忘、焦虑易怒、精神萎靡等表现。这种状态虽与心理性疾病患者类似，但其严重程度还不能达到此类疾病的标准。

### （二）疾病的概念

疾病（disease）是机体在一定病因的作用下，因自稳调节紊乱及一系列损伤与抗损伤反应而发生的异常生命活动过程。表现为疾病过程中各种复杂的机能、代谢和形态结构的异常变化，这些变化又可使机体各器官系统之间以及机体与外界环境之间的协调关系发生障碍，从而引起各种症状、体征和社会行为异常。此时，机体对环境的适应能力以及劳动能力减弱或丧失，甚至危及生命。

病理过程是指存在于各种疾病中的一组具有内在联系的功能、代谢和形态结构的异常变化。它本身无特异性，但它是构成特异性疾病的一个基本组成部分。例如肺炎、脑炎以及所有其他炎性疾病，都是以炎症这一病理过程为基础构成的。病理过程可以局部变化为主，如血栓形成、栓塞、梗死、炎症等；也可以全身反应为主，如发热、缺氧、休克等。一种疾病可以包含多种病理过程，如大叶性肺炎发生时，有炎症、发热、缺氧甚至休克等病理过程；而一种病理过程（如炎症）又可存在于多种疾病之中。

## 二、疾病发生的原因

疾病的发生往往是致病原因和条件综合作用的结果。因此，所谓病因应当包括致病原因和条件（包括诱因）两方面的因素，它们在疾病的发生发展中起着不同的作用。

### （一）致病原因

致病的原因（简称病因）是指引起疾病必不可少的，决定疾病特异性的因素。例如伤寒杆菌能引起伤寒，麻疹病毒能引起麻疹。伤寒杆菌就是伤寒的病因，麻疹病毒就是麻疹的病因，没有这个病因，相应的疾病就不可能发生。虽然有些疾病的病因至今未明，但随着科学的发展迟早会被发现。所以说，没有原因的疾病是不存在的。病因的种类很多，一般分为以下几大类。

**1. 生物性因素**　是最常见的致病原因，包括各种病原微生物（如细菌、病毒、立克次体、螺旋体和真菌）、寄生虫（如原虫、蠕虫等）以及它们产生的某些代谢产物、毒素等。它们引起的疾病往往具有一定的特异性，如有一定的疾病经过、病理特征及临床表现等。

**2. 理化因素**　物理因素是指一定强度的各种机械力（引起创伤、震荡、骨折等）、温度（引起烧伤或中暑，冻伤或过冷）、电流（引起电击伤）、电离辐射（引起放射病）、大气压（引起高山病或减压病）等。化学因素是指一定浓度的或有毒的化学物质（强酸、强碱、氰化物、一氧化碳、农药和某些药物等），可造成化学损伤或中毒。如强酸、强碱引起的烧伤，有机磷农药或战争毒气中毒等。

**3. 营养因素** 营养因素是指机体正常生命活动所必需的物质（如水、蛋白质、糖、脂肪、维生素、矿物质等）过多或缺乏，都可引起疾病。如肥胖病、营养不良、佝偻病、单纯性甲状腺肿等。

**4. 遗传因素** 可分为两种情况。①直接遗传引起的遗传性疾病，如色盲、血友病、先天愚型等，是由于亲代生殖细胞中遗传物质缺陷（基因异常或染色体畸变），遗传给后代的结果。②遗传易感性引起的疾病，是某种遗传缺陷和条件因素共同导致的疾病，如蚕豆病（红细胞中缺乏 6- 磷酸葡萄糖脱氢酶，当吃蚕豆时便出现溶血）、高血压病、糖尿病等。

**5. 先天性因素** 是指能损害胎儿发育的因素，而不是遗传物质的异常。如早期孕妇患风疹，则风疹病毒可能损害胎儿而引起先天性心脏病。

**6. 免疫性因素** 机体的免疫反应在防止和对抗感染的过程中起着重要的作用。然而，许多疾病的发生发展与免疫反应密切相关。①变态反应性疾病：某些个体的免疫系统受到一些抗原或半抗原物质的刺激，可发生异常强烈的反应，从而导致组织细胞的损伤和生理功能障碍，这种异常的免疫反应称为变态反应(或超敏反应)。某些致病微生物、异种蛋白、食物（如鱼、虾、牛乳、蛋类）、药物（如青霉素），可使某些个体引起如荨麻疹、支气管哮喘，甚至过敏性休克等变态反应性疾病。②自身免疫性疾病：某些个体能对自身组织（抗原）发生免疫反应并引起自身组织的损伤，称自身免疫性疾病。如类风湿性关节炎等。③免疫缺陷病：由于个体免疫功能不足或缺乏所引起的疾病，其特点是容易发生感染。而细胞免疫缺陷的另一后果是易发生恶性肿瘤。

**7. 精神、自然、社会因素** 长期精神紧张、忧思过度或精神创伤等会引起某些疾病，如高血压病、溃疡病、神经衰弱，甚至精神分裂症等。自然因素包括气候条件、地理环境、水土特点等。如夏秋炎热季节，有利于肠道致病菌的繁殖和传播（苍蝇滋生）；而冬春寒冷季节，人们在室内停留时间长，如通风不良、居住拥挤，有利于呼吸道致病微生物的传播，则易发生呼吸道传染病，如麻疹、白喉、流脑等。社会因素主要指社会环境和条件，包括社会生产力、科学文化水平、劳动及生活条件、人的精神面貌以及环境卫生状况等。只有先进的社会条件和良好的社会环境，才能真正为防病治病、提高人民的健康水平，起到切实的保障作用。

## （二）致病条件

仅有病因对机体的作用，往往还不足以使疾病发生，疾病的发生还与许多条件性因素有关。例如肺结核，结核杆菌是其病因，与肺结核患者共同相处的人群，虽然都有受到结核杆菌侵袭的可能，但发生结核病的人仅为少数，大多数人并不发病。这与多种条件因素有关，如营养不良、居住条件恶劣、过度劳累或者其他疾病使机体抵抗力降低等。具备其中的一个或一个以上的条件，就可以促使疾病发生。

致病条件是指在致病原因作用于机体的前提下，决定疾病发生发展的体内外因素。有些条件可使机体的抵抗力降低或易感性、敏感性增高，从而使机体在相应原因的作用下易于发病；有些条件则可使相应的病因以更多的机会、更大的强度作用于机体而引起疾病。所谓诱因，就是指那些直接作用于机体，使机体抵抗力下降，并促进疾病发生的因素。诱因也属于条件的范畴。如过劳、情绪激动、寒冷、感染等诱因可诱发冠心病患者心绞痛发作。

### 三、疾病的规律

#### （一）疾病时自稳调节的紊乱

正常机体通过神经–体液调节，在不断变化的内外环境中，能够维持各器官系统机能、代谢的正常进行，维持内外环境相对的动态稳定性，这就是自稳调节控制下的自稳态。正常机体的血压、心律、体温、腺体分泌、各种有机物质和无机盐类的浓度、体液的 pH 值等等，都有赖于自稳调节的作用而被控制在一个正常波动范围内。这是整个机体正常生命活动所必不可少的。疾病时，病因通过对机体的损伤性作用，导致组织、器官的功能、代谢发生障碍，使机体内自稳调节的某一方面发生紊乱，进而逐渐引起生命活动障碍。

#### （二）疾病过程中的因果转化

因果转化是疾病发生发展的基本规律。所谓因果转化，就是指在原始病因作用下，机体所发生的某些损伤性变化（结果），又可成为新的发病学原因，进一步引起新的损伤性后果。如此，原因和结果交替不已，互相转化，疾病不断发展。以创伤性失血为例，原始病因是机械损伤，引起的结果是组织和血管的损伤破裂，发生出血，而急性大出血则引起有效循环血量急剧减少，出现血压下降，进而造成重要器官缺血缺氧，发生机能、代谢障碍，后者进一步加重血液循环障碍。如此发展使疾病不断恶化，形成恶性循环，甚至造成死亡。在此过程中，如能及时采取止血、输血、止痛等治疗措施阻断循环，并加强机体的抗损伤能力，则可防止病情恶化，使患者逐渐转向康复。因此，具体分析疾病各阶段中的因果转化和可能出现的恶性循环，抓住因果转化过程中的关键因果关系，是正确处理疾病，将其导向良性循环的关键。

#### （三）损伤与抗损伤反应

大多数疾病过程中所发生的各种现象及因果转化关系等，虽然错综复杂，但就其本质而言可分为两大类；一是原始病因所引起的，以及在以后的因果转化过程中相继发生的损伤性改变；二是对抗这些损伤的各种反应，包括各种生理性防御、适应性反应和代偿作用。损伤与抗损伤的斗争推动着疾病的发展，贯穿于疾病的始终，决定疾病的转归。当损伤占优势时，疾病向恶化的方面发展，甚至造成死亡；反之，当抗损伤占优势时，疾病就向好的方面转化，机体得以恢复健康。损伤与抗损伤随条件的改变和时间的推移可相互转化，原来以抗损伤为主的改变，可以转化成损伤性改变。例如烧伤早期，小动脉、微动脉的痉挛有助于动脉血压的维持，但收缩时间过久，就会加重组织器官的缺血、缺氧，甚至造成细胞的坏死和器官功能障碍。在临床疾病的防治中，应尽量支持和加强抗损伤反应而减轻和消除损伤反应。

### （四）局部和整体

局部病变可能通过神经和体液途径影响整体，而机体的全身功能状态也可以通过这些途径影响局部病变的发展和经过。如感冒时，局部引起充血、水肿等炎症反应，但是严重时局部病变可以通过神经－体液途径影响全身，从而引起白细胞升高、发热等全身性表现。又如局部的皮肤溃疡也可以是全身代谢障碍性疾病——糖尿病的局部表现，只有治疗糖尿病后局部溃疡才会得到控制。因此在研究疾病过程中的整体与局部关系时，应该认识到局部和整体之间随病情的发展两者间的联系不断变化，同时还可以发生彼此间的因果转化，此时究竟是全身病变还是局部病变占主导地位，应作具体分析。

## 四、疾病的转归

大多数疾病在经历一定时间或若干阶段以后，终将趋于结束，这就是疾病的转归。诊断和治疗是否及时、正确，对疾病的转归起着极为重要的作用。疾病的转归有康复和死亡两种情况。

### （一）康复

康复分为完全康复和不完全康复两种情况。完全康复是指机体战胜了致病因素，病因消除，症状逐渐消失，机体的机能代谢活动完全恢复正常，形态结构得以完全修复，社会行为包括劳动力也完全恢复正常；不完全康复是指损伤性变化得到了控制，主要症状已经消失，但体内仍存在着某些病理变化，通过代偿反应才维持相对正常的生命活动。

### （二）死亡

死亡是生命活动的终止，也就是机体完整性的解体。死亡可由于生命重要器官（如心、脑、肝、肺、肾等）发生严重的不可恢复的损伤引起，也可由于慢性消耗性疾病（如严重的结核病、恶性肿瘤等）引起的全身极度衰竭引起，还可由于失血、休克、窒息、中毒等原因引起各器官系统之间的功能活动发生严重的协调障碍所致。

**1. 死亡的过程** 按传统概念，可将死亡过程分为下述三个阶段。

（1）濒死阶段（又称临终状态） 机体各系统机能发生严重障碍，中枢神经系统脑干以上部分处于深度抑制状态，表现为血压下降、心跳减弱、体温降低、反应迟钝、意识模糊、呼吸微弱或出现周期性呼吸，持续时间因病而异。例如心跳呼吸骤停的患者常无明显濒死阶段而直接进入临床死亡期，称为猝死。因慢性疾病死亡的患者，其濒死阶段一般较长，可持续数小时至二三昼夜。

（2）临床死亡期 主要标志为心跳和呼吸完全停止，瞳孔散大，反射消失。此期仍为死亡的可逆阶段，组织细胞内仍保留最低水平的代谢。此期的持续时间一般认为只有6～8分钟，即血液循环停止后，大脑所能耐受缺氧的时间。因此，只有在确认一切抢救措施均无效后，才可宣布死亡。特别对因失血、窒息、触电等原因引起死亡的病例，要考虑到复苏的可能。

（3）生物学死亡期　是死亡过程的最后阶段，也是死亡的不可逆阶段。整个机体除个别组织外，代谢完全停止。死亡从大脑皮层开始，向下到各系统、器官。其实质为机能代谢的相继停止，并出现死亡体征（尸冷、尸斑、尸僵，最后尸体腐败）。

**2. 脑死亡**　全脑机能的永久性消失称为脑死亡，是现代医学判断死亡的依据。判断脑死亡的依据有：①不可逆的昏迷和大脑无反应性；②无自主呼吸；③瞳孔散大和对光反射消失；④脑神经反射消失（包括瞳孔反射、角膜反射、视听反射、咳嗽反射、恶心反射、吞咽反射等全部消失）；⑤脑电波消失或脑动脉造影证明脑循环停止。

## 小 结

病理学是研究人体疾病的发生、发展规律，探讨疾病本质的科学。一是研究疾病，二是研究患病的机体。病理学是连接基础医学与临床医学的桥梁学科。健康不仅是没有疾病和病痛，而是躯体上、精神上和社会上处于完好状态。疾病是机体在一定病因作用下，因自稳调节紊乱及一系列损伤与抗损伤反应而发生的异常生命活动过程。表现为疾病过程中各种复杂的机能、代谢和形态结构的异常变化。疾病的发生往往是致病原因和条件综合作用的结果。致病的原因（简称病因）是指引起疾病所必不可少的、决定疾病特异性的因素。在疾病的发展过程中都有自稳调节的紊乱、因果转化、损伤与抗损伤的反应、局部和整体的关系。大多数疾病在经历一定时间或若干阶段以后，终将趋于结束，这就是疾病的转归。疾病的转归有康复和死亡两种情况。康复分为完全康复和不完全康复两种情况。死亡是生命活动的终止，也就是机体完整性的解体。死亡的标志是脑死亡。

# 综合测试

## 一、A1型题

1. 使机体抵抗力降低，能够促进疾病发生发展的因素称为
   　　A. 疾病的条件　　　　　　　　B. 疾病的原因
   　　C. 疾病的危险因素　　　　　　D. 疾病的诱因
   　　E. 疾病的外因

2. 侧重功能、代谢角度研究疾病的发生发展规律的学科叫
   　　A. 病理学　　　　　　　B. 病理解剖学　　　　　　C. 病理生理学
   　　D. 细胞病理学　　　　　E. 实验病理学

3. 研究疾病发生发展规律的学科称为
   　　A. 病原微生物学　　　　B. 生理学　　　　　　　　C. 病理学
   　　D. 分子生物学　　　　　E. 免疫学

4. 临床上最广泛应用的病理学研究方法是
    A. 活检　　　　　　　　B. 尸体解剖　　　　　　C. 组织培养
    D. 动物实验　　　　　　E. 分子生物学技术
5. 以下有关健康的解释，不正确的是
    A. 躯体健康　　　　　　B. 心理健康　　　　　　C. 社会适应良好
    D. 道德健康　　　　　　E. 机体无功能代谢的改变
6. 对疾病的描述，正确的是
    A. 在致病因子的作用下出现的形态变化
    B. 在致病因子的作用下出现的结构改变
    C. 机体与环境间的协调发生障碍的异常生命活动
    D. 在一定病因和条件下，自稳调节紊乱而导致的一系列异常生命活动过程
    E. 体内各种功能活动进行性下降的过程
7. 引起疾病的因素中最常见的是
    A. 生物性因素　　　　　B. 理化因素　　　　　　C. 遗传性因素
    D. 免疫性因素　　　　　E. 营养因素
8. 下述哪项致病因素不属于生物性因素
    A. 细菌　　　　　　　　B. 紫外线　　　　　　　C. 病毒
    D. 真菌　　　　　　　　E. 立克次体
9. 疾病的发展方向取决于
    A. 病因的数量与强度　　B. 存在的诱因　　　　　C. 机体抵抗力
    D. 损伤与抗损伤力量的对比　E. 机体自稳调节的能力
10. 现代死亡的新概念是
    A. 心跳、呼吸停止　　　B. 植物人　　　　　　　C. 一切反射消失
    D. 脑电波消失　　　　　E. 脑死亡
11. 某孕妇怀孕早期曾患病毒感染性疾病，产前检查发现胎儿畸形，该病因属于
    A. 遗传性因素　　　　　B. 生物性因素　　　　　C. 先天性因素
    D. 营养性因素　　　　　E. 免疫性因素

二、A2型题

12. 患者，男，42岁。因上腹疼痛，赴医院做胃镜检查，从其胃小弯近幽门侧胃黏膜处钳取一块组织做形态学观察，属于哪项病理学研究方法
    A. 活检　　　　　　　　B. 尸体解剖　　　　　　C. 组织培养
    D. 动物实验　　　　　　E. 细胞学检查
13. 患者，男,67岁。在施工工地因起重机吊物脱落击伤脑部，出血后出现深昏迷，脑干反射消失，脑电波消失，瞳孔放大，无自主呼吸，患者以上表现应属于
    A. 临床死亡期　　　　　B. 濒死期　　　　　　　C. 生物学死亡期
    D. 脑死亡期　　　　　　E. 功能衰退期

14. 患儿，1岁半。近期睡眠时易惊醒，出现枕秃，查体发现胸骨体部向外突出，状似鸡胸，下肢出现较明显 X 形腿，请判断此小儿可能出现的问题是

    A. 碘缺乏病　　　　　　　B. 佝偻病　　　　　　　C. 关节畸形

    D. 脚气病　　　　　　　　E. 缺铁性贫血

15. 患者，男，76岁。因呼吸衰竭处于临终状态，临终状态又称为

    A. 临床死亡期　　　　　　B. 濒死期　　　　　　　C. 脑死亡期

    D. 生物学死亡期　　　　　E. 代谢衰退期

### 三、A3型题

（16～17题共用题干）

患者，男，55岁。因感冒发热在门诊注射室静脉滴注青霉素，最后一天输液没多久，患者感到胸闷气憋，很快出现面色苍白、手脚发凉、呼吸困难、昏迷，经及时抢救转危为安。

16. 请问该患者最有可能是出现了

    A. 失血性休克　　　　　　B. 低血糖　　　　　　　C. 青霉素过敏

    D. 中暑　　　　　　　　　E. 脑出血

17. 引起此问题的致病因素属于

    A. 生物性因素　　　　　　B. 免疫性因素　　　　　C. 先天性因素

    D. 营养因素　　　　　　　E. 理化因素

# 第二章　细胞和组织的适应、损伤与修复

📘 学习目标

【学习目标】

1. 掌握萎缩、肥大、增生、化生的概念，熟悉发生的原因及结局。

2. 掌握变性的概念，了解常见变性的原因和机制。

3. 掌握坏死的概念，基本病理变化、类型，熟悉坏死的结局及影响，了解凋亡的概念及特征。

4. 掌握肉芽组织的概念、形态特点及功能。

5. 熟悉再生的类型与各种组织的再生能力。

6. 了解创伤愈合的概念、基本过程及结局，了解影响修复的因素。

正常细胞和组织可以对体内外环境变化等刺激，做出不同代谢、功能和形态的反应性调整。在生理性负荷过多或过少时，或遇到轻度持续的病理性刺激时，细胞、组织和器官可表现为适应性变化。当有害性刺激超过了细胞、组织和器官的耐受与适应能力，则会出现代谢、功能和形态的损伤性变化。轻度损伤大部分是可逆的，但严重的刺激可导致细胞不可逆性损伤——细胞死亡。当损伤发生时，机体也会调集各种防御力量进行保护性反应。

## 第一节　细胞和组织的适应

细胞、组织或器官对内、外环境中的持续性刺激和各种有害因子而产生的非损伤性应答反应，称为适应（adaptation）。适应包括功能代谢和形态结构两方面，其目的在于避免细胞和组织受损，在一定程度上反映了机体的调整应答能力。主要表现为萎缩、肥大、增生、化生。

### 一、萎缩

发育正常的器官、组织或细胞体积缩小，称为萎缩（atrophy）。萎缩器官或组织的

体积缩小，是由于细胞的体积缩小和（或）细胞的数目减少所致。萎缩是一种后天变化，其实质是分解代谢大于合成代谢。先天性发育不全的器官或组织，虽然体积也比正常的小，但其为发育障碍所致，不存在缩小的过程，故不属于萎缩范畴，如幼稚型子宫和小头畸形等。

## （一）原因及分类

萎缩有生理性和病理性两类。生理性萎缩是机体在正常发育过程中某些器官由于生理功能减退而发生的萎缩，如青春期后的胸腺萎缩，妇女更年期后的卵巢、子宫及乳腺萎缩等。病理性萎缩是由疾病引起的，是在致病因子作用下组织发生物质代谢障碍的结果。按其发生原因，可分为以下几种类型。

**1. 营养不良性萎缩**　长期营养不良可引起全身性组织萎缩。造成营养不良性萎缩的原因多为长期影响进食的消化道疾病（如消化道梗阻）或慢性消耗性疾病（如恶性肿瘤、结核病等）。这类萎缩首先从脂肪组织开始，然后发展到肌肉和内脏器官，最后才影响到心、脑等重要器官。局部组织的营养不良性萎缩是由于缓慢发展的局部供血不足所致，如冠状动脉粥样硬化时，由于动脉管腔变窄，供血减少所致的心肌萎缩；脑动脉硬化时，同样原因引起的大脑萎缩等。

**2. 去神经性萎缩**　神经组织对其支配的组织、器官的代谢起营养调节作用。当神经疾患或神经细胞受到损伤时，相应的组织、器官则因失去神经的调节作用而引起萎缩。如脊髓灰质炎患者所出现的肢体肌肉和骨骼的萎缩。

**3. 失用性萎缩**　指肢体或器官因长期不活动而引起的萎缩。废用的肢体、器官因负荷减少，神经调节减少，局部血液供应和物质代谢逐渐降低而引起萎缩。如骨折后因肢体长期固定，使肢体肌肉及骨骼逐渐发生萎缩。

**4. 压迫性萎缩**　指局部组织或器官长期持续受压而引起的萎缩。主要原因是局部缺血和功能障碍。如尿路阻塞形成的肾盂积水，肾实质因不断增多的积水压迫而逐渐发生萎缩（图 2-1），又如脑脊液循环障碍使脑室因积液扩张时脑组织受压而发生萎缩。

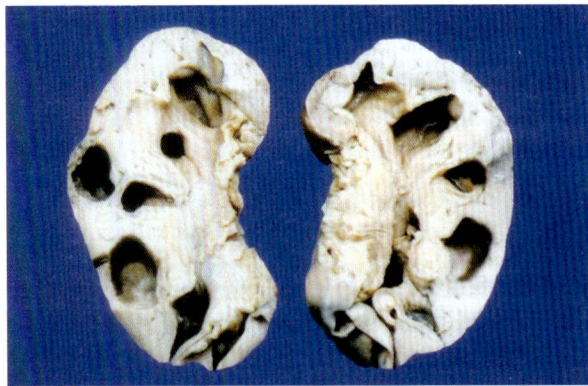

图 2-1　肾压迫性萎缩

**5. 内分泌性萎缩**　内分泌腺发生病变而致功能低下时，受其作用的靶器官发生萎缩。如下丘脑 - 腺垂体缺血坏死，可引起促肾上腺皮质激素释放减少，导致肾上腺皮质萎缩；垂体前叶功能减退时，甲状腺、肾上腺和性腺都可萎缩。

临床上，萎缩可能是多种原因共同作用的结果，如骨折后肌肉的萎缩，就可能是去神经性、营养性、失用性，甚至是压迫性（石膏固定过紧）等多因素造成的；而心、脑等的老年性萎缩则兼有生理性萎缩和病理性萎缩性质。

### （二）病理变化

**1. 肉眼观察**　萎缩的器官体积缩小，重量减轻，颜色变深，但基本保持原有的形态。当心脏萎缩时体积缩小，心壁变薄，可见冠状动脉呈迂曲状。脑萎缩时，可见脑回变窄，脑沟变宽、变深，脑的重量减轻。

**2. 镜下观察**　萎缩器官的实质细胞体积缩小，数量减少。间质中脂肪组织及结缔组织增生。心肌纤维和肝细胞发生萎缩时，除其体积缩小外，胞浆内还可见到黄褐色细颗粒状的脂褐素。脂褐素是细胞内未被彻底消化的富含磷脂的膜包被细胞器残体。

### （三）结局及影响

萎缩的器官和组织代谢降低，功能减弱。如脑萎缩时记忆力减退，严重者出现痴呆；肌肉萎缩时收缩力降低等。但萎缩一般是可复性的。在萎缩的早期只要消除其病因，萎缩的组织、器官便可逐渐恢复正常；如果病变继续加重或持续过久，则不能完全恢复，萎缩的细胞可逐渐消失。

## 二、肥大

细胞、组织或器官体积增大称为肥大（hypertrophy）。肥大通常是实质细胞体积增大的结果，分生理性肥大和病理性肥大。前者是在生理情况下发生的，如妊娠期子宫的肥大、青春期乳腺的发育等。病理性肥大有以下两种类型。

**1. 代偿性肥大**　由于器官和组织的工作负荷增加而引起，具有功能代偿意义。如高血压晚期，心肌为克服外周血管阻力出现的左室心肌肥大（图2-2）。

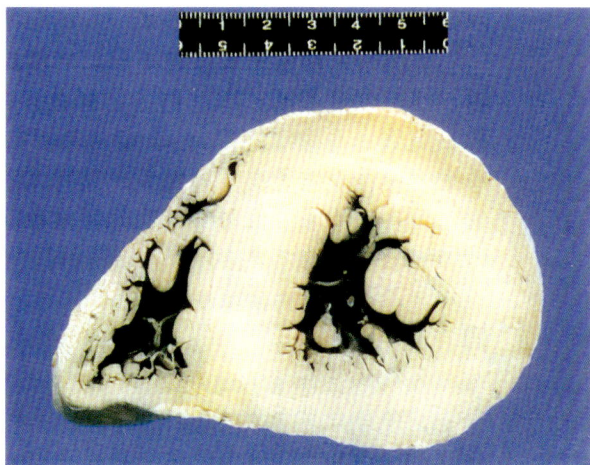

图2-2　心肌肥大

**2. 内分泌性肥大**　由于内分泌激素增多使效应器官肥大，如肝硬化男性患者的乳腺肥大等。

肥大的器官功能代偿是有一定限度的，长时间负荷过重将导致器官功能失代偿，如高血压患者左心室肥大最终导致左心衰竭。

### 三、增生

组织或器官内细胞数目增多称为增生（hyperplasia），常导致组织或器官的体积增大。多发生于再生能力较强的组织，如肝、肾、上皮组织等。

**1. 代偿性增生**　伴随代偿性肥大而出现的细胞增生，如肾单位代偿性肥大时，肾小管上皮也增生，数量增多。

**2. 内分泌性增生**　常见的原因是激素过多或生长因子过多。如缺碘导致促甲状腺激素增多，引起的甲状腺增生；雌激素过多引起的子宫内膜腺体增生等。

增生时细胞数量增多，细胞和细胞核形态正常或稍增大。若细胞增生过度失去控制，则可能演变为肿瘤性增生。

### 四、化生

一种分化成熟的细胞或组织转化为另一种分化成熟的细胞或组织的过程，称为化生（metaplasia）。通常化生只出现在分裂增殖能力较活跃的细胞类型中。化生有多种类型，通常发生在同源性细胞之间，即上皮细胞之间或间叶细胞之间，上皮组织的化生在原因消除后或可回复，但间叶组织的化生则大多不可逆。

**1. 鳞状上皮化生**　如支气管黏膜假复层柱状上皮由于炎症刺激，化生为鳞状上皮；慢性子宫颈炎时，子宫颈管的柱状上皮化生为鳞状上皮。

**2. 肠上皮化生**　如慢性萎缩性胃炎时，部分胃黏膜上皮转变为肠黏膜上皮。

**3. 间叶组织的化生**　间叶组织中幼稚的成纤维细胞在损伤后，可转变为成骨细胞或成软骨细胞，称为骨或软骨化生。如骨骼肌的慢性劳损发生的骨化性肌炎等。

化生是机体对不利环境和局部损伤因素的一种适应性反应，具有一定的保护作用。但发生化生的组织丧失原有功能，如支气管黏膜上皮鳞状上皮化生后，丧失了纤毛，导致自净功能下降，甚至导致感染的发生。如果引起化生的因素持续存在，则可能引起细胞恶变。

## 第二节　细胞和组织的损伤

当机体内外环境改变超过组织和细胞的适应能力后，可引起受损细胞和细胞间质发生物质代谢障碍，致使细胞、组织形态结构发生改变，称为损伤。细胞和组织损伤后，会产生一系列形态和功能的改变。轻度的损伤，在原因消除后，可恢复正常，称为可逆性损伤；严重的损伤可导致细胞死亡，称为不可逆性损伤。

## 一、变性

细胞或间质内出现异常物质，或原有正常物质的数量异常增多，称为变性（degeneration）。变性可发生在细胞内，也可发生在间质中。变性是细胞、组织代谢障碍的形态表现。变性的组织、细胞功能降低。多数变性属可逆性变化，消除病因即可恢复正常的形态和功能；但如损伤继续加重，则可发展为坏死。某些发生在间质的变性，为不可逆性变化。常见的变性有以下几种。

### （一）细胞水肿

细胞水肿是指细胞内钠、水潴留，又称水变性，是最常见的一种轻度变性。多发生于含线粒体丰富、代谢活跃的细胞，如肝细胞、肾近曲小管上皮细胞及心肌细胞等。

**1. 原因及发生机理**　由感染（如各种传染病和败血症）、中毒（如细菌毒素、化学毒物）、缺氧（如贫血、血液循环障碍）等原因引起。在上述原因作用下，细胞内线粒体受损影响了细胞的能量代谢，ATP 生成减少，细胞膜的钠 – 钾泵功能障碍，致使细胞内的钠、水增多。

**2. 病理变化**

（1）肉眼观察　发生细胞水肿的器官体积增大，包膜紧张，颜色苍白，混浊无光泽，切面隆起，边缘外翻。

（2）镜下观察　可见细胞的体积增大，胞浆内含大量微细红染的蛋白性颗粒。颗粒主要是肿胀的线粒体和扩张的内质网。若细胞水肿进一步加重，细胞核肿胀，细胞质疏松，称为气球样变。

**3. 结局及影响**　细胞水肿属可逆性病理变化，去除病因，可恢复。如病变继续发展可导致细胞坏死。

### （二）脂肪变性

甘油三酯积聚于非脂肪细胞的细胞质中，称为脂肪变性，多见于肝细胞、心肌细胞、肾小管上皮细胞和骨骼肌细胞。

**1. 原因及发生机理**　常见的病因有严重感染、长期贫血、中毒、酗酒、缺氧、营养不良、糖尿病及肥胖等。脂肪变的发生是细胞内脂肪代谢障碍的结果。肝细胞脂肪变性的机制如下。

（1）进入肝的脂肪过多　如高脂饮食或营养不良时，体内脂肪组织分解，过多的脂肪经由血液入肝，超过了肝脏的处理能力。

（2）脂蛋白合成障碍　合成脂蛋白的原料如胆碱、磷脂等缺乏，或内质网被毒素破坏，脂蛋白的合成发生障碍，影响脂肪的运输从而使脂肪在细胞内堆积。

（3）脂肪酸氧化障碍　当感染、中毒、缺氧等因素使线粒体受损，能量（ATP 和辅酶 A）产生不足时，即导致脂肪酸因 β 氧化障碍而发生积聚。

### 2. 病理变化

（1）肉眼观察　肝脏体积增大，包膜紧张，呈淡黄色，边缘较钝，质地变软，切面隆起，有油腻感（图2-3）。严重时称为脂肪肝。

（2）镜下观察　肝细胞体积增大，胞浆内出现大小不等的脂肪空泡（HE染色）。空泡大者可将细胞核挤向细胞的一侧，形如脂肪细胞（图2-4）。心肌的脂肪变性常见于严重贫血。在心内膜下，尤其在乳头肌处可见平行的黄色条纹和红色心肌相间，形成虎皮状斑纹，称为"虎斑心"。这一现象和心肌血管分布有关，红色部分为血供较好的正常组织，而黄色部分是受缺血影响较大且已发生脂肪变性的组织。

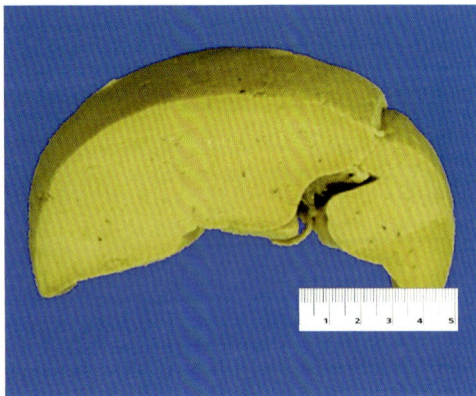
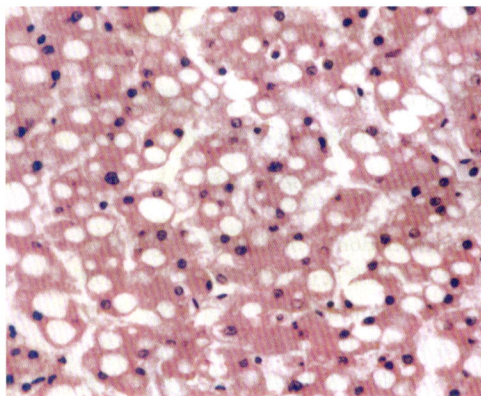

图2-3　肝脂肪变性　　　　　图2-4　肝脂肪变性（镜下观）

**3. 结局及影响**　脂肪变性为中等程度变性，但仍属可逆性病变，病因消除也可恢复正常。如果病变继续发展，会导致细胞核的变形甚至消失，则细胞死亡。严重的脂肪变性可造成明显的功能障碍。

### （三）玻璃样变性

凡在病变组织或细胞内出现均匀一致、无结构、红染且半透明的蛋白性物质，称为玻璃样变，又称透明变。常见的玻璃样变性有三类。

**1. 血管壁玻璃样变性**　主要发生于高血压患者的肾、脾、脑和视网膜等处的细动脉（图2-5）。因血浆蛋白渗入并在血管内皮下沉积凝固，形成均质、红染的物质，进而波及管壁全层。受累的血管壁增厚变硬，原管壁各层的结构消失，呈均质红染无结构状，致使管腔狭窄甚至闭塞，导致血压升高、组织缺血，又称细动脉硬化。玻璃样变性的细小动脉壁弹性减弱，脆性增加，易继发破裂出血。

**2. 结缔组织玻璃样变性**　常见于瘢痕组织、纤维化的肾小球、动脉粥样硬化斑块以及炎性增厚并粘连的浆膜。镜下见变性的胶原纤维肿胀融合，形成均质、红染的条片状物质，纤维细胞减少。其发生的机理可能与胶原纤维老化或原胶原蛋白分子变性成明胶，并互相融合有关。玻璃样变的组织器官，其功能受到显著影响。

**3. 细胞内玻璃样变性**　常见于肾炎或伴有大量蛋白尿的其他疾病。由于肾近曲小管上皮细胞吞饮了多量蛋白质所致。此时胞浆内出现大小不一的圆形红染的玻璃样小滴。

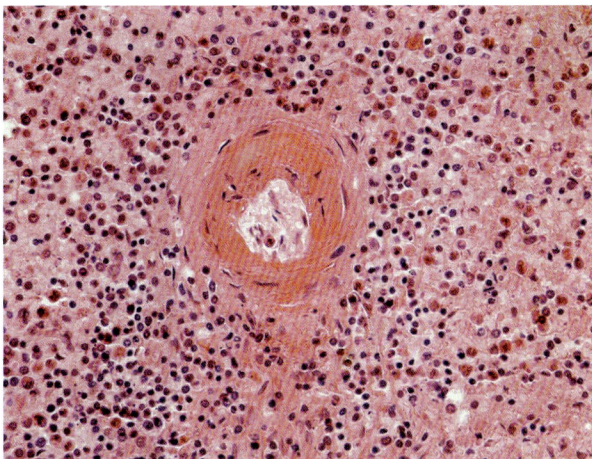

**图 2-5 脾中央动脉玻璃样变性（光镜下）**

细胞内玻璃样变性一般为可复性变化。

## 二、细胞死亡

当细胞发生致死性代谢、结构和功能障碍，可引起不可逆性损伤，即细胞死亡（cell death）。主要有两种类型：一是坏死，二是凋亡。

### （一）坏死

机体局部组织的细胞以自溶性变化为特点的死亡称为坏死（necrosis）。坏死是损伤所致的最严重变化，坏死的组织、细胞代谢停止，功能完全丧失，为不可逆性病理改变。多数情况下，坏死是由可逆性损伤发展而来。

**1. 病理变化** 刚发生坏死的细胞，其形态与正常时相似。细胞的坏死，首先是合成代谢停止而分解代谢继续进行，当细胞内的溶酶体膜破裂，大量酸性水解酶进入胞浆，使整个细胞的结构发生破坏时，才出现镜下的形态改变。

（1）镜下观察 显微镜下确认细胞坏死的标志，主要是细胞核的自溶性变化。

①细胞核的变化：细胞核的变化是细胞坏死的主要形态学标志，主要表现为以下三种改变。a. 核固缩：细胞核染色质 DNA 浓聚、皱缩，核体积减小，嗜碱性增强；b. 核碎裂：核染色质崩解碎裂，核膜破裂后，染色质碎片便分散于胞浆中；c. 核溶解：在非特异性 DNA 酶和蛋白酶的作用下，染色质的 DNA、核蛋白分解，核物质全部消失。

②细胞质的变化：在核变化的同时，胞浆内的微细结构也被破坏而呈红染颗粒状或均质状。有时坏死细胞因迅速溶解吸收而消失，不见细胞坏死残余。

③间质的变化：间质变化出现稍晚。表现为基质解聚，纤维肿胀、断裂、结构消失。最终坏死组织因细胞结构完全消失，变成一片模糊的颗粒状或均质状的红染物质。

（2）肉眼观察 坏死早期或坏死灶范围小，时常不能辨认。较大范围的坏死组织一般表现为混浊，缺乏正常组织的光泽和弹性，因供血中断，代谢停止，坏死组织的温度下降，无血管搏动，最后成灰白色、无韧性的凝固性物质，或液化成黏稠液体。

**2.坏死的类型** 根据坏死组织的性质、坏死发生的原因和形态变化的特点，可将坏死分为凝固性坏死、液化性坏死及纤维素样坏死三个基本类型，此外还有干酪样坏死、坏疽等特殊类型。

（1）凝固性坏死 其特点是坏死组织发生凝固，变成灰白或灰黄色、坚实、干燥、混浊无光泽的凝固体，与健康组织分界明显（图2-6）。它是由于蛋白变性凝固且溶酶体酶水解作用较弱所致。凝固性坏死最为常见，多见于心、肝、肾和脾等实质器官，常因缺血缺氧、细菌毒素、化学腐蚀剂作用引起。

（2）液化性坏死 坏死组织迅速发生分解液化而呈液状，并形成坏死腔。此类坏死主要发生于中枢神经组织。如脑组织的坏死，因组织中含蛋白质

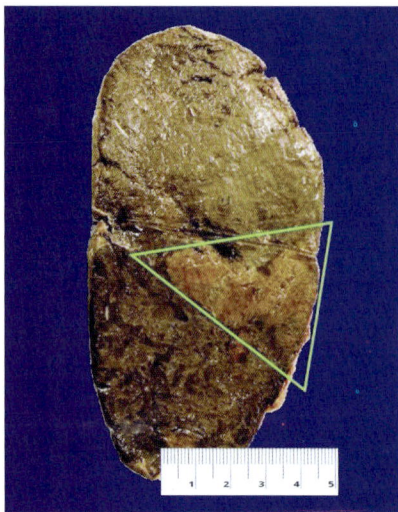

图2-6 脾凝固性坏死

少而含水分和磷脂较多，故坏死后不易凝固而液化（图2-7）。由于在液化过程中常形成囊状软化灶，又称为脑软化。其次，炎症中的化脓也属液化性坏死，脓液即为液化性坏死物。阿米巴原虫能分泌蛋白溶解酶，其所致感染亦可使组织发生液化性坏死。

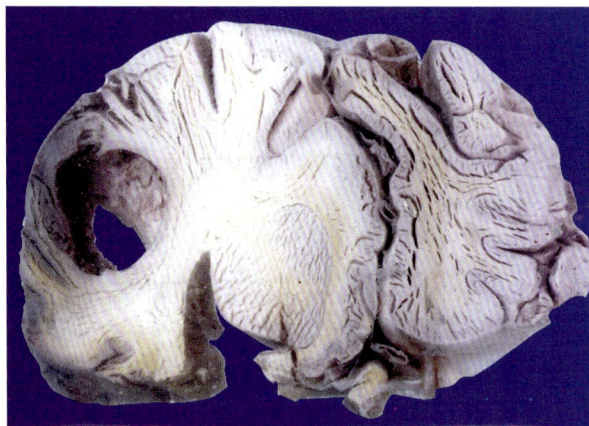

图2-7 脑液化性坏死

（3）干酪样坏死 在结核病时，由于坏死组织分解比较彻底，其中又含较多脂质（来自崩解的结核杆菌），肉眼观察时呈黄白色，质地松软易碎，形似干酪故而得名，镜下为无结构颗粒状红染物。

（4）纤维素样坏死 是结缔组织及小血管壁常见的坏死形式。病变区形成颗粒状、小条块状或细丝状的强嗜酸性无结构物质，由于其与纤维素染色性质相似，故称纤维素样坏死。可见于风湿病、急进型高血压、胃溃疡底部小血管等。

（5）坏疽 较大范围的组织坏死后，继发不同程度的腐败菌感染，使坏死组织呈黑色特殊形态改变，称为坏疽。坏死组织经腐败菌分解会产生硫化氢及不良气味，硫化氢与血红蛋白分解所产生的铁离子相结合，形成黑色的硫化铁，使坏死组织颜色变黑。黑和臭是坏疽的特征。根据坏疽所表现出的形态特点，可将其分为以下3种。

①干性坏疽：多发生于四肢末端。常在动脉阻塞而静脉血回流较通畅的暴露部位发生，由于水分容易蒸发，故坏疽组织较干燥，不利于腐败菌的生长繁殖，病变进展缓慢。其特点为坏疽组织干枯皱缩，呈黑褐色，与正常组织间有明显的炎症分界线，臭味较少。常见于动脉粥样硬化、血栓闭塞性脉管炎、严重冻伤等。

②湿性坏疽：常发生于与外界相通的内脏或淤血、水肿的肢体。在动脉阻塞同时又有淤血的情况下，坏死组织水分含量多，有利于腐败菌的生长繁殖。因此，感染严重，病变进展迅速。局部组织明显肿胀、湿润，呈深蓝、暗绿或污黑色，因腐败菌分解蛋白质时，产生大量吲哚、粪臭素等，故有恶臭。由于炎症弥漫，坏死组织与正常组织间无明显分界线。细菌毒素和有毒的分解产物被吸收入血，可引起严重的全身中毒症状。常见的湿性坏疽有坏疽性阑尾炎、肠坏疽、肺坏疽、产后坏疽性子宫内膜炎等。

③气性坏疽：是湿性坏疽的一种特殊类型。多发生在严重的深达肌肉的开放性创伤合并产气荚膜杆菌等厌氧菌的感染时，会产生大量气体，使坏死组织膨胀并呈蜂窝状、污秽暗棕色，按之有捻发感。气性坏疽发展迅速，大量毒素被吸收，可致严重的中毒性休克，需紧急处理，否则危及生命。

**3. 坏死的结局** 坏死组织已成为机体的异物，将刺激机体对其发生排异反应，通过多种方式对其加以处理，会形成不同的结局。坏死的常见结局有下列几种。

（1）溶解吸收 是机体处理坏死组织的基本方式。较小的坏死组织可由坏死组织及中性粒细胞崩解释放的蛋白溶解酶分解液化，液化的部分经淋巴管或小血管吸收，分解形成的碎片则由巨噬细胞吞噬消化。

（2）分离排出 较大坏死灶周围的正常组织常有充血和中性粒细胞浸润，这种炎症反应可使坏死灶的边缘溶解液化而与健康组织分离。

（3）机化与包裹 新生的肉芽组织长入坏死灶并逐渐加以取代的过程，称为机化。如果坏死组织太大，肉芽组织难以向中心部完全长入或吸收，则由周围增生的肉芽组织将其包围，称为包裹。机化和包裹的肉芽组织最终都可形成纤维瘢痕。

（4）钙化 坏死细胞和细胞碎片未被及时清除，则易吸引钙盐和其他矿物质沉积，引起营养不良性钙化。

## （二）凋亡

凋亡（apoptosis）是活体内局部组织中单个细胞程序性死亡的表现形式，是由体内外因素触发细胞内预存的死亡程序而导致的细胞主动性死亡方式。凋亡在生物胚胎发生、发育、成熟细胞新旧交替、生理性退化、萎缩、老化和肿瘤发生进展中，都发挥着不可替代的重要作用（表2-1）。

表2-1 凋亡与坏死的比较

| | 凋 亡 | 坏 死 |
|---|---|---|
| 机制 | 基因调控的程序化细胞死亡 | 外因导致的细胞死亡 |
| 诱因 | 生理性或轻微病理性刺激因子诱导发生 | 病理性刺激因子诱导发生，如严重缺氧、感染、中毒等 |

续表

| | 凋 亡 | 坏 死 |
|---|---|---|
| 死亡范围 | 多为散在的单个细胞 | 常为集聚的多个细胞 |
| 形态特征 | 细胞固缩，细胞膜及细胞器膜完整，形成凋亡小体 | 细胞肿胀，细胞膜、细胞核溶解破裂，溶酶体酶释放使细胞自溶 |
| 周围反应 | 不引起周围组织炎症反应，但凋亡小体被巨噬细胞吞噬 | 引起周围组织炎症反应和修复再生 |

## 第三节　细胞和组织损伤的修复

当机体的细胞、组织或器官因各种损伤而出现缺损时，机体对缺损进行修补恢复的过程，称为修复（repair）。修复的类型有两种：①由损伤周围的同种细胞来修复，称为再生，如果完全恢复了原组织的结构和功能，则称为完全再生；②由纤维结缔组织来修复，称为纤维性修复，以后形成瘢痕，也称瘢痕修复。在多数情况下，上述两种修复过程常同时存在。

### 一、再生

再生（regeneration）有生理性再生和病理性再生。在生理状态下，许多组织细胞不断消耗、损失，又不断由同种细胞分裂、增生予以补充，以维持其正常的结构和功能，此为生理性再生。如皮肤表层角化细胞经常脱落，由基底层细胞不断再生分化来补充；血细胞死亡后，又不断由骨髓新生血细胞补充；子宫内膜的脱落和增生循环交替等等。在病理情况下，组织细胞因损伤而缺损后所发生的再生，称为病理性再生。

病理性再生又分为完全再生和不完全再生。完全再生指再生的组织在结构和功能上与原组织完全相同。常发生于损伤范围小、再生能力强的组织。不完全性再生指缺损的组织不能完全由原组织的再生恢复其结构和功能，而是由肉芽组织替代，最后形成纤维瘢痕。这种再生多发生于损伤严重、再生能力较弱或缺乏再生能力的组织。

#### （一）组织的再生能力

人体各种组织的再生能力是不同的，根据其再生能力的强弱，一般可分为三类。

**1. 不稳定细胞**　又称持续分裂细胞。这类细胞总在不断地增殖，以替代衰亡的细胞或被破坏的细胞。如结缔组织细胞、上皮细胞（包括皮肤的表皮、黏膜）、淋巴造血组织的一些细胞等。

**2. 稳定细胞**　又称静止细胞。在正常情况下，增生不明显，但组织受到损伤后，则表现出较强的再生能力。这类细胞包括各种腺体的实质细胞、肝细胞等。

**3. 永久性细胞**　又称非分裂细胞。包括神经细胞、骨骼肌细胞和心肌细胞。神经细胞在出生后不能分裂增生，一旦遭受破坏则成为永久性缺失，损伤后由胶质细胞增生修复，形成胶质瘢痕。但在神经细胞存活的前提下，受损的神经纤维的再生能力很强。

## （二）组织的再生过程

**1. 上皮组织的再生**　复层鳞状上皮（如皮肤）缺损后，由缺损边缘或残存的基底细胞分裂增生，向损伤中心区伸展，将其覆盖。开始为单层上皮，以后增生、分化为复层鳞状上皮。黏膜缺损后，由邻近的上皮细胞分裂、增生覆盖。开始为立方上皮，以后逐渐增高为柱状上皮。腺上皮细胞受损后而基底膜未被破坏，由残留的上皮细胞补充，若腺体结构破坏，其再生就难以完成。

**2. 血管的再生**　毛细血管多以生芽的方式再生。由血管内皮细胞肥大、分裂、增生形成芽状突起，并迅速增长，形成实心的内皮细胞索，与邻近再生的幼芽互相连接，在血流冲击下逐渐出现管腔，形成新的毛细血管。新生的毛细血管随功能的需要不断改建，有的关闭、吸收、消失；有的管腔扩大，管壁增厚，逐渐发展成小动脉或小静脉。大血管断离后，须经手术吻合，吻合处两端的内皮细胞分裂增生，互相连接，重新形成平滑的内膜。血管肌层则由结缔组织增生予以连接，形成瘢痕修复。

**3. 纤维结缔组织的再生**　在损伤的刺激下，病变处的成纤维细胞分裂增生（成纤维细胞由静止状态的纤维细胞转化或由间叶细胞分化而来）。在成纤维细胞停止分裂转向成熟的过程中，合成并分泌前胶原蛋白，在间质基质中，逐渐聚合为排列整齐的胶原纤维。新生的成纤维细胞也逐渐成熟为长梭形、染色深的纤维细胞，即完成了纤维结缔组织的再生。在组织的修复中，纤维结缔组织的再生最常见，占有特别重要的地位。

**4. 神经纤维的再生**　神经纤维断离后，如与其相连的神经细胞仍然存活，可以完全再生。神经纤维的两断端不能相距太远；断端间不能有异物、血凝块或瘢痕组织相隔，否则将影响再生。当上述因素存在时，再生的神经纤维便混入增生的纤维结缔组织，卷曲成团而形成创伤性神经瘤，可引起顽固性疼痛。

神经纤维的再生，首先是断处远端和近端的部分神经髓鞘及轴突发生变性崩解，两端的神经鞘细胞增生使断端连接。近端的轴突开始向远端生长，并伸入远端的髓鞘内逐渐到达效应组织（末梢），完成神经纤维的修复。神经纤维再生缓慢，此过程往往需要数月时间。

## 二、纤维性修复

组织结构的破坏，包括实质细胞与间质细胞的损伤，即使损伤的实质细胞有较强的再生能力，修复也不仅由实质细胞单独再生来完成。它是通过肉芽组织增生，溶解吸收坏死组织及异物、填补缺损后转为瘢痕组织来完成修复。

### （一）肉芽组织

肉芽组织（granulation tissue）指由新生的毛细血管和增生的成纤维细胞组成的幼稚结缔组织，并伴有炎细胞浸润。

**1. 肉芽组织的形态**　生长良好的肉芽组织表面呈鲜红色、颗粒状、柔软湿润、似鲜嫩的肉芽。由于其中富含毛细血管而尚无神经末梢长入，所以触之易出血，但无痛觉。

局部血液循环障碍或有异物存在时，可使肉芽组织生长不良，不良肉芽组织表面颗粒不明显，呈苍白或淡红色，水肿明显，表面常覆盖脓性渗出物，触之不易出血。这种肉芽组织生长缓慢，影响愈合，必须予以清除。

**2. 肉芽组织的功能及结局**　肉芽组织在组织损伤修复过程中起非常重要的作用，主要有以下三个方面：①抗感染保护创面；②机化或包裹坏死组织及其他异物；③填补创口及其他组织缺损，或连接断端组织。肉芽组织最后转变为主要由胶原纤维组成的瘢痕组织，使断裂组织的接合更加牢固。

## （二）瘢痕组织

瘢痕组织是指肉芽组织经改建成熟形成的纤维结缔组织。由于纤维束发生玻璃样变，纤维细胞稀少，组织内血管减少，瘢痕组织外观呈灰白色、坚韧而缺乏弹性。瘢痕组织对机体的影响有以下两个方面。

**1. 瘢痕组织对机体的有利作用**　①填补缺损；②连接断离的组织；③保持组织器官的完整性。

**2. 瘢痕组织对机体的危害**　①瘢痕收缩，引起关节挛缩或活动受限；②瘢痕性粘连，在器官之间或器官与体腔壁之间发生粘连，影响器官功能，如肠粘连、胸膜粘连等；③瘢痕组织增生过度，突出于皮肤表面并向周围不规则扩展，称为瘢痕疙瘩。

## 三、创伤愈合

创伤愈合（wound healing）是指创伤引起皮肤等组织缺损或断离后，由周围组织增生进行修复的过程。一般创伤愈合多指皮肤、软组织伤口的愈合，主要由肉芽组织和上皮组织再生来完成。

## （一）皮肤创伤愈合

**1. 创伤愈合的基本过程**　轻度的创伤仅限于皮肤表层，可通过上皮再生愈合。稍重的创伤，如皮肤手术切口，其愈合过程如下。

（1）伤口早期变化　皮肤伤口局部有不同程度的组织坏死和血管断裂出血，数小时内出现炎症反应，表现为充血、浆液渗出，局部红肿。伤口中的血液和渗出的纤维蛋白原凝固形成血痂，起到保护伤口的作用。

（2）伤口收缩　2～3天后伤口迅速缩小，伤口缩小的程度因伤口的部位、大小及形状而不同。伤口收缩是由伤口边缘新生的成纤维细胞的牵拉作用引起的。

（3）肉芽组织增生和瘢痕的形成　创伤后第3天开始，自伤口底部和边缘长出肉芽组织将伤口填平，第5～6天起，成纤维细胞产生胶原纤维，其后1周，随着胶原纤维越来越多，开始出现瘢痕，大约在伤后1个月，瘢痕完全形成。

（4）表皮及其他组织再生　创伤发生24小时内，伤口边缘的基底细胞即开始增生，向伤口中心迁移，形成单层上皮。当这些细胞彼此相遇时，则停止迁移，并增生、分化为鳞状上皮。如伤口过大，则再生表皮很难将伤口完全覆盖，往往需要植皮。皮肤附属器（毛囊、汗腺及皮脂腺）如遭完全破坏，则不能完全再生。

**2. 创伤愈合的类型**　根据损伤程度及有无感染，创伤愈合可分为以下两种类型。

（1）一期愈合　发生在组织缺损少、创缘整齐、对合严密、无感染并无异物存在的创口，愈合后仅留少量瘢痕。此种愈合最常见于无菌手术切口的顺利愈合。愈合的过程是创口内的少量血液和组织液首先发生凝固，将创口黏合，同时周围组织发生轻度炎症反应。在 24～48 小时内，表皮的再生便可将创面覆盖；创伤后第 3 天起肉芽组织便从创口边缘长出，很快填满创口；5～6 天伤口内有胶原纤维形成，这时组织连接已较牢固，故一般手术切口于术后 1 周拆线；切口数月后只遗留一条线状瘢痕（图 2-8）。

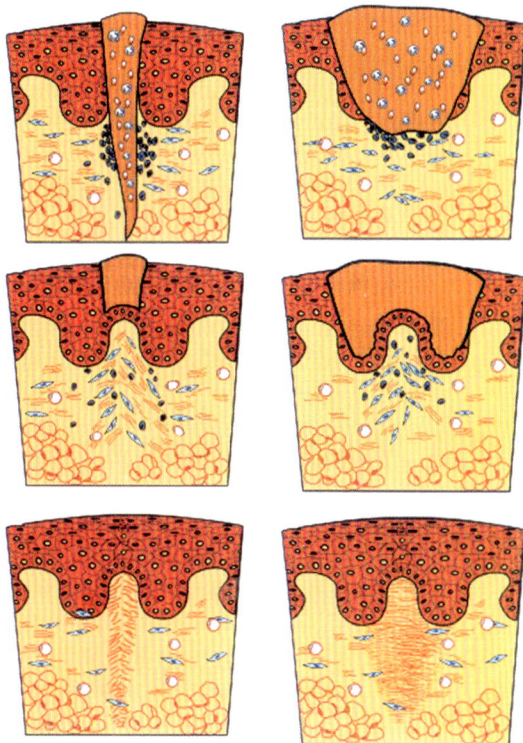

图 2-8　一期愈合与二期愈合
左：一期愈合；右：二期愈合

（2）二期愈合　发生在组织缺损大、创缘不整、无法严密对合或伴有感染、异物存留的创口（图 2-8）。二期愈合与一期愈合的区别在于：①由于坏死组织多，或有感染和异物存留等，致使炎症反应明显，只有彻底清除坏死组织和异物，基本控制感染后，伤口才能逐渐愈合；②由于组织缺损大，只有从创口底部及创缘长出多量肉芽组织，才能将缺损填满，表皮也才可能开始再生而覆盖创面；③愈合所需时间长，形成的瘢痕大，可能导致局部功能障碍。

## （二）骨折的愈合

骨的再生能力很强。一般情况下，经过良好复位后的单纯性骨折，几个月内便可完全愈合，恢复正常结构和功能。骨折的愈合可分为以下几个阶段。

**1. 血肿形成**　骨折后，在骨折的两端及其周围伴有大量出血，形成血肿，数小时后血肿发生凝固。

**2. 纤维性骨痂形成**　骨折后的 2～3 天，血肿开始被肉芽组织机化，继而发生纤维化形成纤维性骨痂，又称暂时性骨痂。约 1 周左右，增生的肉芽组织及纤维组织进一步分化，形成透明软骨。

**3. 骨性骨痂形成**　纤维性骨痂逐渐分化出骨母细胞，并形成类骨组织，随后出现钙盐沉积及纤维性骨痂的软骨组织骨化，形成骨性骨痂。

**4. 骨痂改建或再塑**　骨性骨痂结构不够致密，骨小梁排列紊乱，在骨活动时所受应力的作用下，皮质骨和髓腔的关系以及骨小梁正常的排列结构重新恢复。改建与再塑是在破骨细胞与骨母细胞的协调作用下完成的。

### （三）影响创伤愈合的因素

创伤愈合不仅受损伤的程度、组织再生的能力、创口有无感染和异物等因素的影响，还受机体全身性和局部性因素的影响。

**1. 全身性因素**

（1）年龄　青少年的组织再生能力强于老年人，这与青少年机体代谢旺盛，老年人血管硬化、血供减少、代谢减弱有关。

（2）营养　严重的蛋白质、维生素等营养成分缺乏时，组织再生速度缓慢且不完全。如含硫氨基酸缺乏时，肉芽组织形成减少；维生素 C 缺乏时胶原纤维形成减少等，均可使愈合延迟。

（3）内分泌及药物　肾上腺皮质激素有抑制炎症渗出、毛细血管形成、成纤维细胞增生和胶原合成以及加速胶原纤维的分解等作用，因此，大剂量使用时，可使修复愈合迟缓。

**2. 局部因素**

（1）局部血液循环　良好的血液循环为吸收坏死组织、抗感染以及组织细胞的再生修复提供物质基础，因此有重要意义。而局部血液循环障碍（淤血或缺血），不但使局部组织的抵抗力下降，有时还造成局部水肿，严重影响组织的再生修复。

（2）感染与异物　创伤伴有感染或有异物存留（包括坏死组织）时，直接影响组织的修复。因为许多化脓菌产生的毒素和酶类能引起组织坏死、基质或胶原纤维的溶解，而异物既妨碍愈合，又有利于感染。因此，必须彻底清除异物并进行抗感染治疗。

（3）局部神经支配　完整的神经支配对损伤组织的再生和修复起重要作用。神经损伤可导致所支配组织的再生能力降低或丧失。如麻风病溃疡不易愈合。

（4）电离辐射　能破坏细胞、损伤小血管、抑制组织再生，因此影响创伤的愈合。

### 小 结

适应包括萎缩、肥大、增生、化生。发育正常的器官、组织或细胞体积缩小，称为萎缩。肥大和增生都可以由代偿或内分泌的因素引起，但代偿是有一定限度的。化生虽具有一定的保护作用，但丧失了原有功能，甚至会导致新的病变产生。

损伤包括变性和细胞死亡。细胞或间质内出现异常物质，或原有正常物质的数量异常增多，称为变性。常见变性包括细胞水肿、脂肪变、玻璃样变。肝脏是最容易发生脂肪变的器官。细动脉壁的玻璃样变是高血压病发病的重要机制。细胞死亡有两种类型：一是坏死，二是凋亡。在显微镜下确认坏死的标志是细胞核的改变，即核固缩、核碎裂、核溶解。坏疽是大范围组织坏死后感染腐败菌所致，黑和臭是坏疽的特征。坏疽可分为干性坏疽、湿性坏疽、气性坏疽。气性坏疽是湿性坏疽的一种特殊类型。坏死的结局包括溶解吸收、分离排出、机化与包裹、钙化。新生的肉芽组织长入坏死灶并逐渐加以取代的过程，称为机化。

组织的修复可分为再生和纤维性修复两种。范围较大的损伤大多由肉芽组织进行纤维性修复。创伤愈合可分为一期愈合和二期愈合两种。创伤愈合不仅取决于组织损伤的程度、组织再生的能力、创口有无感染和异物等因素的影响，还受机体全身性和局部性因素的影响。

# 综合测试

## 一、A1型题

1. 患者骨折愈合后进行功能锻炼，其目的是防止
   A. 营养不良性萎缩    B. 失用性萎缩    C. 压迫性萎缩
   D. 神经性萎缩      E. 内分泌性萎缩

2. 判断离体心脏萎缩的最主要依据是
   A. 心脏的体积明显缩小
   B. 心脏的颜色呈现棕褐色
   C. 心脏的外形不变，表面的血管弯曲
   D. 心脏发生变形，表面的血管弯曲
   E. 心脏的重量减轻

3. 最常发生脂肪变性的脏器是
   A. 心         B. 肝        C. 肾
   D. 脑         E. 脾

4. 判断细胞坏死的主要标志是
   A. 细胞核的变化    B. 细胞质的变化    C. 细胞膜的变化
   D. 细胞器的变化    E. 细胞间质的变化

5. 下列哪项不符合一期愈合的条件
   A. 组织缺损小，对合严密  B. 创缘整齐     C. 伤口无感染
   D. 伤口内异物     E. 愈合后瘢痕小

6. 下列哪个器官一般不发生坏疽

    A. 阑尾                B. 肺                C. 脑

    D. 肠                E. 子宫

7. 下列细胞再生能力由强到弱排列正确的是

    A. 平滑肌细胞 > 表皮细胞 > 血管内皮细胞 > 神经细胞

    B. 表皮细胞 > 平滑肌细胞 > 血管内皮细胞 > 神经细胞

    C. 神经细胞 > 血管内皮细胞 > 表皮细胞 > 平滑肌细胞

    D. 表皮细胞 > 血管内皮细胞 > 平滑肌细胞 > 神经细胞

    E. 表皮细胞 > 平滑肌细胞 > 神经细胞 > 血管内皮细胞

8. 子宫颈出现鳞状上皮化生，属于

    A. 不完全再生          B. 适应性反应         C. 分化不良

    D. 不典型增生          E. 变性

9. 引起气性坏疽的常见原因是

    A. 空气进入肌肉并且细菌感染

    B. 真菌感染

    C. 伤口合并腐败菌感染

    D. 产气荚膜杆菌等厌氧菌感染

    E. 干性坏疽伴有感染

10. 肉芽组织的基本组成成分是

    A. 新生毛细血管和纤维细胞

    B. 新生毛细血管和成纤维细胞

    C. 新生毛细血管和单核细胞

    D. 单核细胞和巨噬细胞形成的结节

    E. 胶原纤维

11. 在组织学上看到有细胞核固缩、碎裂、溶解时，说明

    A. 细胞正开始死亡

    B. 细胞的功能还有可能恢复

    C. 细胞的功能虽然可能恢复，但已极为困难

    D. 细胞已经死亡一段时间

    E. 细胞质可能还没有发生改变

12. 易发生干性坏疽的器官是

    A. 肺                B. 阑尾           C. 膀胱

    D. 四肢           E. 子宫

13. 坏疽与坏死的主要区别是

    A. 发生部位不同      B. 组织坏死程度      C. 有无腐败菌感染

    D. 组织有无淤血      E. 有无中毒反应

二、A2型题

14. 患儿，男，1.5岁，注射卡介苗数月后，其腋窝下有一肿大淋巴结，手术摘除后，切面部分坏死区质地松软，均匀细腻淡黄色，镜下观：组织坏死彻底，细胞结构、组织轮廓均消失，此病变最可能是

    A. 凝固性坏死        B. 干酪样坏死        C. 液化性坏死

    D. 干性坏疽        E. 湿性坏疽

# 第三章 局部血液循环障碍

【学习目标】

1. 熟悉局部充血、动脉性充血的概念、原因、病理变化和结局。

2. 掌握静脉性充血的概念、原因、病理变化和结局，熟悉肺、肝淤血的病变特点。

3. 掌握血栓形成的概念、原因和条件，了解血栓形成的过程和类型，熟悉血栓的影响及结局。

4. 掌握栓塞的概念、栓子的运行途径及栓塞部位，熟悉栓塞的类型及后果。

5. 掌握梗死的概念，熟悉梗死的原因、类型及病理变化，了解常见器官的梗死及后果。

局部血液循环障碍表现为：①器官或组织内循环血量的异常：血量增加或减少，即充血或缺血；②血液性状异常：血栓形成、栓塞，局部血流完全阻断引起梗死；③血管内成分逸出血管外：包括水肿和出血。

局部血液循环障碍是疾病重要的基本病理改变，常出现在许多疾病过程中。

## 第一节 充 血

局部组织或器官的血管内血液含量增多，称为充血（hyperemia）。按发生原因和机理的不同，可分为动脉性充血和静脉性充血两类（图 3-1）。

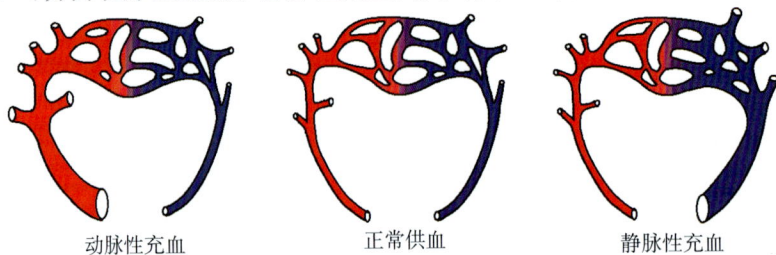

动脉性充血　　　　　正常供血　　　　　静脉性充血

图 3-1　血流状态及充血模式图

## 一、动脉性充血

局部组织或器官内因动脉血输入量增多而发生的充血，称动脉性充血（arterial hyperemia），简称充血。

### （一）原因及分类

各种原因使血管舒张神经兴奋性增高或舒血管活性物质释放，引起细动脉扩张，血流加快，微循环动脉血灌流量增多。可分为生理性和病理性充血。

**1. 生理性充血**　见于器官或组织生理活动增强时，如情绪激动时面红耳赤，进食后胃肠黏膜充血，运动时骨骼肌充血等。

**2. 病理性充血**　常见于以下几种情况。

（1）炎性充血　由于致炎因子和炎症介质的作用，使细动脉扩张充血，称炎性充血。

（2）减压后充血　局部组织器官长期受压，当压力突然解除时，细动脉发生反射性扩张引起的充血，称减压后充血。如摘除腹腔巨大肿瘤或一次性大量抽取腹水后，血管扩张，过多血液流入腹腔脏器的血管内，可引起脑缺血和晕厥。

### （二）病理变化

**1. 肉眼观察**　因动脉血液灌流量增多，组织、器官体积轻度增大。若发生于体表，受累皮肤颜色鲜红，温度升高。

**2. 镜下观察**　局部小动脉和毛细血管扩张充血。

### （三）结局及影响

多为暂时性变化，原因消除后恢复正常。一般对机体有利，临床上常利用动脉性充血的原理（如按摩、热敷、拔罐等）增加局部氧和营养物质的供应，促进局部物质代谢和功能活动等来治疗疾病。但对于已有病变的动脉（如动脉粥样硬化），充血可以成为血管破裂的诱因。

## 二、静脉性充血

局部组织或器官内由于静脉回流受阻使血液淤积于小静脉和毛细血管内而发生的充血，称为静脉性充血（venous hyperemia），简称淤血（congestion）。静脉性充血比动脉性充血更多见，更具有临床意义。

### （一）原因

**1. 静脉受压**　静脉管壁薄、内压低，故受压易使血液回流受阻。如肿块或绷带包扎过紧时局部静脉受压，组织淤血；妊娠后期子宫压迫髂静脉引起下肢淤血；肠扭转、肠套叠、肠疝嵌顿压迫肠系膜静脉引起肠淤血甚至坏死；肝硬化时门静脉分支受压引起胃肠道淤血。

**2. 静脉阻塞**  主要见于静脉内血栓形成或栓塞。

**3. 心力衰竭**  心力衰竭时心脏不能排出正常容量的血液进入动脉，心腔内血液滞留，压力增高，阻碍了静脉的回流，造成淤血。如高血压病、二尖瓣瓣膜病引起左心衰竭时，肺静脉回流障碍，导致肺淤血；肺源性心脏病、肺动脉瓣瓣膜病引起右心衰竭时，体循环静脉回流障碍，导致全身器官和组织淤血。

### （二）病理变化

**1. 肉眼观察**  因血液淤积于静脉，组织、器官体积不同程度肿胀。发生在体表的淤血，局部可见紫绀、温度降低。

**2. 镜下观察**  淤血区小静脉和毛细血管扩张，含血量增多，有时伴有水肿及出血。

### （三）结局及影响

淤血的结局取决于发生部位、程度、持续时间及侧支代偿情况等。如短暂淤血，原因去除后可自行恢复；若长期慢性淤血，可引起以下后果。

**1. 淤血性水肿**  淤血、缺氧使毛细血管内压增高和管壁通透性增强，液体从血管内漏到组织间隙形成淤血性水肿，漏出液积聚在浆膜腔，引起胸水、腹水和心包积液等。

**2. 淤血性出血**  严重的淤血可导致红细胞漏出到血管外，称淤血性出血。

**3. 实质细胞萎缩、变性、坏死**  长期慢性淤血使细胞缺氧和营养物质供应不足，酸性代谢产物堆积，轻者引起实质细胞萎缩、变性，重者细胞死亡。

**4. 淤血性硬化**  长期淤血时缺氧和代谢产物的刺激，使纤维组织增生、网状纤维胶原化，淤血的组织、器官质地变硬，称淤血性硬化。

### （四）重要器官的淤血

**1. 肺淤血**  多由左心衰竭引起。

（1）肉眼观察  肺体积增大，重量增加，颜色暗红，质地变实，切面流出红色泡沫状血性液体。

（2）镜下观察  肺泡壁毛细血管扩张充血。严重时肺泡腔内可出现水肿液、红细胞和心力衰竭细胞（当肺泡腔内红细胞被巨噬细胞吞噬后，红细胞内的血红蛋白转化为含铁血黄素，在巨噬细胞的胞浆内出现棕黄色颗粒。这种巨噬细胞常在左心衰竭的情况下出现，故称为心力衰竭细胞，图3-2）。长期慢性淤血，可引起肺纤维结缔组织增生及网状纤维胶原化，肺质地变硬，加之大量含铁血黄素沉积，使肺呈棕褐色，称为肺褐色硬化。

临床上，患者有明显气促、缺氧、发绀，咳粉红色泡沫状痰等表现。

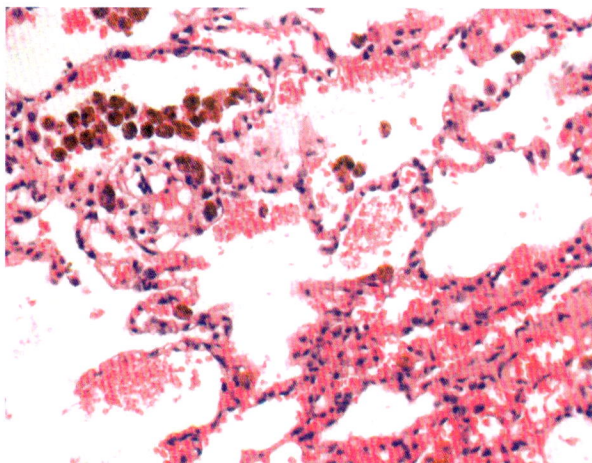

图 3-2 心力衰竭细胞（镜下观）

【病例分析】

患者，男，35 岁，患风湿性二尖瓣瓣膜病 10 年，本次感冒后突然病情加重，端坐呼吸，紫绀，咳粉红色泡沫状痰，心前区憋闷，两肺散在湿啰音及哮鸣音。

思考：本例病理诊断是什么？怎么发生的？有什么病变特点？患者为何能出现这些症状和体征？

2. 肝淤血 多由右心衰竭引起。

（1）肉眼观察 慢性肝淤血时，肝体积增大，重量增加，包膜紧张，切面呈红（淤血区）黄（脂肪变区）相间的花纹状结构，状似槟榔的切面，故称槟榔肝（图 3-3）。

（2）镜下观察 肝小叶中央静脉及肝血窦扩张淤血。小叶中央区的肝细胞因受压萎缩、消失，周边区的肝细胞因缺氧而脂肪变性。长期慢性淤血，肝内网状纤维胶原化、结缔组织增生，导致肝脏质地变硬，形成淤血性肝硬化。

临床上，患者可出现肝肿大、肝区不适、疼痛及肝功能障碍等。

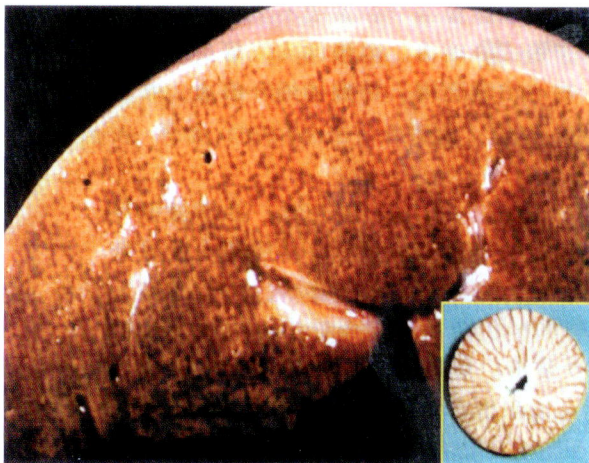

图 3-3 慢性肝淤血

## 第二节 血栓形成

在活体心脏或血管腔内，血液发生凝固或血液中的有形成分互相黏集，形成固体质块的过程称为血栓形成（thrombosis）。所形成的固体质块称为血栓（thrombus）。

血液中同时存在凝血系统和抗凝血系统（纤维蛋白溶解系统）。在生理状态下，凝血因子被不断地激活，形成微量的纤维蛋白，但又不断地被激活的纤维蛋白溶解系统所溶解，这样既保证了血液潜在的可凝固性，又保证了血液的流体状态。如果上述动态平衡被破坏，触发了凝血过程，便可形成血栓。

### 一、血栓形成的条件和机制

#### （一）心血管内膜受损

心血管内皮细胞具有一系列抗凝作用，包括：①内膜屏障作用，内皮细胞可以把血液中的血小板、凝血因子与内皮下的胶原纤维相分隔；②合成前列环素，抑制血小板凝集；③使 ADP 转变为腺嘌呤核苷酸，抑制血小板活性；④具有促进抗凝血酶Ⅲ的作用。

内皮细胞损伤后，①胶原纤维暴露，引起血小板黏附、聚集，聚集的血小板被激活，释放 ADP、血栓素 $A_2$，使更多的血小板聚集；②暴露的胶原纤维可激活因子Ⅻ，启动了内源性凝血系统；③损伤的内皮细胞释放组织因子，激活外源性凝血系统。通过上述机制，导致血栓形成。

心血管内膜的损伤，是血栓形成最重要和最常见的原因。临床上多见于动脉粥样硬化、心肌梗死、反复静脉穿刺以及缺氧、休克、细菌内毒素引起全身广泛的内皮损伤等。

#### （二）血流缓慢、涡流形成

正常血液的流动状态是有形成分（红细胞、白细胞、血小板）在中央流动，称轴流；血浆成分靠壁，则称边流，这样血浆可以阻止血小板与内皮的接触。并且由于血流速度较快，少量被激活的凝血因子，在局部不能达到凝血所需要的浓度。

当血流缓慢、涡流形成时，①轴流变宽，边流消失，增加了血小板与内膜接触的机会；②被激活的凝血因子在局部易达到凝血所需的浓度；③涡流的冲击使内皮细胞损伤。上述原因均易导致血栓形成。

由于静脉较动脉壁薄，血流慢，静脉瓣多，易形成涡流，血液黏性有所增加，所以静脉血栓比动脉血栓多见，下肢血栓较上肢多见。临床上久病卧床、心力衰竭、大手术后、静脉曲张的患者，以及在二尖瓣狭窄时的左心房内、动脉瘤内易并发血栓形成。

### （三）血液凝固性增高

血小板和凝血因子数量增多、活性增强，纤维蛋白溶解系统活性降低，均可使血液凝固性增高，多见于严重烧伤、创伤及产后大出血。此时血液浓缩，血中凝血因子浓度相对增高，以及血中补充大量幼稚的血小板，黏性增大，使血液呈高凝状态。此外，还可见于肥胖、吸烟、高脂血症、胎盘早剥、胰腺癌等。

上述三个条件往往先后发生，共同作用，但常以某一条件为主。

## 二、血栓形成的过程和类型

### （一）形成过程

血栓形成是以血小板黏附于暴露的血管内皮下胶原开始的。血管内皮损伤后血小板黏附在暴露的胶原纤维上，并释放 ADP、血栓素 $A_2$，使更多的血小板聚集，形成血小板小丘，这时的血小板堆是可逆的，可以散开，但内皮的损伤，同时启动了内、外源性凝血系统，将纤维蛋白原变成了纤维蛋白，使血小板堆牢牢固定于血管内膜，形成血栓的头部；在它的下方，有涡流形成，受涡流作用，在另一处又形成新的血小板小丘，堆积的血小板越来越多，然后形成小梁，小梁之间的纤维素形成网状结构，网罗了红细胞、白细胞，这就形成了血栓体部；最后，下游血流停滞，血液凝固，形成凝血块，构成血栓尾部。这样在静脉内就形成了由头、体、尾构成的延续性的长柱状血栓（图3-4）。

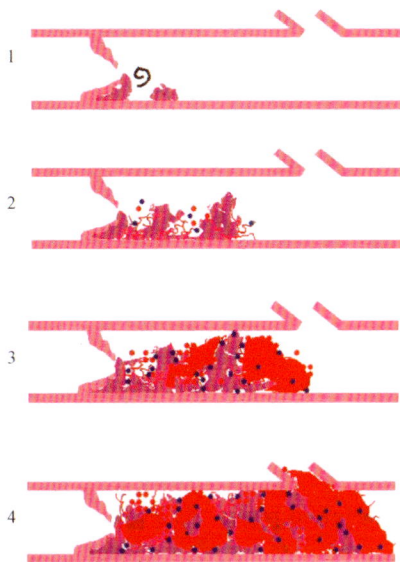

**图 3-4　血栓形成过程示意图**

1. 血管内膜粗糙，血小板堆形成；2. 血小板继续黏集形成小梁，小梁间有中性粒细胞黏附；3. 小梁间可见纤维蛋白网和红细胞；4. 血管腔阻塞，局部血流停止、凝固

### （二）类型和形态

**1. 白色血栓**　主要由血小板和少量纤维蛋白构成。肉眼观呈灰白色，质地较硬，与心血管内膜紧密粘连。常见于心瓣膜、动脉内和静脉血栓的起始部，心瓣膜上的白色血栓呈疣状，与瓣膜粘连紧密，不易脱落，易机化。

**2. 混合血栓**　主要由血小板小梁及表面附着的白细胞、梁间纤维素网及网罗的红细胞构成（图3-5）。肉眼观呈灰白与红褐色相间的波纹状。多见于静脉血栓的体部。此外，二尖瓣狭窄时扩大的左心房内血栓、动脉瘤内的血栓、心肌梗死时形成的附壁血栓均为混合血栓。

**3. 红色血栓**　主要由纤维素和红细胞构成。肉眼观呈暗红色，新鲜血栓光滑湿润，有弹性；久之，血栓中水分被吸收，变得干燥易碎，容易脱落，造成栓塞。多见于静脉血栓的尾部。

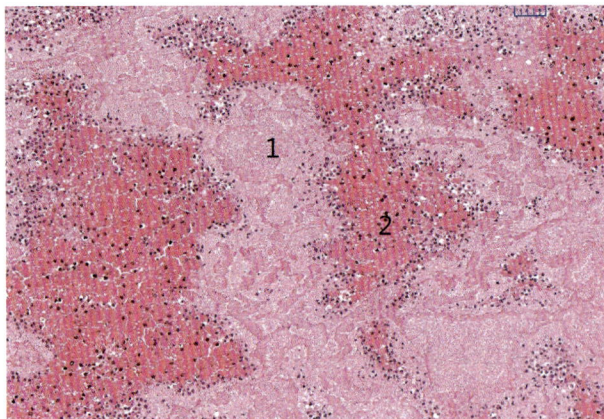

**图 3-5　混合血栓（镜下）**
1. 血小板小梁，边缘有白细胞附着；2. 小梁之间充满大量纤维素和红细胞

**4. 透明血栓**　是一种特殊类型的血栓。发生于微循环血管内，只能在显微镜下观察到，又称微血栓。主要由纤维素构成故又称纤维素性血栓。多见于弥漫性血管内凝血（disseminated intravascular coagulation, DIC）（图 3-6）。

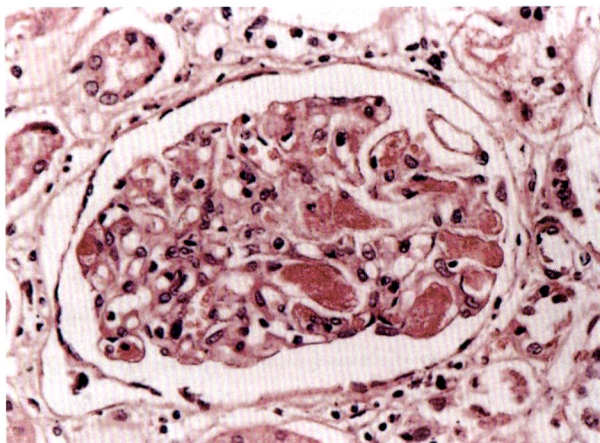

**图 3-6　透明血栓（镜下）**

### 三、血栓的结局

**1. 溶解吸收**　血栓形成后，血栓内的纤维蛋白溶解酶和白细胞崩解释放的溶蛋白酶，可将小的、新鲜的血栓完全溶解吸收。

**2. 软化脱落**　较大的血栓部分溶解软化，在血流的冲击下部分或全部脱落成为栓子，随血流运行引起栓塞。

**3. 机化与再通**　没有发生溶解吸收或脱落的血栓，从血管壁向血栓内长入内皮细胞和纤维母细胞形成肉芽组织并逐渐取代血栓，这一过程称为血栓机化。血栓机化时，由于血栓收缩，使血栓内部或血栓与血管壁之间出现许多裂隙，裂隙表面由新生的内皮细胞覆盖，形成新的血管腔，使已被阻塞的血管部分重新恢复血流，这一过程称为再通。

**4. 钙化** 没有完全机化的血栓内发生钙盐沉积，称钙化。钙化的血栓质硬如石，故动脉或静脉内的血栓钙化后分别称动脉石或静脉石。

### 四、血栓对机体的影响

血栓形成对机体有一定的防御功能，如结核病、溃疡病等引起小血管破裂，可通过血栓形成起防止出血的作用；炎症周围血管内血栓形成可防止病原微生物的扩散。但大多数情况下，血栓形成对机体有许多不利，表现如下。

**1. 阻塞血管** 动脉内血栓形成，当部分阻塞管腔时，局部组织或器官可因缺血、缺氧而发生萎缩、变性；当完全阻塞管腔而又缺乏有效的侧支循环时，可引起组织或器官梗死。静脉内血栓形成，若未能建立有效的侧支循环，则可引起局部组织淤血、水肿，严重时可发生坏死。

**2. 引起栓塞** 血栓部分或全部脱落成为栓子，随血流运行，形成栓塞。

**3. 引起心瓣膜病** 心瓣膜上反复形成的血栓发生机化后，可引起瓣膜增厚、粘连、变形、变硬，形成心瓣膜病。如风湿性心内膜炎引起二尖瓣狭窄和关闭不全。

**4. 出血** 见于 DIC，因微循环内广泛血栓形成，大量凝血物质被消耗，导致血液处于低凝状态，引起广泛的出血和休克。

【病例分析】

患者，男，65 岁，5 年前已确诊为脑动脉粥样硬化，4 天前早晨醒来自觉头晕并发现左侧上、下肢不利，且病情逐渐加重，至次日上午左侧上、下肢不能活动。

思考：患者可能发生了什么问题？造成该现象的原因和机制是什么？

## 第三节 栓 塞

在循环血液中出现的不溶于血液的异常物质，随血流运行阻塞血管腔的现象称为栓塞（embolism）。阻塞血管腔的异常物质称为栓子。栓子可以是固体、液体或气体。最常见的是血栓栓子。

### 一、栓子的运行途径

栓子运行的途径一般与血流方向一致（图 3-7）。

1. 来源于体循环静脉和右心的栓子，栓塞于肺动脉主干或其分支。

2. 来源于左心和体循环动脉内的栓子，栓塞于口径与其相当的体循环动脉分支，如脑、肾、脾和下肢的动脉。

3. 汇入门静脉系统的栓子，引起肝内门静脉分支的阻塞。

还有两种比较少见的栓塞：①交叉性栓塞：多见于房间隔或室间隔缺损者，右心的栓子通过缺损处进入左心，随血流运行引起动脉系统的栓塞；②逆行性栓塞：极少见。下腔静脉内的栓子，在胸、腹腔压力突然升高时，可逆血流运行，栓塞下腔静脉所属分支。

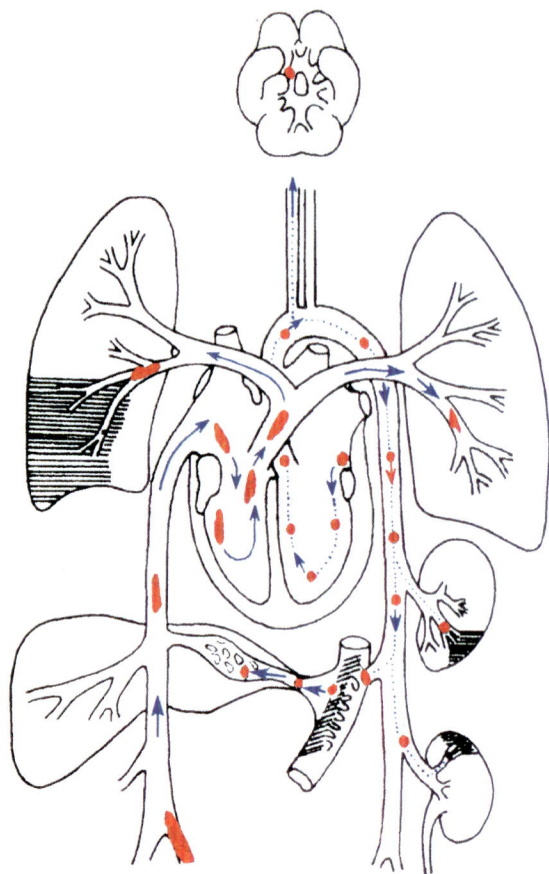

图 3-7　栓子的运行途径与栓塞

## 二、栓塞的类型和对机体的影响

### （一）血栓栓塞

由脱落的血栓引起的栓塞称血栓栓塞。它是栓塞最常见的原因，约占栓塞总数的 99%。

**1. 肺动脉栓塞**　栓子绝大多数来源于下肢深静脉，特别是腘静脉、股静脉和髂静脉。多在肢体活动、外力作用或治疗性纤维素溶解过程中，引起血栓脱落而发生（图 3-8）。肺动脉栓塞的后果取决于栓子的大小、数量和心肺功能的状况：①如栓子较小，栓塞少数小分支，一般不引起严重后果，因为肺有双重血液供应；②如在栓塞前，肺已有严重的淤血，微循环内压力升高，支气管动脉侧支循环不能充分发挥作用，可引起肺组织的出血性梗死；③如栓子较大，栓塞在肺动脉主干或大分支内，或栓子较小但数量较多，广泛栓塞于肺动脉分支时，患者可呼吸困难、发绀、休克，甚至猝死。

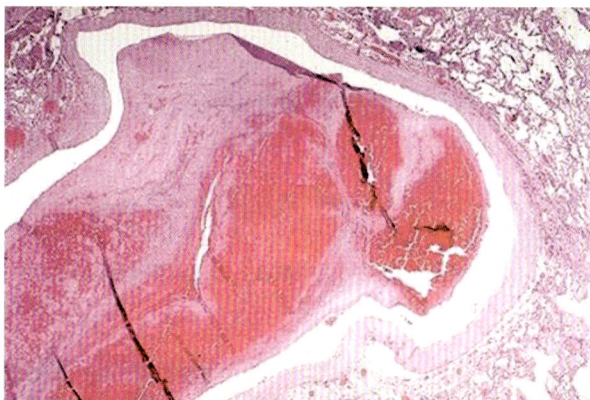

图 3-8　肺血管血栓栓塞（光镜下）

肺动脉栓塞引起猝死的机制尚未完全清楚。一般认为有以下原因：①栓塞肺动脉主干时，肺动脉内阻力急剧增加，造成急性右心衰竭；②栓子中的血小板释放 5- 羟色胺，使肺、支气管动脉及冠状动脉发生广泛性痉挛，致右心室流入肺动脉的血液受阻，同时冠状动脉灌流不足而导致心肌缺血；③肺动脉栓塞时，栓子刺激肺动脉壁，引起迷走神经兴奋性增强而致冠状动脉、肺动脉和支气管痉挛，从而加重急性右心衰、窒息和心肌缺血缺氧，使患者猝死。

【病例分析】

男性患者，42 岁，车祸 2 小时后急诊入院。左腓骨下段闭合性裂缝骨折，给予石膏外固定治疗。伤后第 15 天下床活动后突然出现咳嗽，紫绀，大汗，呼吸困难并逐渐加重，大约 50 分钟后死亡。尸检见左、右肺动脉腔内多个骑跨阻塞，条索状混合血栓。

分析：结合所学知识解释患者死亡的原因。

**2. 体循环动脉栓塞**　栓子主要来源于左心，如附壁血栓（心肌梗死、二尖瓣狭窄时）、心内膜炎时心瓣膜上的赘生物；少数来自动脉系统，如动脉粥样硬化继发血栓形成和动脉瘤内的血栓。多在心血管活动突然增强时发生，最常栓塞的部位是脑、肾、脾、下肢。栓塞的后果取决于栓塞的部位和动脉血液供应的状况。心、脑的栓塞常可发生梗死，并导致心、脑功能严重障碍，重者危及生命；脾、肾栓塞很少危及生命；上肢动脉吻合支丰富，肝脏有双重供血，很少发生梗死。

## （二）脂肪栓塞

脂肪滴进入心血管造成的栓塞称为脂肪栓塞。多见于长骨骨折、骨科手术、严重的脂肪组织挫伤以及脂肪肝受挤压时，脂肪组织裂解，游离的脂滴经破裂的小静脉进入血液造成栓塞。脂肪栓塞的后果取决于脂滴的大小和数量：①少数脂滴，可被巨噬细胞吞噬或被血中的酯酶分解清除，对机体无明显影响；②大量脂滴入血，因肺血管广泛阻塞或痉挛，使患者死于窒息和急性右心衰；③如脂滴很小，可经肺泡壁毛细血管进入肺静脉到左心腔，引起动脉系统分支的栓塞，最常阻塞的是脑血管，引起脑水肿、血管周围点状出血和脑梗死。

### （三）气体栓塞

大量空气迅速进入血循环或原已溶解于血液内的气体迅速游离，阻塞血管所引起的栓塞称为气体栓塞。

**1. 空气栓塞**　见于分娩或流产时，由于子宫强烈收缩，空气被挤入破裂的子宫壁静脉窦；头颈手术、胸壁和肺创伤损伤静脉时，空气进入具有负压的静脉。如少量空气入血，可溶解于血液内，不引起严重后果。若大量空气（多于100mL）入血，进入右心后，由于心脏的搏动，空气和血液混合成泡沫状，泡沫状液体具有很强的可压缩性，随心脏收缩变小，舒张变大，占据心腔，阻碍了静脉血的回流和向肺动脉的输出，造成严重的循环障碍，此时，患者可出现呼吸困难、发绀，甚至猝死。进入右心的气体，也可被压入肺动脉，引起肺动脉分支的阻塞，或部分通过肺泡壁的毛细血管、肺静脉到左心，引起体循环动脉分支空气栓塞。

**2. 氮气栓塞**　人体从高压环境迅速转入低压环境时，原来溶于血液中的氧气、二氧化碳和氮气迅速游离，形成气泡（主要是氮气，因为氧和二氧化碳易再溶解于体液），引起全身组织器官广泛的气体栓塞，称为减压病。这种情况多见于潜水员从深水迅速浮出水面，或飞行员急速升空时。病变轻者，被栓塞的组织器官出现功能障碍，如关节、肌肉疼痛等；重者危及生命。

### （四）羊水栓塞

羊水进入母体血液循环造成的栓塞称为羊水栓塞，是产科较罕见而严重的并发症。在分娩过程中，因子宫强烈收缩，宫内压力升高，尤其是在羊膜破裂又发生胎儿阻塞产道口时，可将羊水压入子宫内膜静脉窦，随血流进入肺动脉分支引起栓塞。患者常突然出现呼吸困难、发绀、抽搐、休克等表现，绝大多数导致死亡。羊水栓塞的证据是在显微镜下观察到肺小动脉和毛细血管内有羊水成分，包括角化上皮、胎毛、胎脂、胎粪等。

羊水栓塞引起猝死的机制为：①羊水栓子引起肺动脉分支机械性阻塞；②羊水内血管活性物质引起肺血管反射性痉挛；③羊水作为抗原引起过敏性休克；④羊水内凝血致活酶样物质可引起DIC。

### （五）其他栓塞

恶性肿瘤细胞侵入血管内，引起瘤细胞栓塞，并能在该处继续生长，形成转移瘤；细菌栓子既可以引起栓塞现象，又可以造成炎症的扩散；寄生虫及虫卵进入血液也可引起栓塞。

## 第四节　梗　死

局部组织或器官因血流供应中断，侧支循环不能充分建立而引起缺血性坏死，称为梗死（infarction）。

## 一、梗死的原因

**1. 血管腔阻塞** 多数梗死是由于动脉阻塞所致，引起阻塞的原因主要是血栓形成和栓塞。如冠状动脉或脑动脉粥样硬化继发血栓形成，可引起心肌梗死或脑梗死；左心、动脉系统的血栓脱落阻塞动脉分支可引起脾、肾等梗死。

**2. 血管壁受压** 肠扭转、肠套叠、嵌顿疝、卵巢囊肿蒂扭转、肿瘤压迫等引起血管壁受压，使局部组织缺血坏死。上述情况下，通常动、静脉同时受压，既有缺血，又有淤血。

**3. 动脉持续痉挛** 单纯由动脉痉挛引起的梗死很少见，而当动脉管壁已有病变（如动脉粥样硬化）引起管腔狭窄时，发生血管持续痉挛，可导致组织梗死。

## 二、梗死的类型及病理变化

根据梗死灶内含血量的多少，分为贫血性梗死和出血性梗死两种类型。

### （一）贫血性梗死

梗死灶内含血量少，呈灰白色，故称贫血性梗死。常发生于组织结构致密，侧支循环不丰富的器官，如心、脾、肾和脑。其中心、脾、肾的梗死为凝固性坏死，梗死灶周围有明显的充血、出血带，与周围组织分界清楚。梗死灶的形状与组织器官的血管分布有关，如脾、肾的梗死灶呈锥体形，切面呈楔形或扇形，其尖端位于血管阻塞处，底部向着器官的表面（图 3-9）；心肌梗死灶呈不规则地图状。脑梗死为液化性坏死，以后形成囊腔。

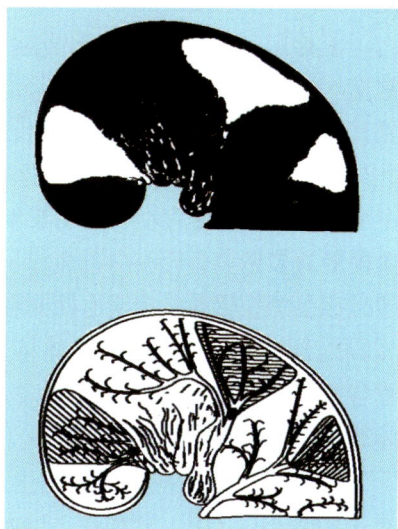

图 3-9 肾贫血性梗死

### （二）出血性梗死

梗死灶内常有弥漫性出血，呈暗红色，故称出血性梗死。常见于组织结构疏松，血管吻合支丰富或具有双重血液循环的器官，如肺和肠。在正常情况下，即使肺动脉被阻塞，支气管动脉尚可维持血液供应，不至于发生梗死。但在肺严重淤血的情况下，整个器官的静脉和毛细血管内压增高，支气管动脉不能单独克服局部淤血的阻力而建立有效的侧支循环，局部肺组织缺血坏死。肠组织结构疏松，梗死后血液不能被挤出梗死区，导致弥漫性出血现象。出血性梗死灶与周围正常组织分界不清，结构模糊。肺梗死呈锥体形，切面为楔形，尖端指向肺门或血管阻塞处，底部位于胸膜面（图 3-10）。肠梗

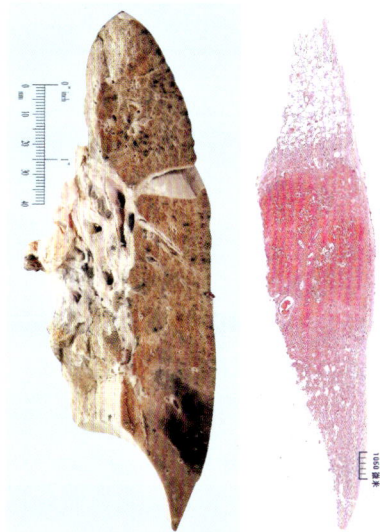

图 3-10 肺出血性梗死
左：肉眼观；右：光镜下

死灶因血管扇形分布呈节段状。

### 三、梗死对机体的影响

梗死对机体的影响取决于梗死灶的大小、发生的部位和有无感染等。心肌梗死，严重者可致急性心功能衰竭，甚至猝死。脑梗死严重者可致死亡。脾梗死一般影响较小。肾梗死可出现腰痛和血尿等症状。肺梗死有胸痛刺激征和咯血；肠梗死可引起肠穿孔和化脓性腹膜炎。若组织器官梗死，继发腐败菌感染，可引起坏疽及败血症，后果严重。

### 小结

充血包括动脉性充血和静脉性充血，后者常见。慢性肺淤血和慢性肝淤血临床上常见。长期慢性淤血可导致局部组织发生淤血性水肿、出血；实质细胞萎缩、变性和坏死；间质纤维结缔组织增生，器官淤血性硬化。

血栓形成的条件有：心血管内膜受损，血流缓慢、涡流形成，血液的凝固性增高，三个条件往往同时存在，互为影响，其中心血管内膜受损是最重要的因素。下肢静脉的血栓最为多见。血栓有白色血栓、混合血栓、红色血栓和透明血栓四种类型，前三种常同时存在于静脉内，透明血栓则存在于微血管内。

栓子有固体、液体、气体等类型。最常见的栓子是血栓栓子，栓子的运行方向一般与血流运行方向一致。血栓栓塞最为多见，肺动脉栓塞的栓子大多来源于下肢深静脉。体循环动脉栓塞的栓子主要来源于左心。

局部组织器官缺血可以发生梗死。有贫血性梗死和出血性梗死两种类型，贫血性梗死常见于心、脾、肾和脑，出血性梗死常见于肺和肠。形成出血性梗死的条件是这些器官有双重血液循环供应，组织疏松和梗死前有严重淤血。梗死灶的形状与血管分布有关，脾、肾、肺的梗死呈锥体形，肠梗死呈节段状，心肌梗死呈不规则地图状。

# 综合测试

## 一、A1型题

1. 下列哪项不属于淤血的后果
   A. 血栓形成　　　　　　　　B. 纤维组织增生
   C. 实质细胞变性坏死　　　　D. 上皮组织增生
   E. 水肿
2. 左心衰时发生淤血的器官是
   A. 肺　　　　　　　　B. 肝　　　　　　　　C. 脑
   D. 肾　　　　　　　　E. 脾

3. 门静脉回流受阻时，可引起下列哪个脏器淤血
   A. 脑 　　　　　　　　B. 肾 　　　　　　　　C. 肺
   D. 肝 　　　　　　　　E. 脾

4. 心力衰竭细胞是指慢性肺淤血时肺泡内出现的
   A. 吞噬黑色素的巨噬细胞
   B. 吞噬尘埃的巨噬细胞
   C. 吞噬脂质的巨噬细胞
   D. 胞浆内有多量含铁血黄素的巨噬细胞
   E. 吞噬细胞碎片的巨噬细胞

5. 槟榔肝是指
   A. 肝脂肪变性 　　　　B. 肝出血 　　　　　　C. 肝细胞萎缩
   D. 肝慢性淤血 　　　　E. 肝硬变

6. 慢性肝淤血的镜下改变是
   A. 肝小叶结构破坏
   B. 中央静脉及血窦扩张充血和肝细胞萎缩及脂肪变性
   C. 肝细胞萎缩
   D. 肝细胞坏死
   E. 小叶中央静脉扩张充血

7. 肺褐色硬化是由于什么原因引起的
   A. 尘肺 　　　　　　　B. 硅沉着病 　　　　　C. 肺结核
   D. 慢性肺淤血 　　　　E. 肺纤维化

8. 下列哪种因素与血栓形成无关
   A. 血管内皮损伤 　　　B. 血小板计数增多 　　C. 涡流形成
   D. 纤维蛋白溶解酶增多 　E. 组织因子释放

9. 血栓由肉芽组织取代的过程称为
   A. 溶解 　　　　　　　B. 吸收 　　　　　　　C. 机化
   D. 再通 　　　　　　　E. 钙化

10. 微血栓的主要成分是
   A. 红细胞 　　　　　　B. 纤维素 　　　　　　C. 白细胞
   D. 血小板 　　　　　　E. 免疫球蛋白

11. 下列关于血栓的论述中，错误的是
   A. 静脉血栓多于动脉血栓
   B. 下肢血栓多于上肢血栓
   C. 心肌梗死附壁血栓多为混合血栓
   D. 静脉血栓多为白色血栓
   E. 毛细血管内血栓多为透明血栓

12. 右下肢静脉血栓脱落后主要栓塞于
    A. 脑动脉                  B. 肺动脉              C. 门静脉分支
    D. 肾动脉                  E. 下肢动脉

13. 肺动脉栓塞栓子主要来自于
    A. 下肢深静脉           B. 盆腔静脉           C. 右心
    D. 毛细血管              E. 门静脉

14. 脑动脉栓塞的栓子最可能来自
    A. 左心附壁血栓         B. 右心附壁血栓        C. 上肢静脉血栓
    D. 下肢股静脉血栓       E. 肠系膜静脉血栓

15. 下列哪种情况不会发生气体栓塞
    A. 胸部外伤             B. 颈部手术           C. 胎盘早期剥离
    D. 锁骨下静脉外伤       E. 大隐静脉插管输液

16. 羊水栓塞的主要病理诊断根据是
    A. 肺小血管和毛细血管内有羊水成分
    B. 微循环内透明血栓
    C. 肺广泛出血
    D. 肺泡腔内有角化上皮、胎便小体
    E. 肺内透明膜形成

17. 引起梗死最常见的原因是
    A. 黏附血管受压闭塞     B. 血栓形成           C. 动脉痉挛
    D. 淤血                    E. 动脉内膜炎

18. 关于梗死的叙述，下列哪项不正确的
    A. 梗死多由动脉阻塞引起
    B. 有效的侧支循环建立可防止梗死的发生
    C. 动脉痉挛促进梗死发生
    D. 双重血液循环的器官不易发生
    E. 全身血液循环的状态对梗死无影响

19. 肠扭转可引起肠壁
    A. 贫血性梗死           B. 干性坏疽           C. 气性坏疽
    D. 出血性梗死           E. 液化性坏死

20. 栓塞最常见的类型是
    A. 癌细胞栓塞           B. 血栓栓塞           C. 气体栓塞
    D. 羊水栓塞             E. 脂肪栓塞

## 二、A2型题

21. 一患者主诉心悸气短，两下肢浮肿入院。查体：颈静脉怒张，心前区闻及舒张期杂音，肝肋缘下 2.5cm，轻度压痛，甲胎蛋白测定正常。患者的肝脏可能发生的病变是

A. 肝细胞癌　　　　　　　B. 慢性肝淤血　　　　　　C. 肝脂肪变性

D. 慢性肝炎　　　　　　　E. 以上都不是

22. 女性患者，25 岁，初产妇，在分娩过程中突然呼吸困难难，口唇及四肢末端发绀，血压测不到，抢救无效而死亡。尸检结果发现肺小血管内有角化上皮等物。此患者死亡原因是

A. 血栓栓塞　　　　　　　B. 气体栓塞　　　　　　　C. 脂肪栓塞

D. 羊水栓塞　　　　　　　E. 瘤细胞栓塞

23. 女性患者，65 岁，4 年前被确诊为动脉粥样硬化，今日被人打后，入院检查中出现口唇发绀，四肢冰冷，血压下降而死亡，尸检发现：冠状动脉Ⅳ级狭窄，心肌变软。其死亡的原因最可能是

A. 心肌梗死　　　　　　　B. 脑出血　　　　　　　　C. 动脉瘤破裂

D. 肺动脉栓塞　　　　　　E. 呼吸衰竭

24. 某患儿，突发剧烈腹痛伴恶心呕吐，以急腹症入院。腹部平片见肠内充满大量气体，肠管扩张，术中见肠套叠，肠管暗红，局部发黑坏死，表面无光泽该处可见纤维素样物质附着。该肠管发生的病变是

A. 静脉淤血　　　　　　　B. 动脉充血　　　　　　　C. 肠管梗死

D. 急性肠炎　　　　　　　E. 以上都不是

25. 一位教师，下肢静脉曲张，术中见静脉腔内有多个褐色物堵塞管腔，该褐色物最可能是

A. 静脉内血凝块　　　　　B. 静脉内血栓　　　　　　C. 静脉内血栓栓子

D. 静脉内瘤栓　　　　　　E. 以上都不是

# 第四章 炎 症

📖 学习目标

【学习目标】
1. 掌握炎症的概念、基本病理变化，了解炎症的原因及临床表现。
2. 熟悉炎症的分类、病变特征及结局。

炎症（inflammation）是指具有血管系统的活体组织对损伤因子所发生的以防御为主的反应。局部的基本病理变化为变质、渗出和增生，临床表现为红、肿、热、痛及功能障碍，同时可伴有不同程度的全身反应，如发热、白细胞增多、单核巨噬细胞系统增生等。炎症是疾病中最常见的病理过程，也是最重要的保护性反应。同时对机体也具有不同程度的危害，许多常见疾病，如疖、痈、肝炎、肺炎、肠炎、各种传染病等都属于炎性疾病。

## 第一节 炎症的原因

凡能引起组织和细胞损伤的因子都可引起炎症。

### 一、生物性因子

生物性因子是最常见且最重要的致炎因子，包括细菌、病毒、立克次体、支原体、真菌、寄生虫等，生物病原体引起的炎症又称感染。

### 二、物理性因子

高温、低温、放射线、紫外线、电击、切割、挤压等均可造成组织损伤引起炎症反应。

### 三、化学性因子

外源性化学因子有强酸、强碱、强氧化剂、芥子气等；内源性化学因子有坏死组织分解产物和体内代谢产物的异常堆积，如尿素、尿酸等。

## 四、异常免疫反应

即各种变态反应性疾病，如过敏、肾小球肾炎等。

各种致炎因子作用于机体后是否引起炎症，以及炎症反应的强弱，常与致炎因子的数量、强度、作用时间的长短和机体的抵抗能力强弱等方面有关。

# 第二节　炎症的基本病理变化

炎症的局部基本病理变化包括变质、渗出和增生，一般早期以变质和渗出为主，晚期以增生为主。变质是损伤性过程，而渗出和增生是对损伤的防御反应和修复过程。

## 一、变质

炎症局部组织发生的变性和坏死称为变质（alteration）。它是一种损伤性改变，既可发生于实质细胞，也可见于间质。

### （一）形态变化

炎症灶内的实质细胞常发生细胞水肿、脂肪变性或坏死等。间质可发生黏液样变性、纤维素样坏死等。

### （二）代谢变化

**1. 局部分解代谢增强**　炎症病灶内糖、脂肪和蛋白质的分解代谢增强，组织耗氧量增加引起氧化不全，所产生的酸性代谢产物在体内堆积，如乳酸、酮体等，使局部出现酸中毒。

**2. 局部渗透压升高**　组织崩解和大分子物质分解为小分子物质，可使局部渗透压升高，为局部血液循环障碍和炎症渗出提供了重要的条件。

### （三）炎症介质的形成和释放

炎症介质是指炎症发生时由细胞释放或体液中产生的，参与或引起炎症反应的化学物质。常见的炎症介质及其作用见表 4-1。

表 4-1　主要炎症介质及其作用

| 功能 | 炎症介质 |
| --- | --- |
| 血管扩张 | 前列腺素、NO、组胺 |
| 血管通透性增高 | 组胺和 5-羟色胺、C3a 和 C5a、缓激肽、$LTC_4$、$LTD_4$、$LTE_4$、PAF、P 物质 |
| 趋化作用、白细胞渗出和激活 | TNF、IL-1、化学趋化因子、C3a、C5a、$LTB_4$ |
| 发热 | IL-1、TNF、前列腺素 |
| 疼痛 | 前列腺素、缓激肽、P 物质 |
| 组织损伤 | 白细胞溶酶体酶、活性氧、NO |

## 二、渗出

炎症局部组织血管内的液体成分、纤维素等蛋白质和各种炎细胞通过血管壁进入组织间隙、体腔、体表或黏膜表面的过程称为渗出（exudation）。渗出的血浆和细胞成分总称为渗出物。渗出过程包括血液动力学改变、血管通透性升高和白细胞游出三部分。

### （一）血流动力学改变

致炎因子作用于局部组织时，首先引起细动脉短暂痉挛，继而迅速发生扩张，血流加速，血流量增多，形成动脉性充血。由于炎症介质作用和酸性代谢产物堆积，引起毛细血管和细静脉扩张、血流变慢，发展成为静脉性充血，为血液成分渗出创造条件（图4-1）。

### （二）血管壁通透性升高

血管壁通透性的高低取决于血管内皮细胞的完整性。

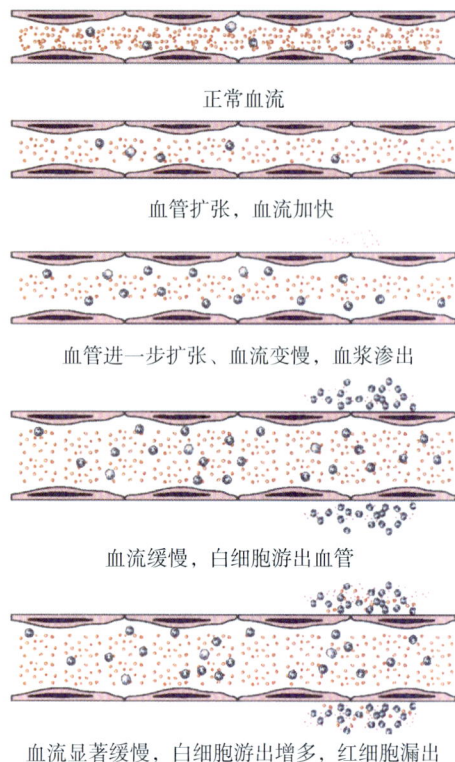

正常血流

血管扩张，血流加快

血管进一步扩张、血流变慢，血浆渗出

血流缓慢，白细胞游出血管

血流显著缓慢，白细胞游出增多，红细胞漏出

图4-1 急性炎症时血流动力学变化模式图

炎症时可使血管内皮细胞收缩、损伤、穿胞作用增强、新生毛细血管通透性高等。血管通透性增加，血管内流体静压增高和组织间渗透性升高，导致液体外渗。渗出液可在组织间隙积聚，形成炎性水肿；或在浆膜腔积聚，形成积液。炎症时渗出的液体称为渗出液。渗出液与一般水肿出现的漏出液不同，见表4-2。

表4-2 渗出液与漏出液的比较

| | 原因 | 蛋白量 | 细胞数 | 比重 | 外观 | 凝固性 |
|---|---|---|---|---|---|---|
| 渗出液 | 炎症 | >30g/L | >500×10⁶/L | >1.018（多数>1.020） | 浑浊 | 易自凝 |
| 漏出液 | 非炎症 | <30g/L | <100×10⁶/L | <1.018 | 清亮 | 不自凝 |

通常情况下，渗出液有重要的防御作用：①稀释和中和毒素，减轻毒素对局部的损伤作用；②为局部浸润的白细胞带来营养物质和运走代谢产物；③渗出液中含有抗体、补体，有利于杀灭病原体；④渗出液中的纤维素可交织成网，不仅可限制病原微生物的扩散蔓延，还有利于白细胞吞噬病原体，炎症后期还可作为组织修复的支架；⑤渗出液中的白细胞吞噬和杀灭病原微生物，清除坏死组织；⑥炎症局部的病原微生物和毒素随渗出液的淋巴回流而到达局部淋巴结，刺激细胞免疫和体液免疫的产生。

然而，渗出液过多对机体也会造成不利的影响：①压迫和阻塞器官，影响其正常功能，如过多的心包积液可压迫心脏，严重的喉头水肿可引起窒息；②纤维素渗出过多，不能完全吸收时，可发生机化引起组织器官粘连，如心包粘连影响心脏舒缩，胸膜粘连影响肺的呼吸功能。

### （三）白细胞渗出和吞噬作用

炎症过程中，白细胞从血管内渗出到组织间隙的现象，称为炎细胞浸润。进入炎症区域的白细胞称为炎细胞。白细胞的渗出是复杂的连续过程，包括白细胞靠边、附壁、游出、趋化作用和吞噬。

随着炎症区血管扩张，血流变慢，使轴流变宽，白细胞由轴流进入边流，靠近血管壁，随血流缓慢地滚动，然后黏附于血管内皮上，伸出伪足，以阿米巴样运动方式，穿过内皮细胞的间隙和基底膜到血管外，这个过程称为白细胞游出。白细胞游出血管后，沿着组织间隙，以阿米巴样运动的方式向炎症灶集中（图 4-2）。白细胞的游走方向受某些化学物质的影响或吸引，称为趋化性或趋化作用。能引起白细胞定向游走的物质，

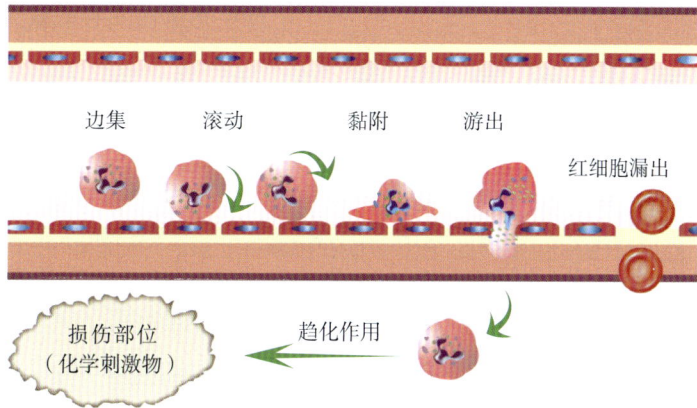

图 4-2　中性粒细胞游出和聚集过程示意图

称为趋化因子。趋化因子的作用是有特异性的，有些趋化因子只吸引中性粒细胞，而另一些则吸引单核细胞或嗜酸性粒细胞。

白细胞到炎症灶内对病原体和组织崩解碎片进行吞噬与消化的过程，称为吞噬作用，是炎症过程中重要的防御反应。吞噬细胞主要有两种，即中性粒细胞和巨噬细胞。吞噬过程包括识别和黏着、吞入和降解几个阶段。在炎症灶内吞噬细胞首先与病原体和崩解的组织碎片等异物接触、黏着，才能进行吞噬。进一步伸出伪足将其包裹，形成吞噬体，吞噬体与细胞质中的溶酶体结合形成吞噬溶酶体，病原体及异物在溶酶体内被杀灭和降解（图 4-3）。通过吞噬细胞的吞噬作用，多数病原体

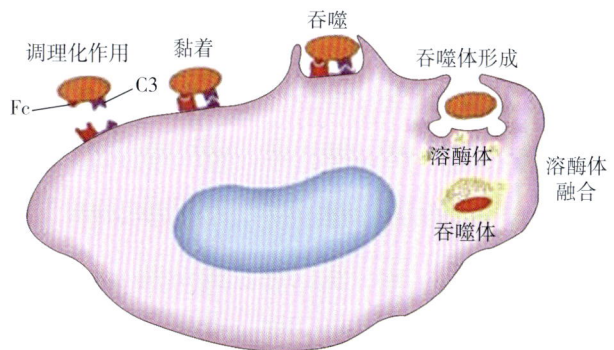

图 4-3　白细胞吞噬过程示意图（吞噬细胞的识别和吞入）

被杀灭，但有些病原体（如结核杆菌）在白细胞内处于静止状态。一旦机体抵抗力低下，这些病原体又能繁殖，会随吞噬细胞的游走而在机体内播散。

常见的炎症细胞的种类、特征、功能和临床意义见表4-3，图4-4。

表4-3  常见炎细胞种类、功能及临床意义

| 类别 | 来源及形态特征 | 功能 | 临床意义 |
|---|---|---|---|
| 中性粒细胞 | 血液；核分叶状，2～5叶 | 运动活跃，吞噬力较强；崩解后释放各种酶（酸性水解酶等）和内源性致热原 | 急性炎症；炎症早期 |
| 单核细胞、巨噬细胞 | 血液和组织；体积大，胞质丰富，核椭圆或肾形 | 运动及吞噬力很强；吞噬中性粒胞不易吞噬的非化脓性菌、较大组织碎片、异物，可演变为类上皮细胞、多核巨细胞、泡沫细胞等；参与抗原的提呈（特异性免疫） | 急性炎症后期；慢性炎症，非化脓性炎症（结核病，伤寒）；病毒、寄生虫感染 |
| 嗜酸性粒细胞 | 血液；核分叶少或杆状 | 运动能力弱，具有一定吞噬力；吞噬抗原抗体免疫复合物 | 寄生虫感染；变态反应性疾病 |
| 淋巴细胞 | 血液及淋巴组织；体积小，圆形，胞质很少 | T细胞参与细胞免疫，致敏淋巴因子，发挥细胞免疫作用；B淋巴细胞参与体液免疫反应 | 慢性炎症，见于病毒、立克次体和某些细菌感染 |
| 浆细胞 | 由B淋巴细胞转化而来 | 产生抗体，参与体液免疫反应，可与相应的抗原结合 | 慢性炎症 |
| 嗜碱性粒细胞 | 血液及结缔组织；胞浆内有嗜碱性颗粒、异形颗粒 | 受炎症刺激时细胞脱颗粒，释放肝素、组织胺、5-羟色胺 | 变态反应性炎症 |

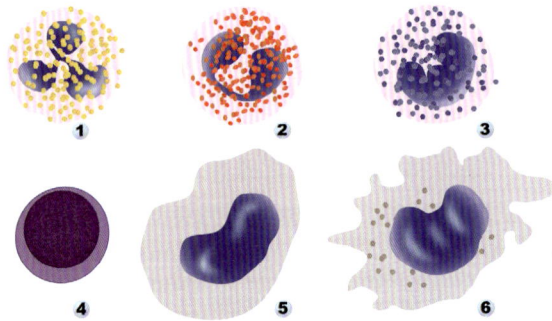

图4-4  各种炎症细胞
1.中性粒细胞；2.嗜酸性粒细胞；3.嗜碱性粒细胞
4.淋巴细胞；5.单核细胞；6.巨噬细胞

## 三、增生

在致炎因子和组织崩解产物的刺激下，炎症局部细胞再生与增殖，称为炎症增生（proliferation）。增生的细胞主要有成纤维细胞、血管内皮细胞、上皮细胞及巨噬细胞等。

炎症早期增生一般轻微，主要见于炎症后期和慢性炎症。炎性增生是一种防御反应，巨噬细胞增生具有吞噬病原体和消除异物的功能；肉芽组织增生有利于炎症局灶化和组织修复。但过度的增生，也会造成原有组织的破坏，影响器官的功能（如肝硬化）。

任何炎症都包括上述的变质、渗出和增生三种基本病变，三者既有区别，又互相联系、互相影响，构成炎症的复杂过程。一般情况下，变质属于损伤过程，而渗出和增生属于抗损伤过程。

## 第三节 炎症的局部表现和全身反应

### 一、局部表现

1. **红** 炎症早期由于动脉性充血，血液内氧合血红蛋白增多，局部呈鲜红色；以后因静脉性充血，血流缓慢，还原血红蛋白增多，局部呈暗红色。

2. **肿** 急性炎症由于局部充血和炎性水肿使局部肿胀；慢性炎症时局部组织细胞增生引起肿胀。

3. **热** 由于动脉性充血，血流加快，以及代谢增强，产热增多所致。

4. **痛** 疼痛的原因有：①分解代谢增强，造成 $H^+$、$K^+$ 及前列腺素等增多刺激神经末梢；②炎症介质刺激；③局部肿胀，组织张力增高，压迫或牵拉神经末梢，引起疼痛。

5. **功能障碍** ①实质细胞变性、坏死，代谢障碍；②渗出物压迫、阻塞；③局部疼痛，均可导致组织器官功能障碍。

【病例分析】

患者，男，20 岁，在一场足球决赛中右踝关节扭伤，受伤部位明显红肿，颜色初为鲜红色，渐变为暗红色，局部发热，患者自觉疼痛难忍，行走受限。

思考：请分析该患者踝关节为什么会出现红肿、局部发热、疼痛和行走受限？

### 二、全身反应

1. **发热** 多见于病原微生物引起的炎症，不同的炎症，发热时间不同，体温高低不同。一定程度的发热有利于抗体形成和吞噬细胞的吞噬，肝解毒功能增强，从而提高机体的防御能力。少数患者在严重炎症时，体温不升高，说明机体反应能力差，常是抵抗力低下的表现，预后多不佳。

2. **血中白细胞的变化** 炎症时，病原微生物、毒素、炎症区代谢产物等刺激骨髓，使白细胞生成增多，所以外周血液中白细胞数目增多，尤其是细菌感染引起的炎症，血液中白细胞计数可达 $15 \times 10^9/L \sim 20 \times 10^9/L$，若达到 $40 \times 10^9/L \sim 100 \times 10^9/L$，则称类白血病反应。相对不成熟的杆状核中性粒细胞增多，称核左移。一般情况下，细菌感染引起中性粒细胞增加；寄生虫感染和过敏反应引起嗜酸性粒细胞增加；病毒性感染或一些慢性炎症使血中淋巴细胞增加。但某些病毒、立克次体、原虫和细菌（伤寒杆菌）等感染者或在患者抵抗力差及严重感染时，血中白细胞计数可无明显增多，甚至减少，这也提示患者预后较差。

**3. 淋巴系统和单核巨噬细胞系统增生** 主要表现为淋巴结、肝、脾肿大。单核巨噬细胞系统内的巨噬细胞增生，吞噬、消化病原体能力增强；淋巴细胞比例增加，均是机体防御反应增强表现。

**4. 实质器官病变** 较严重的炎症，由于病原微生物及其毒素、发热和血液循环障碍等因素作用，导致心、脑、肾、肝等器官的实质细胞发生变性、坏死和功能障碍，引起相应临床表现。如白喉引起的心肌细胞变性等。

## 第四节　炎症的类型及病变特点

临床上根据病程长短和发病急缓，将炎症分为超急性炎症、急性炎症、亚急性炎症和慢性炎症，急性和慢性炎症最常见。亦可根据炎症病变部位和引起炎症的原因分类，如大叶性肺炎、病毒性肝炎等。根据炎症局部基本病理变化，分为变质性炎、渗出性炎和增生性炎三大类型。以下着重介绍急性和慢性炎症两大类。

### 一、急性炎症类型

急性炎症起病急，一般病程仅数天至一个月，临床症状明显。病变以变质和渗出为主，而增生相对轻微。

#### （一）变质性炎

以组织、细胞的变性、坏死为主，而渗出和增生的变化轻微。常见于心、肝、脑、肾等器官。多为重症感染和中毒所引起，如乙型脑炎、重型病毒性肝炎等。

#### （二）渗出性炎

以渗出病变为主，炎症灶内有大量渗出物，而变质和增生变化轻微。多呈现急性经过。根据渗出物成分不同又可分为以下几种。

**1. 浆液性炎** 以浆液渗出为主，内含有少量清蛋白、中性粒细胞等。好发于皮肤、黏膜、浆膜及疏松结缔组织等处。如皮肤Ⅱ度烧伤形成水疱、结核性胸膜炎导致胸膜腔积液。浆液性炎一般较轻，易于吸收消退。但若渗出液过多，压迫器官，可影响功能，如胸腔和心包腔内有大量浆液时，可影响呼吸和心功能。

**2. 纤维素性炎** 以纤维蛋白原渗出为主，并在炎症灶内形成纤维素的炎症称纤维素性炎。它是由于细菌毒素和各种内、外源性毒物导致血管壁损伤、通透性增加的结果。常发生于黏膜、浆膜和肺。黏膜纤维素性炎又称假膜性炎，渗出的纤维素、白细胞和坏死的黏膜上皮混合在一起，形成灰白色的膜状物，称为假膜（或伪膜），如白喉、菌痢等（图4-5左）。心包发生纤维素性炎时，由于心脏的搏动，使心外膜上的纤维素被拉成细丝状，形成无数绒毛状物，又有"绒毛心"之称（图4-5右）。大叶性肺炎时，肺

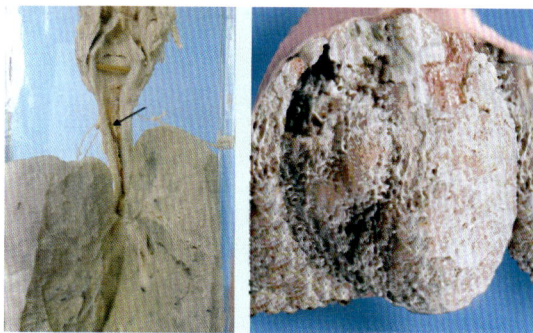

**图 4-5　纤维素性炎**
左：气管假膜；右：绒毛心

泡腔内有大量的纤维素渗出，渗出的纤维素吸收不良时可发生机化，导致肺肉质变。

【病例分析】

患儿，5岁，因不洁饮食，发热、腹泻、脓血便，诊断为急性细菌性痢疾，该病典型的肠道病变是什么？

**3. 化脓性炎**　以大量中性粒细胞渗出为主，并伴有不同程度的组织坏死和脓液形成的炎症称化脓性炎。多由葡萄球菌、链球菌等化脓菌感染引起。变性、坏死的中性粒细胞称为脓细胞。脓性渗出物称为脓液，脓液中除中性粒细胞和脓细胞外，还含有细菌、坏死组织和浆液。根据化脓性炎发生的原因和部位不同分为表面化脓和积脓、蜂窝织炎和脓肿。

（1）表面化脓和积脓　表面化脓和积脓是指发生在黏膜和浆膜的化脓性炎。此时中性粒细胞向黏膜表面渗出，深部组织的中性粒细胞浸润不明显（图4-6）。如化脓性尿道炎和化脓性支气管炎，渗出的脓液可沿尿道、支气管排出体外。当化脓性炎发生于浆膜、胆囊和输卵管时，脓液可在浆膜、胆囊和输卵管腔内积存，称为积脓。

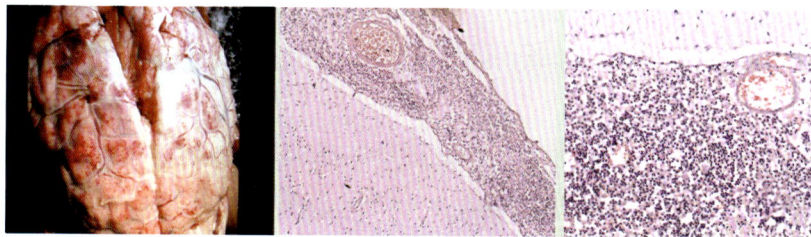

**图 4-6　表面化脓和积脓**
左：脑膜化脓性炎　中：镜下观（低倍）右：镜下观（高倍）

（2）蜂窝织炎　指发生在疏松结缔组织的弥漫性化脓性炎症，常发生于皮肤、阑尾等部位。多由溶血性链球菌引起，因它能产生透明质酸酶和链激酶，降解结缔组织中的透明质酸和纤维素，使细菌容易扩散，炎症波及范围广泛。镜下见中性粒细胞弥漫性浸润在组织间隙，病灶和正常组织分界不清（图4-7）。患者常有发热、血中白细胞增多等全身感染中毒症状。

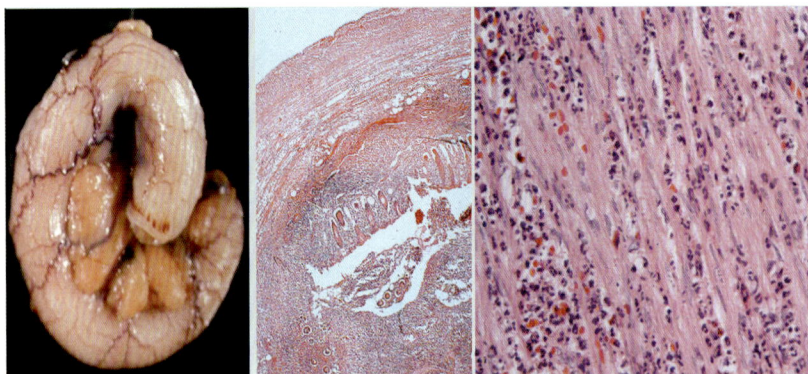

**图 4-7　阑尾蜂窝织炎**
左：阑尾化脓性炎　中：镜下观（低倍）右镜下观（高倍）

【病例分析】

患者，男性，20岁，参加聚会饱餐，不久上腹部突发性疼痛，随后很快转移至右下腹，伴恶心、呕吐及发热。查体：右下腹有明显压痛及反跳痛。血液检查白细胞总数升高，分类见中性粒细胞比例增高。手术切除阑尾，可见阑尾肿大，色暗红，浆膜面血管扩张充血及灰黄色片状或丝状渗出物被覆。在靠近阑尾根部可见一个绿豆大穿孔。

思考：这种病变应诊断什么类型的化脓性炎？病变的发生发展如何？

（3）脓肿　指组织内局限性化脓性炎症。多由金黄色葡萄球菌感染引起，因其能产生血浆凝固酶，而使炎症局限。其主要特点是大量中性粒细胞崩解后释放出蛋白溶解酶，使坏死组织溶解、液化形成脓液。脓肿周围常有肉芽组织增生包围形成脓肿膜，使其局限，如肝脓肿。小的脓肿可被吸收消散，较大的脓肿则由于脓液过多，吸收困难，需要切开排脓或穿刺抽脓，而后由肉芽组织修复，形成瘢痕。疖是毛囊、皮脂腺及其附近组织所发生的脓肿，痈是多个疖的融集。发生在皮肤或黏膜的化脓性炎，因坏死组织崩解脱落，所形成的局部缺损，称为溃疡。深部脓肿如向体表或自然腔道穿破，可形成窦道或瘘管。窦道是指只有一个开口的病理盲管，瘘管是指具有两个以上开口的病理性管道（图4-8）。

3种化脓性炎的对比见表4-4，3种渗出性炎的对比见表4-5。

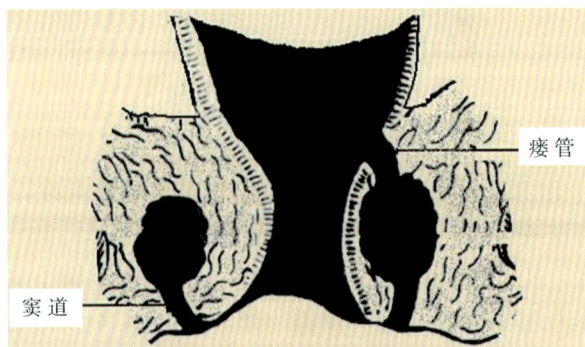

**图 4-8　窦道和瘘管模式图**

表 4-4 化脓性炎比较表

| | 表面化脓和积脓 | 蜂窝织炎 | 脓肿 |
|---|---|---|---|
| 病菌 | 大肠杆菌、变形杆菌、脑膜炎双球菌、淋球菌 | 溶血性链球菌（透明质酸酶、链激酶） | 金黄色葡萄球菌（蛋白凝固酶） |
| 好发部位 | 1.自然管道（泌尿道、胆道、输卵管）<br>2.体腔或蛛网膜下腔 | 皮下、肌肉间、筋膜下、腹膜后、盆腔、阑尾 | 1.皮肤<br>2.实质脏器，如肺、脑、肝、肾等 |
| 病变特点 | 1.嗜中性粒细胞表面浸润 2.表面破坏轻 | 1.嗜中性粒细胞弥漫性浸润<br>2.范围广，发展快<br>3.局部无明显界限 | 1.嗜中性粒细胞集中浸润<br>2.病灶局限，境界清楚<br>3.形成脓肿膜及脓腔 |
| 临床举例 | 1.表面化脓，如化脓性尿道炎、化脓性输卵管炎<br>2.表面积脓，如胆囊积脓、流脑、脓胸 | 1.蜂窝织性阑尾炎<br>2.皮下蜂窝织炎 | 1.疖<br>2.痈<br>3.肺、脑、肝、肾、心等内脏脓肿 |
| 转归 | 排脓治疗 | 病情较重，全身感染中毒症状明显 | 局部症状明显者，可切开排脓慢性者可形成溃疡、窦道、瘘管 |

表 4-5 常见渗出性炎症比较表

| | 浆液性炎 | 纤维素性炎 | 化脓性炎 |
|---|---|---|---|
| 渗出物 | 浆液渗出 | 大量纤维素伴少量白细胞渗出 | 大量中性粒细胞渗出伴局部坏死和化脓 |
| 好发部位 | 1.黏膜（呼吸道、消化道）<br>2.体腔浆膜（心、胸、腹、关节）<br>3.皮肤、结缔组织 | 1.黏膜<br>2.浆膜<br>3.肺 | 1.体表<br>2.肌肉<br>3.内脏（肝、肾、心、脑） |
| 致炎原因 | 1.烧伤、烫伤（度）<br>2.强酸强碱<br>3.某些病毒、细菌<br>4.昆虫叮咬<br>5.某些炎症早期 | 1.细菌（白喉、痢疾、肺炎）<br>2.内源性毒素（尿素）<br>3.外源性毒素（松节油、汞） | 化脓菌 |
| 常见临床类型 | 1.水痘<br>2.炎性水肿<br>3.浆液卡他（流鼻水）<br>4.水样腹泻<br>5.积液（体腔） | 1.假膜性炎（黏膜）<br>2.绒毛心（浆膜）<br>3.大叶性肺炎（实变期） | 1.脓肿（局限）<br>2.蜂窝织炎（弥漫）<br>3.表面化脓或积脓 |
| 转归 | 1.少量吸收排出<br>2.过多压迫，影响功能<br>3.合并感染转化为脓性卡他 | 1.少量溶解吸收<br>2.纤维素多发生机化，粘连，影响功能<br>3.呼吸道假膜脱落导致窒息<br>4.消化道假膜脱落导致溃疡 | 1.排脓、机化、修复<br>2.脓性溃疡、窦道、瘘管<br>3.全身中毒症状 |

4.出血性炎 不是一种独立的炎症类型，只是当炎症灶内的血管壁损伤较重时，渗出物中有大量的红细胞，形成出血性炎。常见于钩端螺旋体病、流行性出血热和鼠疫等传染病。

【病例分析】

患者，女性，10岁，持续发热20余天。检查左颈部可见一肿块，质软，有波动感。

入院后对左颈部肿块进行手术切开，流出黄绿色黏稠液体约 60mL，同时给予大量抗生素治疗。

思考：这种病变应诊断什么类型的化脓性炎？病变的发生发展如何？

### （三）增生性炎

增生性炎多属慢性炎症，但也有少数属于急性炎症的，如急性肾小球肾炎、伤寒病等。

## 二、慢性炎症类型

慢性炎症起病缓慢，病程长，多在 6 个月以上，局部以增生为主，而变质和渗出较轻。慢性炎症大多数是由急性炎症未能及时痊愈转变而来的，亦可无明显的急性炎症史。常见有以下几种类型。

### （一）一般慢性炎症

病变特点是病灶内除有肉芽组织增生及局部被覆上皮或腺上皮增生外，并有大量巨噬细胞、淋巴细胞和浆细胞浸润。黏膜的慢性炎症时，局部黏膜上皮、腺上皮及肉芽组织过度增生，形成突出于黏膜表面的带蒂肿物称为炎症息肉。常见有鼻息肉、子宫颈息肉和结肠息肉等（图 4-9）。慢性炎症时，局部组织炎性增生，形成一个境界清楚的肿瘤样团快，肉眼及 X 线观察均需与肿瘤相似，称为炎性假瘤。常发生于肺和眼眶，其本质是炎性增生，需与真性肿瘤相区别。

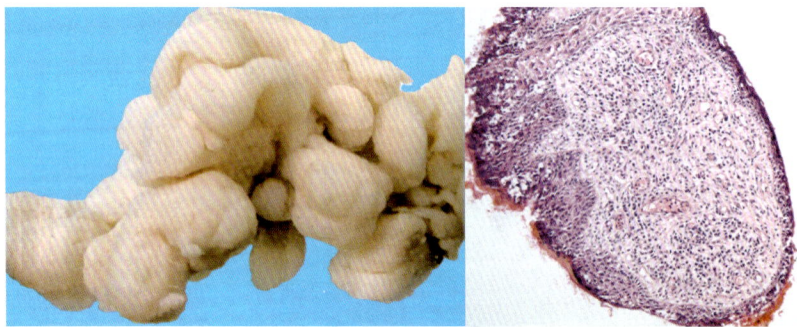

图 4-9　炎性息肉（鼻）
左：大体观；右：镜下观

### （二）肉芽肿性炎症

以巨噬细胞增生为主，形成境界明显的结节状病灶，称为炎性肉芽肿。根据致炎因子不同，可分两类。

**1. 感染性肉芽肿**　由生物病原体感染引起，如结核杆菌、麻风杆菌、伤寒杆菌、梅毒螺旋体、寄生虫等引起。形成特异性的细胞结节，如结核结节、伤寒结节等。（图 4-10）

**2.异物性肉芽肿**　由各种异物引起，如滑石粉、外科缝线、粉尘等，病变以异物为中心，周围有数量不等巨噬细胞、异物巨噬细胞、成纤维细胞和淋巴细胞等而形成的结节状病灶。（图4-10）

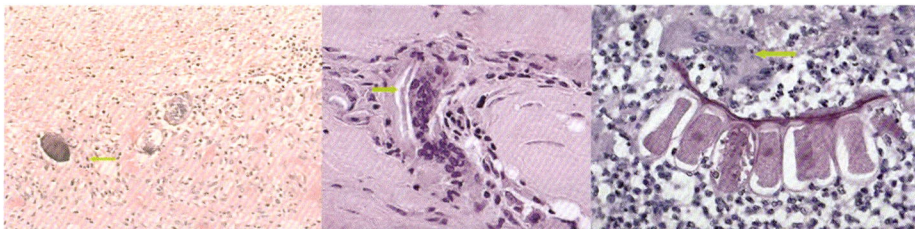

**图4-10　肉芽肿性炎（镜下观）**
左：血吸虫虫卵结节；中：缝合肉芽肿；右：肉芽肿的异物巨细胞

## 第五节　炎症的结局

### 一、痊愈

多数炎症性疾病，通过机体的抗损伤反应和适当治疗，消除病因后，渗出物及坏死组织被溶解吸收和清除，经再生而修复，称完全痊愈。如果炎症灶的范围较大，是由肉芽组织修复，不能完全恢复原有组织的结构和功能，称为不完全痊愈。

### 二、转为慢性

致炎因子不能在短期内清除而在体内持续存在，可使炎症迁延反复，炎症也由急性转为慢性。

### 三、蔓延扩散

在机体抵抗力低下或病原微生物毒力强、数量多的情况下，病原微生物可不断繁殖并通过不同的途径向周围组织、器官蔓延，或向全身扩散。

#### （一）局部蔓延

病原微生物经组织间隙或器官的自然管道向周围组织和器官扩散，如肾结核可沿泌尿道下行播散，引起输尿管和膀胱结核。

#### （二）淋巴道扩散

病原微生物沿组织间隙侵入淋巴管，引起淋巴管和所属淋巴结炎。如足部感染时，下肢因淋巴管炎可出现红线，同侧腹股沟淋巴结肿大、疼痛。

### （三）血道扩散

病原微生物或其产生的毒素入血。

**1. 毒血症**　即细菌毒素或代谢产物被吸收入血。临床上出现寒战、高热等中毒症状，同时伴有心、肝、肾等实质细胞变性或坏死。严重时甚至有出现中毒性休克。

**2. 菌血症**　少量细菌由局部病灶入血，但无全身中毒症状，从血液中可查到细菌，称为菌血症。

**3. 败血症**　细菌入血，并在血液中大量生长繁殖，产生大量毒素，称为败血症。临床上除了有上述毒血症的症状外，还常出现皮肤、黏膜的多发性出血斑点和脾及全身淋巴结肿大等。

**4. 脓毒败血症**　是指由化脓菌引起的败血症。此时除有败血症的症状外，可在全身各脏器出现多发性脓肿。

### 小 结

炎症是机体对损伤因子所发生的以防御为主的局部组织反应，其中血管反应是炎症反应的中心环节。炎症的基本病理变化包括局部组织的变质、渗出和增生。一般急性炎症和炎症的早期以变质和渗出为主，后期或慢性炎症则以增生为主。急性炎症反应的特征是血管变化和渗出性改变，过程包括：①血流动力学变化（炎症充血）；②血管壁通透性增高（液体渗出）；③白细胞渗出和吞噬作用（炎细胞浸润）。急性炎症早期、化脓性炎以中性粒细胞浸润为主；急性炎症后期、慢性炎症则以巨噬细胞、淋巴细胞和浆细胞浸润为主。临床表现为红、肿、热、痛及功能障碍，同时可伴有不同程度的全身反应，如发热、白细胞增多、单核巨噬细胞系统增生等。

炎症依据病变性质不同分为变质性炎、渗出性炎和增生性炎。以实质细胞变性、坏死为主要表现的炎症称为变质性炎；以渗出为主的炎症称为渗出性炎，渗出性炎又根据渗出物的成分不同分为浆液性炎、纤维素性炎和化脓性炎等。发生于黏膜的纤维素性炎，渗出的纤维素、白细胞和坏死的黏膜上皮混合成灰白色膜样物质，称为"假膜"。化脓性炎症又根据发生的部位和原因不同而分为表面化脓和积脓、脓肿和蜂窝织炎。以增生为主的炎症多为慢性炎症，根据形态学特点，可分为一般慢性炎症和肉芽肿性炎。结核病、伤寒、风湿病等基本病变是以巨噬细胞增生为主，形成境界清楚的结节状病灶，即肉芽肿性炎。

炎症的结局取决于致炎因子的强弱、机体的抵抗力等。大多数炎症可痊愈；少数可因患者抵抗力低下、致炎因子持续存在或治疗不彻底，造成炎症迁延不愈或转为慢性；当病原微生物致病力强、机体抵抗力差时，炎症可以扩散，病原微生物经组织间隙或器官的自然管道向局部蔓延，甚至通过血道扩散引起毒血症、菌血症、败血症和脓毒血症。

# 综合测试

## 一、A1型题

1. 炎症的本质是
   A. 以渗出为主的病变　　　　B. 以变质为主的病变
   C. 以防御为主的病变　　　　D. 以增生为主的病变
   E. 以损伤为主的病变

2. 引起炎症的原因最多见于
   A. 生物性因素　　　　B. 物理性因素　　　　C. 化学性因素
   D. 免疫反应　　　　E. 遗传因素

3. 下列有关炎性渗出液的描述，错误的是
   A. 液体比重高　　　　B. 外观清亮　　　　C. 细胞含量多
   D. 蛋白含量高　　　　E. 液体静置后可凝固

4. 慢性炎症时，炎区浸润的细胞主要是
   A. 中性粒细胞及巨噬细胞　　　　B. 单核细胞及巨噬细胞
   C. 嗜酸性粒细胞　　　　D. 淋巴细胞及浆细胞
   E. 中性粒细胞

5. 下述哪种炎症以中性粒细胞渗出为主
   A. 卡他性炎　　　　B. 化脓性炎　　　　C. 出血性炎
   D. 纤维蛋白性炎　　　　E. 浆液性炎

6. 急性炎症局部病变常以哪一种为主
   A. 变质与增生　　　　B. 渗出与增生　　　　C. 变质或渗出
   D. 增生　　　　E. 增生或渗出

7. 下述哪种炎症是以嗜酸性粒细胞渗出为主
   A. 变态反应性炎症　　　　B. 急性化脓性炎　　　　C. 增生性炎
   D. 慢性炎症　　　　E. 浆液性炎

8. 皮肤Ⅱ度烧伤有水泡形成属于
   A. 出血性炎　　　　B. 浆液性炎　　　　C. 假膜性炎
   D. 化脓性炎　　　　E. 变质性炎

9. "绒毛心"是指
   A. 心外膜的纤维素性炎　　　　B. 心外膜的浆液性炎
   C. 心外膜的化脓性炎　　　　D. 心外膜的卡他性炎
   E. 心外膜的出血性炎

10. 下列哪项是化脓性炎的特点
    A. 大量炎细胞渗出伴有组织坏死
    B. 炎细胞渗出脓液形成

  C. 大量中性粒细胞渗出并伴有组织坏死及脓液形成

  D. 炎细胞渗出并吞噬坏死组织碎片

  E. 大量中性粒细胞伴有脓细胞形成

11. 细菌入血并大量繁殖产生毒素引起中毒症状称为

  A. 毒血症      B. 菌血症      C. 败血症

  D. 脓毒血症     E. 白血病

12. 鼻炎性息肉属于

  A. 浆液性炎     B. 渗出性炎     C. 肿瘤

  D. 增生性炎     E. 急性炎症

## 二、A2型题

13. 女性，42岁。咽痛、发热（38℃）2天后，突然高热、寒战，继之皮肤黏膜出现多发性出血斑点，全身淋巴结及脾脏轻度肿大。血常规：白细胞 $13.5 \times 10^9$/L，分叶核 60%，杆状核 25%。血培养可检见葡萄球菌。最可能的诊断是

  A. 毒血症      B. 菌血症      C. 败血症

  D. 脓毒败血症    E. 中毒性休克

14. 男，32岁，肛旁肿胀、发红、疼痛，皮下组织中有一液化坏死腔形成，大小为 3cm×2cm×2cm，体表可见一流脓破口，直肠检查见直肠下段也有一流脓破口。最可能的诊断是肛周

  A. 蜂窝织炎伴脓肿形成   B. 浆液性炎伴瘘管形成

  C. 蜂窝织炎伴窦道形成   D. 脓肿伴瘘管形成

  E. 脓肿伴窦道形成

15. 李某，男性，40岁。肛门周围瘙痒，肛周皮肤外口红肿、流脓。首先考虑的疾病是

  A. 直肠息肉和内痔   B. 直肠癌     C. 左半结肠癌

  D. 坐骨肛周间隙脓肿   E. 肛瘘

16. 李某，男性，35岁。拔牙手术后患菌血症，其临床表现可能有

  A. 寒战高热，呈稽留热型 B. 皮下出现瘀血斑  C. 肝脾肿大及黄疸

  D. 血培养阳性     E. 出现休克

# 第五章 肿 瘤

**学习目标**

【学习目标】

1. 掌握肿瘤的概念、形态特征，了解肿瘤的组织结构及代谢特点，熟悉肿瘤的命名与分类，熟悉肿瘤的生长与扩散。

2. 掌握肿瘤对机体的影响、良恶性肿瘤的区别，熟悉癌与肉瘤的区别。

3. 掌握癌前病变、原位癌和早期浸润癌，熟悉常见肿瘤的病因、发病学及临床表现。

肿瘤（tumor）是一类常见病、多发病，其中恶性肿瘤严重威胁人类的健康和生命。在我国，每年因恶性肿瘤死亡的人数占比已超过脑血管疾病，跃居死亡原因之首。常见的肿瘤是胃癌、肝癌、肺癌、食管癌、大肠癌等。随着人口老龄化、城镇工业化迅速发展，生态退化和环境污染日益严重，吸烟等不良生活习惯，某些恶性肿瘤发病率有逐年上升趋势，特别是肺癌的发病率近年明显增加。肿瘤防治的重点是早期诊断和早期治疗，大部分恶性肿瘤如能早期诊断，其 5 年存活率可达 80% 以上。

## 第一节 肿瘤的概念

肿瘤是机体在各种致瘤因素作用下，局部组织细胞在基因水平上失去对其生长的正常调控，导致其克隆性异常增生而形成的新生物，常表现为局部肿块。

机体在生理状态下或生理性增生时，以及在炎症、损伤修复等病理状态下，局部组织的细胞分裂增生称为非肿瘤性增生。这类增生属于正常新陈代谢所需的细胞更新或是针对一定刺激或损伤的适应性反应，细胞分化成熟，具有原来组织细胞的形态、功能和代谢特点，当原因消除后增生停止，常是机体损伤后引起的防御修复反应。但肿瘤性增生是自主性生长，增生的细胞分化不成熟，呈现异常的形态结构、功能和代谢变化，当致瘤因素消除后仍然持续存在，对机体有害。二者有着本质上的区别。

## 第二节 肿瘤的特征

### 一、大体形态

#### （一）形状

肿瘤的形状多种多样，一般与其发生部位、组织来源、生长方式和肿瘤的良恶性密切相关，可呈息肉状、乳头状、菜花状、结节状、分叶状、囊状、浸润性包块状、弥漫肥厚状、溃疡状等。

#### （二）数目和大小

肿瘤通常为单个，少数为多个，如子宫多发的平滑肌瘤可达上百个。肿瘤的大小差别很大，与肿瘤的性质、生长时间和发生部位有关。极小的肿瘤，例如甲状腺的微小癌，肉眼观察很难查见，仅在显微镜下才能看到，多见于肿瘤早期；很大的肿瘤重量可达数千克乃至数十千克，如卵巢的囊腺瘤。一般而言，肿瘤极大者通常生长缓慢，生长时间较长，且多为良性。恶性肿瘤一般生长迅速，很快可引起转移和患者死亡，体积一般不大。

#### （三）颜色

由于肿瘤的组织来源、继发性改变等不同而颜色各异。例如纤维瘤、平滑肌瘤呈灰白色，脂肪瘤呈淡黄色，血管瘤呈暗红色等。如果合并变性、出血、坏死或者含有色素，可使肿瘤的颜色发生变化。

#### （四）质地

肿瘤的质地取决于起源组织、纤维间质的多少、有无变性坏死等。例如骨瘤坚硬，脂肪瘤较软，纤维瘤、平滑肌瘤质地较韧。实质多于间质的肿瘤一般较软，反之则较硬；瘤组织发生坏死时变软，有钙盐沉着或骨质形成时则变硬。

### 二、组织结构

肿瘤的组织形态虽然千变万化，但肿瘤组织的结构均由实质和间质两部分组成。

#### （一）肿瘤的实质

瘤细胞构成肿瘤实质，是肿瘤的主要成分，是判断肿瘤组织起源和生物学特性的主要依据。通常肿瘤的实质只有一种，少数肿瘤可有两种或两种以上实质，如乳腺纤维腺瘤、畸胎瘤等。

## （二）肿瘤的间质

肿瘤的间质一般由结缔组织和血管、淋巴管等组成，还有数量不等的巨噬细胞和淋巴细胞。间质起支持和营养肿瘤实质的作用，同时，间质的多少也决定肿瘤的硬度。

### 三、肿瘤的异型性

肿瘤组织在细胞形态和组织结构上与其来源正常的组织有不同程度的差异，这种差异称为异型性。肿瘤组织在形态和功能上与起源组织的相似之处称为肿瘤的分化；相似的程度称为肿瘤的分化程度。肿瘤异型性的大小反映了分化成熟的程度，异型性小则分化程度高，异型性大则分化程度低。

#### （一）肿瘤细胞的异型性

良性肿瘤与起源组织相似，接近于成熟，分化程度高，异型性不明显；恶性肿瘤与正常组织相差甚远，分化程度低，异型性大，恶性程度高。

**1. 瘤细胞的异型性** 肿瘤细胞形态不规则，大小不一致，可出现瘤巨细胞；少数分化很差的肿瘤，如肺小细胞瘤，其瘤细胞较正常细胞小，大小和形态也比较一致。

**2. 细胞核的异型性** 肿瘤细胞核体积增大，胞核与胞质的比例（核质比）增高。如上皮细胞的核质比正常为 $1:4 \sim 1:6$，恶性肿瘤细胞可为 $1:1$。核的大小、形态和染色不一，可出现巨核、双核、多核或奇异形核；由于核内 DNA 增多，核深染呈粗颗粒状，分布不均匀，常堆积于核膜下；核仁大、明显；核分裂象增多，出现病理性核分裂象，如多极性、不对称性、顿锉性核分裂等（图 5-1）。

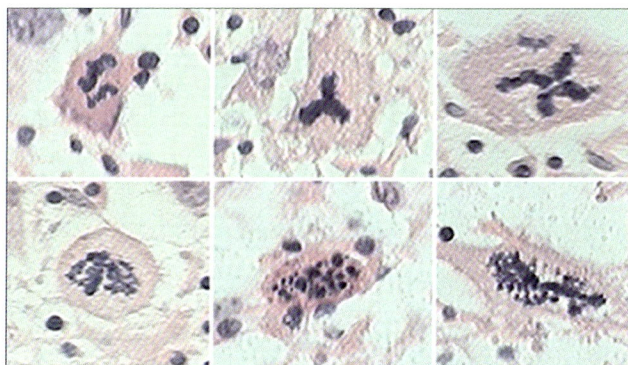

**图 5-1 恶性肿瘤细胞核的异型性**

**3. 细胞质的改变** 由于肿瘤细胞质内核蛋白体增多，故多呈嗜碱性染色。

#### （二）肿瘤组织结构的异型性

是指肿瘤组织在空间排列方式上与其起源的正常组织的差异。良性肿瘤的细胞异型性常不明显，但有不同程度组织结构异型性，如平滑肌瘤瘤细胞呈编织状排列。恶性肿瘤组织结构具有明显的异型性，肿瘤细胞排列紊乱，极性消失，失去正常的层次和结构，如鳞状细胞癌，鳞状上皮排列紊乱；子宫内膜癌中，腺体之间正常的内膜间质消失等。

## 四、肿瘤的命名

### （一）一般原则

肿瘤的种类繁多，命名复杂。一般根据其组织来源和生物学特性来命名。

**1. 良性肿瘤的命名**　命名方式是在起源组织名称后面加一个"瘤"字。例如，纤维组织的良性肿瘤称为纤维瘤；腺上皮的良性肿瘤称为腺瘤。

**2. 恶性肿瘤的命名**　主要分两大类，即癌与肉瘤。

（1）上皮组织来源的恶性肿瘤统称为癌。命名方式是起源的上皮名称后加一个"癌"字。例如，鳞状上皮来源的恶性肿瘤称为鳞状细胞癌，简称鳞癌；腺上皮来源的恶性肿瘤称为腺癌。有些癌具有不止一种上皮分化，例如，肺的"腺鳞癌"同时具有腺癌和鳞癌成分。

（2）间叶组织来源的恶性肿瘤统称为肉瘤。间叶组织包括纤维组织、脂肪组织、肌肉、血管、淋巴管、骨及软骨组织等。命名方式是在起源的间叶组织名称后加"肉瘤"二字。例如脂肪肉瘤、纤维肉瘤、骨肉瘤等。

临床上，常需在肿瘤名称前注明发生部位，例如子宫平滑肌瘤、胃腺癌、右股骨下端骨肉瘤等。应当强调，俗称的"癌症"，泛指所有的恶性肿瘤，包括癌、肉瘤和其他特殊命名的恶性肿瘤。

### （二）特殊命名

有少数肿瘤的命名已经约定俗成，不完全依照上述原则。有些恶性肿瘤冠以人名，如霍奇金淋巴瘤、尤文肉瘤等；有些肿瘤在其前面加"恶性"二字，如恶性畸胎瘤；来源于幼稚组织的肿瘤称为母细胞瘤，这类肿瘤大多数为恶性肿瘤，如肾母细胞瘤、神经母细胞瘤；少数为良性肿瘤，如软骨母细胞瘤；有的按细胞的形态命名，如燕麦细胞癌；白血病、精原细胞瘤等虽称为"病"或"瘤"，实际上都是恶性肿瘤。脂肪瘤病、血管瘤病等名称中的"瘤病"，主要指肿瘤多发的状态。

## 五、肿瘤的分类

肿瘤一般依据组织类型、细胞类型和生物学行为进行分类。常见肿瘤的简单分类见表5–1。

表 5-1　肿瘤分类举例

| 起源组织 | 良性肿瘤 | 恶性肿瘤 |
|---|---|---|
| **上皮组织** | | |
| 鳞状细胞 | 鳞状细胞乳头状瘤 | 鳞状细胞癌 |
| 基底细胞 | | 基底细胞癌 |
| 腺上皮细胞 | 腺瘤 | 腺上皮癌 |
| 尿路上皮（移行上皮） | 尿路上皮乳头状瘤 | 尿路上皮癌 |
| **间叶组织** | | |
| 纤维组织 | 纤维瘤 | 纤维肉瘤 |
| 脂肪 | 脂肪瘤 | 脂肪肉瘤 |
| 平滑肌 | 平滑肌瘤 | 平滑肌肉瘤 |
| 横纹肌 | 横纹肌瘤 | 横纹肌肉瘤 |
| 血管 | 血管瘤 | 血管肉瘤 |
| 淋巴管 | 淋巴管瘤 | 淋巴管肉瘤 |
| 骨 | 骨瘤 | 骨肉瘤 |
| 软骨 | 软骨瘤 | 软骨肉瘤 |
| 滑膜 | | 滑膜肉瘤 |
| 间皮 | 间皮瘤 | 恶性间皮瘤 |
| **淋巴造血组织** | | |
| 淋巴组织 | | 淋巴瘤 |
| 造血组织 | | 白血病 |
| **神经组织和脑脊膜** | | |
| 神经细胞 | 神经节细胞瘤 | 神经母细胞瘤、髓母细胞瘤 |
| 胶质细胞 | | 弥漫性星形细胞瘤（WHO Ⅳ级） |
| 神经鞘细胞 | 神经鞘瘤 | 恶性神经鞘瘤 |
| 脑脊膜 | 脑膜瘤 | 恶性脑膜瘤 |
| **其他肿瘤** | | |
| 黑色素细胞 | | 恶性黑色素瘤 |
| 胎盘滋养叶细胞 | 葡萄胎 | 恶性葡萄胎、绒毛膜上皮癌 |
| 生殖细胞 | | 精原细胞瘤 |
| | | 无性细胞瘤 |
| | | 胚胎性癌 |
| 性腺或胚胎剩件中的全能细胞 | 成熟畸胎瘤 | 不成熟畸胎瘤 |

　　肿瘤的分类在医学实践包括病理学实际工作中有重要作用。不同类型的肿瘤具有不同的临床病理特点、治疗反应和预后。肿瘤的正确分类，是拟定治疗计划、判断患者

预后的重要依据。

## 六、肿瘤的生长

### （一）肿瘤的生长速度

各种肿瘤的生长速度有很大差别，主要取决于肿瘤细胞的分化程度。一般良性肿瘤成熟程度高、分化好，生长缓慢；如果肿瘤生长速度突然加快，需要考虑其发生恶性转变的可能。恶性肿瘤成熟程度低、分化差，生长较快，短期内可形成明显肿块；由于血管形成和营养供应相对不足，恶性肿瘤更容易发生出血、坏死等继发性病变。

### （二）肿瘤的生长方式

**1. 膨胀性生长** 是大多数良性肿瘤的生长方式。由于肿瘤生长缓慢，随着肿瘤体积的增大，肿瘤推挤但不侵犯周围组织，与周围组织分界清楚。这种生长方式的肿瘤往往呈结节状，有完整的纤维性包膜（图5-2）。位于皮下者，触诊时往往可以推动，手术易摘除，术后一般不复发。

**2. 浸润性生长** 是大多数恶性肿瘤的生长方式。由于瘤细胞不断分裂增生，肿瘤生长迅速，如树根状长入并破坏周围组织，与邻近正常组织无明显界限。浸润性肿瘤一般无包膜（或破坏原来的包膜）；触诊时，肿瘤固定，活动度小；手术时需大范围切除，术后易复发（图5-3）。浸润性生长是造成恶性肿瘤转移的基础，也是恶性肿瘤区别于良性肿瘤最重要的形态学指标。

**3. 外生性生长** 发生在体表、体腔和自然管道的肿瘤，常向表面生长，形成乳头状、息肉状、蕈状或菜花状等，称为外生性生长。良性肿瘤和恶性肿瘤都可呈外生性生长，但恶性肿瘤在外生性生长的同时，其基底部往往也有浸润；因其生长迅速，肿瘤中央部血液供应相对不足，表面容易发生坏死，脱落形成底部高低不平、边缘隆起的恶性溃疡。

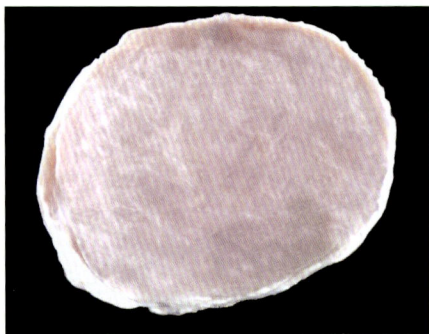

图 5-2　膨胀性生长（皮肤纤维瘤）

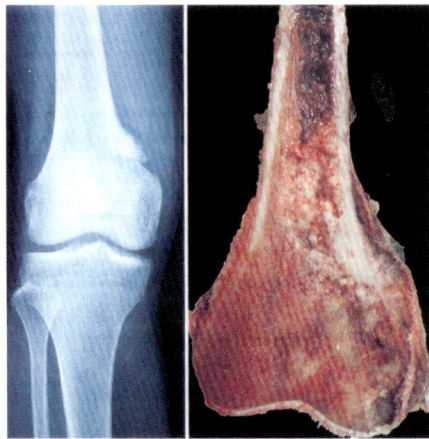

图 5-3　浸润性生长（骨肉瘤）

## 七、肿瘤的扩散

恶性肿瘤不仅可以在原发部位继续生长，还可以通过直接蔓延和转移等途径扩散到身体的其他部位，这是导致患者死亡的主要原因，也是恶性肿瘤最重要的生物学特点。

## （一）直接蔓延

随着恶性肿瘤的生长，肿瘤细胞可沿着组织间隙、淋巴管、血管或神经束衣，破坏邻近正常组织或器官并继续生长，这种现象称为直接蔓延。例如晚期乳腺癌可蔓延到胸肌、胸腔甚至到达肺。

## （二）转移

恶性肿瘤细胞从原发部位侵入淋巴管、血管或体腔，迁徙到他处继续生长，形成与原发瘤同类型的肿瘤，这个过程称为转移。通过转移形成的肿瘤称为转移瘤或继发瘤；原发部位的肿瘤称为原发肿瘤。转移是恶性肿瘤的特点，但并非所有的恶性肿瘤都会发生转移。如皮肤的基底细胞癌，多在局部造成破坏，很少发生转移。

恶性肿瘤常见的转移途径有以下3种。

**1. 淋巴道转移** 是癌首选的转移途径。肿瘤细胞侵入淋巴管后，随淋巴液回流到达局部淋巴结，先聚集于边缘窦，以后增殖而累及整个淋巴结，使淋巴结肿大，质地变硬，切面呈灰白色。局部淋巴结发生转移后，可继续转移至下一淋巴结，最后经胸导管入血继发血道转移。

**2. 血道转移** 肿瘤细胞侵入血管后，可随血流到达远处器官继续生长，形成转移瘤。由于小静脉和毛细血管壁薄且血管内压力较低，瘤细胞多经此入血，少数可经淋巴道入血。肉瘤组织富含薄壁血管，容易被肿瘤细胞侵入，故血道转移是肉瘤最常见的转移途径。

血道转移可累及许多器官，但最常见的是肺，其次是肝脏。转移瘤多呈球形，边界清楚，常为多个、散在分布，多接近于器官的表面。

**3. 种植性转移** 体腔内器官的恶性肿瘤侵及器官表面时，肿瘤细胞可以脱落，像播种一样种植在其他器官表面，形成多处转移瘤，这种播散方式称为种植性转移。种植性转移多见于腹腔器官的恶性肿瘤。例如晚期胃癌侵犯浆膜，癌细胞脱落后可种植到大网膜、腹膜以及盆腔器官。

# 第三节 肿瘤对机体的影响

## 一、良性肿瘤对机体的影响

良性肿瘤分化较成熟，生长缓慢，无浸润和转移，对机体的影响较小，主要表现为局部压迫和阻塞症状。其影响主要与发生部位和继发性变化有关。体表良性肿瘤一般对机体无重要影响；但若发生在腔道或重要器官，也可引起较严重的后果。例如肠管的平滑肌瘤，可引起肠梗阻或肠套叠；子宫黏膜下肌瘤常伴有浅表糜烂或溃疡，引起出血和感染；脑膜瘤可压迫脑组织和阻塞脑脊液循环；胰岛细胞瘤分泌过多的胰岛素，可引起阵发性低血糖等。

## 二、恶性肿瘤对机体的影响

恶性肿瘤分化不成熟，生长迅速，可发生浸润和转移，因此恶性肿瘤除可引起局部压迫和阻塞外，还可引起更为严重的后果。多数治疗效果不理想，患者的死亡率高。

1. **破坏器官结构和功能**　恶性肿瘤能破坏原发部位及浸润和转移部位器官的结构和功能。如骨肉瘤引起骨质破坏造成病理性骨折，乳腺癌可浸润、破坏邻近的胸部肌肉，淋巴结转移癌可破坏淋巴结原有结构等。

2. **并发症**　恶性肿瘤可因浸润、坏死而并发溃疡、出血、穿孔、感染等。肿瘤产物或合并感染常引起发热。肿瘤压迫、浸润神经组织可引起顽固性疼痛。

3. **恶病质**　晚期恶性肿瘤患者常常出现严重消瘦、贫血、厌食和全身衰弱等状态，称为恶病质。其发生原因可能是肿瘤组织本身或机体反应产生的细胞因子等作用的结果。此外恶性肿瘤生长迅速，消耗大量营养物质，破坏周围组织，晚期癌肿引起的疼痛也会影响患者的进食和睡眠等，是导致恶病质的重要因素。

4. **异位内分泌综合征**　一些非内分泌腺的恶性肿瘤，尤其是癌，如肺癌、胃癌、肝癌、肾癌等，可产生和分泌激素或激素样物质，如促肾上腺皮质激素、甲状旁腺素、胰岛素、生长激素等，引起内分泌症状，称为异位内分泌综合征。恶性肿瘤异位内分泌的原因可能与瘤细胞的基因表达异常有关。

5. **副肿瘤综合征**　由于恶性肿瘤代谢产物或异常免疫反应及其他原因，可引起内分泌、神经、消化、造血系统及骨关节、肾脏和皮肤等发生病变，从而出现相应的临床表现，这种现象称为副肿瘤综合征。这些表现不是原发肿瘤或转移瘤直接引起，而是通过上述途径间接引起。它们可以是隐匿性肿瘤的早期表现，可由此而发现早期肿瘤，当治疗有效时，副肿瘤综合征可以减轻或消失。

## 第四节　良性肿瘤和恶性肿瘤的区别

良性肿瘤对机体的影响小，易于治疗、效果好；恶性肿瘤危害大，治疗方案复杂、效果不理想。因此，区别良、恶性肿瘤对于正确诊断和治疗具有重要的意义。良性肿瘤与恶性肿瘤的区别见表5-2。

表 5-2　良性肿瘤与恶性肿瘤的区别

| | 良性肿瘤 | 恶性肿瘤 |
|---|---|---|
| 分化程度 | 分化好，异型性小，与起源组织形态相似 | 分化差，异型性大，与起源组织形态差异大 |
| 核分裂象 | 无或少见 | 多见，可见病理性核分裂象 |
| 生长速度 | 缓慢 | 迅速 |
| 生长方式 | 膨胀性或外生性生长，常有包膜，与周围组织分界清楚 | 浸润性或外生性生长，无包膜，与周围组织分界不清楚 |

续表

| | 良性肿瘤 | 恶性肿瘤 |
|---|---|---|
| 继发改变 | 较少见 | 常有出血、坏死、溃疡形成等 |
| 转移 | 不转移 | 常有转移 |
| 复发 | 手术完整切除后一般不复发 | 虽经手术切除等治疗后仍容易复发 |
| 对机体的影响 | 较小，主要为局部压迫和阻塞 | 严重，除局部压迫和阻塞外，还可破坏原发和转移部位组织，造成恶病质和死亡 |

有一些肿瘤并不能截然分为良性、恶性，其组织形态和生物学行为介于良性与恶性肿瘤之间，称为交界性肿瘤。这类肿瘤可有恶性倾向，如卵巢交界性浆液性乳头状囊腺瘤。有些肿瘤的恶性潜能目前尚难确定，有待通过长时间研究进一步了解其生物学行为。有些肿瘤虽然确定为良性，但由于未及时治疗或者其他原因，有时可转变为恶性肿瘤，称为恶性变。

# 第五节　癌前病变、原位癌和早期浸润癌

早期识别癌前病变、原位癌是防止肿瘤发生发展及早期诊断和治疗的重要环节。

## 一、癌前病变

指某些具有癌变潜能的良性病变，如长期存在有可能转变为癌。它可以是获得性的或者是遗传性的，遗传性癌前病变患者具有一些染色体和基因异常，使得他们患某些肿瘤的机会增加；获得性癌前病变则可能与某些生活习惯、感染或一些慢性炎症疾病有关。常见的有以下几种。

1. **大肠腺瘤**　主要类型有管状腺瘤、绒毛状腺瘤、家族遗传性腺瘤性息肉病等，较常见，可单发或多发。家族遗传性腺瘤性息肉病属于遗传性癌前病变，患者在 50 岁前几乎均会发生癌变。

2. **黏膜白斑**　皮肤或黏膜形成白色、增厚的斑块，称为皮肤或黏膜白斑。常发生于口腔、外阴、子宫颈、食管和阴茎等处。镜下见鳞状上皮过度增生或角化过度，并出现一定的异型性。如长期不愈，有可能转变为鳞状细胞癌。

3. **乳腺纤维囊性病**　由内分泌失调引起，常见于 40 岁左右的妇女，表现为乳腺肿块。镜下见乳腺小叶和导管上皮细胞增生伴乳腺导管囊状扩张，如伴有导管上皮乳头状增生者易发生癌变。

4. **慢性胃炎与肠上皮化生**　慢性萎缩性胃炎伴有肠上皮化生以及腺体有非典型增生者癌变概率高。

5. **慢性溃疡**　如胃溃疡、慢性溃疡性结肠炎、皮肤慢性溃疡等，由于长期慢性刺激，在反复溃疡和黏膜增生的基础上，上皮增生和非典型增生可进一步发展为癌。

6. **慢性宫颈炎和宫颈糜烂**　是已婚妇女常见的疾病。子宫颈阴道部的鳞状上皮坏死、脱落，被子宫颈管内膜的单层柱状上皮取代，随后又可被化生的鳞状上皮替代，反复进行，可通过非典型增生进展为子宫颈鳞状细胞癌。

必须指出的是，正常细胞从增生到癌变，取决于很多因素，癌的形成往往经历一个漫长演进的过程，平均为 15～20 年，并非所有癌前病变均发展为癌，而大多数癌也未见有明显的癌前病变。

## 二、原位癌

累及上皮或表皮全层的重度非典型增生或癌变，尚未突破基底膜向下浸润生长的肿瘤，称为原位癌。常见于子宫颈、食管及皮肤等处。乳腺导管上皮发生的原位癌称为导管原位癌或导管内癌。原位癌是一种早期癌，如能早期发现及治疗，可防止其发展为浸润性癌，预后较好。

## 三、早期浸润癌

癌细胞突破基底膜，发生表浅的浸润，浸润深度不超过基底膜下 3～5mm，且无局部淋巴结转移，叫早期浸润癌。如食管早期浸润癌。

# 第六节　常见肿瘤举例

## 一、上皮组织肿瘤

上皮组织（包括被覆上皮和腺上皮）发生的肿瘤最常见，其中恶性上皮组织肿瘤对人类的危害最大。

### （一）上皮组织良性肿瘤

1.乳头状瘤　好发于皮肤、结肠、膀胱等被覆上皮部位。肿瘤向表面呈外生性生长，形成乳头状突起，并可呈菜花状或绒毛状外观。镜下，乳头由小血管及纤维结缔组织构成其轴心，表面覆盖增生的鳞状上皮细胞或移行上皮（图 5-4）。发生于外耳道、

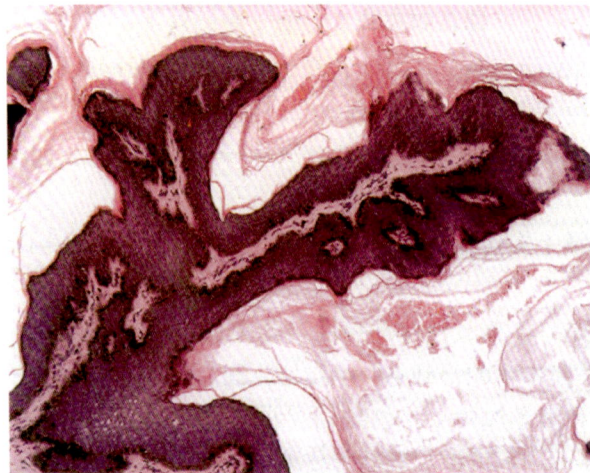

图 5-4　乳头状瘤（镜下）

阴茎等处的鳞状细胞乳头状瘤易恶变。

**2. 腺瘤** 常发生于甲状腺、卵巢、乳腺和肠等处。肿瘤可呈结节状、息肉状，与周围组织分界清楚，常有包膜。腺瘤的腺体与起源的正常组织腺体结构相似，可具有分泌功能。根据腺瘤的组成成分或形态特点分为管状腺瘤、绒毛状腺瘤、囊腺瘤、纤维腺瘤、多形性腺瘤等。

（1）囊腺瘤 好发于卵巢。由于腺瘤的腺腔内潴留有大量分泌物，使腺腔逐渐扩大并互相融合呈囊状，肉眼可见到大小不等的囊腔（图5-5）。镜下，囊壁内衬的瘤细胞为浆液性的称为浆液性囊腺瘤；囊壁内衬的瘤细胞为黏液性的称为黏液性囊腺瘤；囊内瘤细胞呈乳头状突起的，称为乳头状囊腺瘤。其中浆液性乳头状瘤较易发生恶变，转化为浆液性囊腺癌。

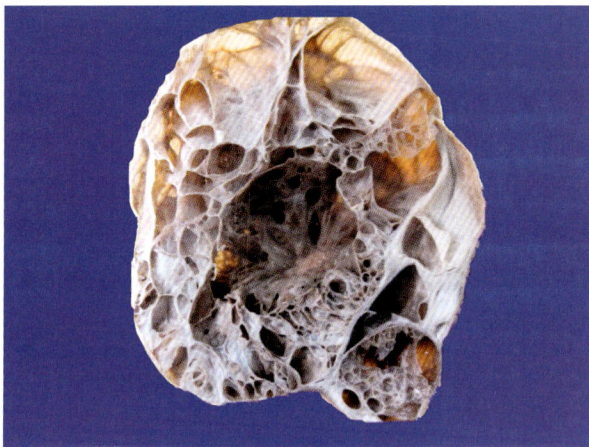

**图 5-5 卵巢黏液性囊腺瘤（多房）**

（2）管状腺瘤与绒毛状腺瘤 多见于结肠、直肠黏膜，常呈息肉状，可有蒂与黏膜相连，有些基底部较宽广。镜下见腺上皮形成分化好的小管或绒毛状结构，或两种成分混合存在，表面呈乳头状或绒毛状者恶变率较高。结肠多发性腺瘤性息肉病常有家族遗传性，不但癌变率很高，并易早期发生癌变。

（3）纤维腺瘤 是女性乳腺常见肿瘤。镜下见乳腺导管扩张，上皮增生，纤维间质增生明显并有黏液样变，常压迫导管。

## （二）上皮组织恶性肿瘤

上皮组织发生的恶性肿瘤统称为癌，是人类最常见的一类恶性肿瘤，多见于40岁以上的人群。

癌发生在皮肤、黏膜表面的可呈息肉状、菜花状、蕈伞状，表面常有坏死及溃疡形成；发生在实质器官的常为不规则结节状，呈树根样或蟹足状向周围组织浸润，质地较硬，切面常为灰白色，较干燥。镜下，癌细胞呈巢状或条索状排列（称为癌巢），网状纤维染色可见网状纤维位于癌巢周围，而癌细胞间无网状纤维。大多数癌较易发生淋巴道转移，到晚期可发生血道转移。常见的癌有以下几种。

**1. 鳞状细胞癌** 简称鳞癌，常发生于鳞状上皮覆盖的部位，如皮肤、口腔、子宫颈、食管等处；亦可发生于有鳞状上皮化生的部位，如支气管、胆囊等处。肉眼观，癌灶常呈菜花状或坏死脱落形成溃疡（图 5-6）。镜下，癌细胞形成大小不等的团块或条索状癌巢。分化好的鳞癌，在癌巢中央有层状同心圆、红染的角化物质称为角化珠或癌珠，细胞间可见细胞间桥；分化较差的鳞癌无角化珠形成，细胞间桥少或无，癌细胞异型性大并可见较多病理性核分裂象（图 5-7）。

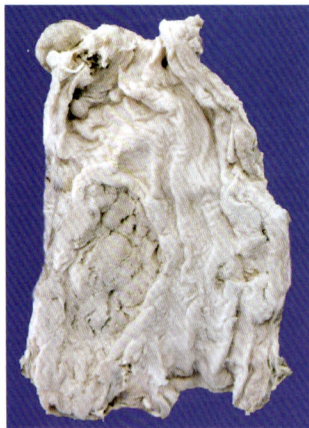

图 5-6 食管鳞状细胞癌

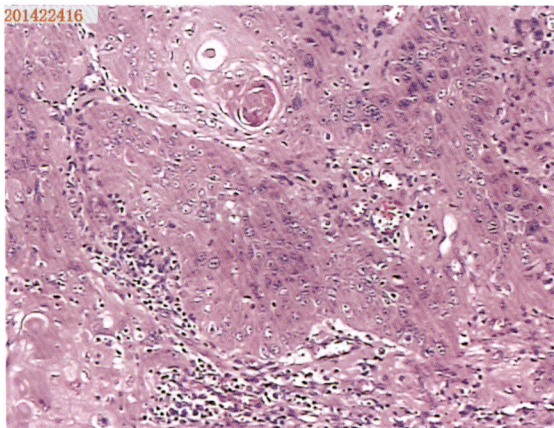

图 5-7 鳞状细胞癌（镜下）

**2. 腺癌** 多见于胃肠道、肺、乳腺等。肿瘤多种多样，外观可呈蕈伞状、溃疡状或浸润状。镜下瘤细胞异型性明显，形成大小不等、形态不一、排列不规则的腺体或腺样结构（图 5-8）。管状腺癌镜下癌细胞主要形成腺管状结构，较多见于胃、肠、甲状腺、胆囊等处；具有大量乳头状结构时称为乳头状腺癌，常见于甲状腺；伴乳头状生长的囊腺癌称为乳头状囊腺癌，常见于卵巢等处（图 5-9）。分泌大量黏液的腺癌称为黏液癌，常见于胃和大肠，肉眼观呈灰白色、湿润、半透明如胶冻样，称为胶样癌。有时黏液聚集于癌细胞内，将细胞核挤向一边，使细胞呈印戒状，称为印戒细胞。以印戒细胞为主要成分的癌称为印戒细胞癌。

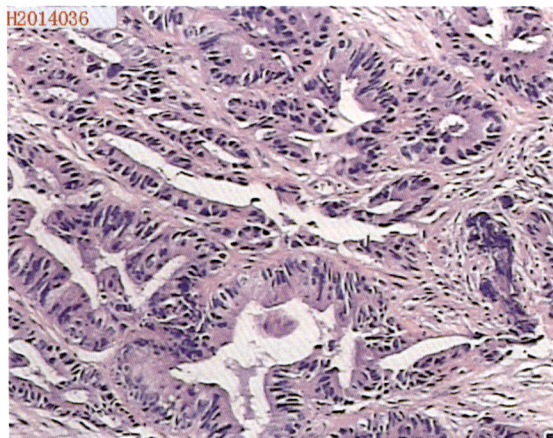

图 5-8 肠腺癌（镜下）

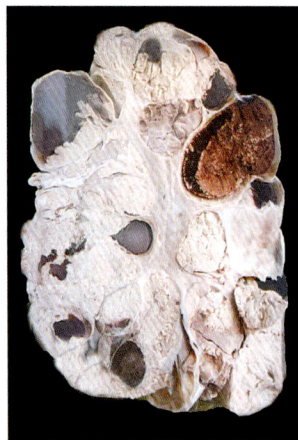

图 5-9 卵巢囊腺癌

## 二、间叶组织肿瘤

间叶组织肿瘤种类很多，包括脂肪组织、平滑肌、纤维组织、骨组织、血管和淋巴管等的肿瘤，良性的比较常见，恶性肿瘤（肉瘤）不常见。

### （一）间叶组织良性肿瘤

1.**脂肪瘤**　主要发生于成人的背、肩、颈及四肢近端的皮下组织，是最常见的良性软组织肿瘤。肉眼观，肿瘤大小不一，单个或多个，呈扁圆形或分叶状，有包膜，质地柔软、色淡黄，似脂肪组织（图5-10）。镜下肿瘤由分化成熟的脂肪细胞构成，呈不规则的分叶状，有纤维间隔（图5-11）。此瘤一般无明显症状，可有局部轻度疼痛，手术易切除。

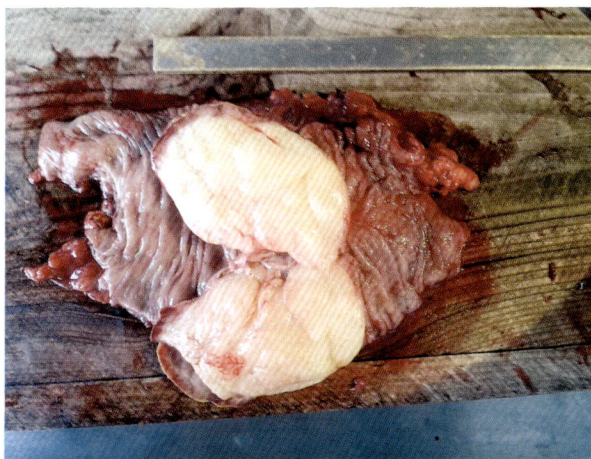

图5-10　结肠黏膜下脂肪瘤

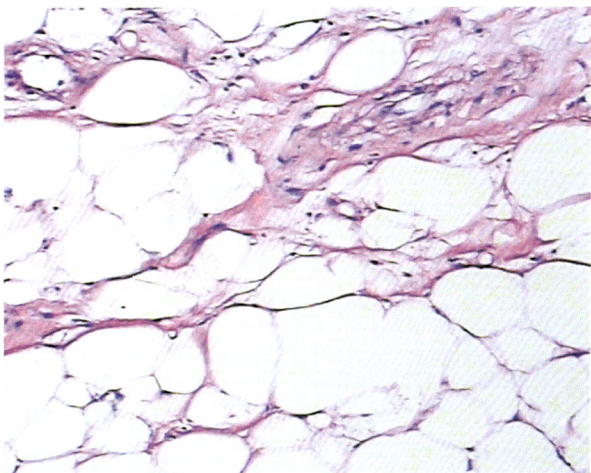

图5-11　脂肪瘤（镜下）

2.**纤维瘤**　由分化良好的皮下结缔组织构成的良性肿瘤。多发于40～50岁成人，全身可发，尤多见于皮下。大小不等，边缘清楚，表面光滑，质地较硬。若混有其他成分，则成为纤维肌瘤、纤维腺瘤、纤维脂肪瘤等。若为神经纤维瘤，多沿神经干分布，触压时可有放射性疼痛。

**3. 血管瘤**　常见，多为先天性。分毛细血管瘤、海绵状血管瘤、混合型血管瘤等类型。由增生的毛细血管构成，在皮肤或黏膜上呈暗红色斑块状，不突出或略突出于皮肤表面，无包膜，界限不清。

**4. 平滑肌瘤**　常发生于子宫等部位。外观呈结节状或球形，切面灰白色，有纵横交错的条纹，质地硬韧。镜下瘤细胞由梭形细胞构成，核杆状，呈束状、编织状排列。手术后常不复发。

### （二）间叶组织恶性肿瘤

来源于间叶组织的恶性肿瘤统称为肉瘤。较多见于儿童或青少年，如胚胎性横纹肌肉瘤；有些则主要发生于中老年人，如脂肪肉瘤。肉瘤体积常较大，切面多呈灰红色，常伴出血、坏死、囊性变等继发性变化。镜下肉瘤细胞多弥漫分布，实质与间质分界不清。间质结缔组织少，血管丰富，故肉瘤多经血道转移。癌与肉瘤区别见表5-3。

表5-3　癌与肉瘤的区别

|  | 癌 | 肉瘤 |
|---|---|---|
| 组织来源 | 上皮组织 | 间叶组织 |
| 发病率 | 较高，约为肉瘤的9倍，多见于40岁以后成人 | 较低，有些类型儿童或青少年多见，有些类型中老年人多见 |
| 大体特点 | 灰白、质硬、干燥 | 质软、灰红色、湿润、鱼肉状 |
| 镜下特点 | 癌细胞成巢，间质与癌巢分界清，间质纤维组织常有增生 | 肉瘤细胞弥漫分布，实质与间质分界不清，间质纤维组织少、血管丰富 |
| 网状纤维 | 见于癌巢周围，癌细胞间多无网状纤维 | 肉瘤细胞间多有网状纤维 |
| 转移 | 多经淋巴道转移 | 多经血道转移 |

**1. 纤维肉瘤**　以四肢皮下最为常见，切面灰白色、鱼肉状，常伴有出血、坏死。镜下由异型的梭形细胞组成，呈束状、鱼骨状排列（图5-12）。分化差者易经血道转移，切除后易复发。发生在婴儿和幼儿的婴儿型纤维肉瘤较成人纤维肉瘤的预后好。

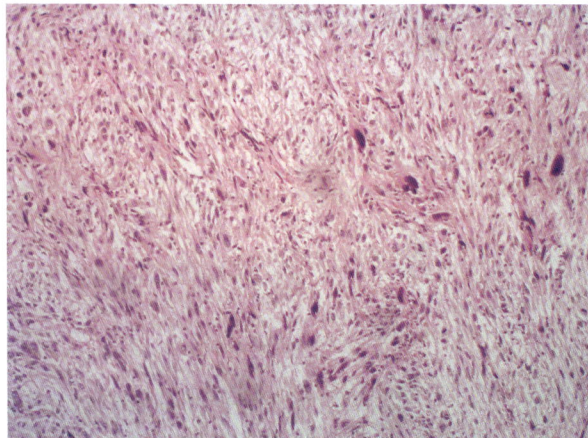

图5-12　纤维肉瘤（镜下）

2. **脂肪肉瘤** 为成人较常见的肉瘤类型，极少见于青少年，多发生于大腿软组织深部。外观肿瘤多呈结节状或分叶状，常有假包膜。分化较好者似脂肪瘤；分化较差者呈黏液样或鱼肉状。镜下，肉瘤细胞形态多样，可见明显异型的脂肪母细胞，胞质内可见多少不等、大小不一的脂质空泡。

3. **骨肉瘤** 是骨组织中最常见的恶性肿瘤。好发于青年人四肢长骨的干骺端，尤其是股骨下端和胫骨上端。肉眼观，切面灰白色、鱼肉状，常见出血、坏死及破坏骨皮质，境界不清。肿瘤的上、下端边缘常见骨皮质增生，并将该处骨膜顶起而形成一个三角形的突起，称为 Codman 三角；肿块内的放射状反应性新生骨小梁在 X 线上表现为日光放射状阴影。镜下，由椭圆形、梭形及多边形等异型性明显的瘤细胞组成，可见肿瘤性骨样组织及骨组织，是诊断骨肉瘤最重要的组织学依据。骨肉瘤恶性程度高，容易经血道转移到肺。

4. **平滑肌肉瘤** 好发于子宫等处。外观呈结节状，质较软，灰红色，无包膜。镜下，瘤细胞弥漫散在分布，异型性明显，分化差时核分裂象多见。若黏液变性明显，则称为黏液样平滑肌肉瘤。软组织平滑肌肉瘤多见于中老年患者。

## 三、淋巴造血组织肿瘤

### （一）淋巴瘤

淋巴瘤，也称恶性淋巴瘤，是起源于淋巴造血系统的恶性肿瘤。根据瘤细胞类型分为非霍奇金淋巴瘤（NHL）和霍奇金淋巴瘤（HL）两类。

1. **霍奇金淋巴瘤** 也称霍奇金病，是青年人常见的恶性肿瘤之一。好发于颈部和锁骨上淋巴结，可侵犯血管，累及脾、肝、骨髓和消化道等。肉眼可见淋巴结肿大，晚期融合成质硬的巨大肿块，活动度差，切面灰白色鱼肉样。经典的霍奇金淋巴瘤分为淋巴细胞为主型、结节硬化型、混合细胞型和淋巴细胞消减型 4 个亚型，各型之间可以互相转化。组织学亚型是决定患者临床表现、预后和治疗的主要因素。

2. **非霍奇金淋巴瘤** 指霍奇金淋巴瘤以外的淋巴瘤，主要发生在淋巴结、脾脏、胸腺等淋巴器官，是一种有高度治愈可能的肿瘤。依据细胞来源将其分为 3 种基本类型，即 B 细胞、T 细胞和 NK/T 细胞型。临床大多数 NHL 为 B 细胞型，占总数的 70% ~ 85%。

### （二）白血病

白血病是骨髓造血干细胞克隆性增生形成的一种恶性肿瘤。多见于成年人，但近年儿童发病率增高。病变特点是异常的白血病细胞在骨髓和其他造血组织中大量增殖累积，并浸润其他组织和器官，同时正常造血受抑制。根据瘤细胞类型不同，可分粒细胞性白血病、单核细胞性白血病、淋巴细胞性白血病等。根据其临床表现特点不同，将白血病分为急性白血病和慢性白血病两种类型。目前骨髓移植是根治白血病的较好方法。

## 四、其他组织肿瘤

### （一）黑色素痣和黑色素瘤

**1. 皮肤黑色素痣**　由皮肤基底层的黑色素细胞增生而成。可发生于皮肤的任何部位，属良性病变。根据痣细胞所在部位不同，分为交界痣、皮内痣和混合痣三种类型。其中交界痣容易恶变。

**2. 黑色素瘤**　又称恶性黑色素瘤，为高度恶性肿瘤。多发生于成人足底、外阴、肛门周围的皮肤或黏膜。外观呈结节状肿块，随后出现破溃或出血，境界不清，多呈灰黑色。镜下，肿瘤细胞核大，核内有大而圆的核仁，胞质内大多可见黑色素颗粒。肿瘤扩散迅速，可在诊断数月后死亡。

### （二）成熟型畸胎瘤和未成熟型畸胎瘤

畸胎瘤是卵巢生殖细胞肿瘤中常见的一种，来源于性腺或胚胎剩件中的有多向分化潜能的细胞，常发生于卵巢或睾丸。肿瘤内可有骨、软骨、脂肪、肌肉、皮肤及皮肤附件、脑组织、甲状腺、肠腺，甚至牙齿等。镜下，上述各种组织成分互相混杂构成肿瘤组织。若各种组织成分都分化成熟，则称为成熟型畸胎瘤，常为囊性；若其中的某一种组织成分分化不成熟、有异型性，特别是有原始神经管形成时，则称为未成熟型畸胎瘤，多为囊实性、实性。早期畸胎瘤多无明显临床症状，大多是体检时偶然发现。

# 第七节　肿瘤的病因及发病机制

肿瘤的形成是一个十分复杂的过程，是细胞生长与增殖调控发生严重紊乱的结果。

## 一、肿瘤的病因

肿瘤的病因十分复杂，包括外界致瘤因素（外因）和机体内在因素（内因）两个方面，往往是多种因素交互作用。

### （一）环境致瘤因素

**1. 化学致癌因素**　是肿瘤病因中重要的环境致癌因素之一，目前已知对动物有致癌作用的化学物质有 1000 多种，分直接致癌物和间接致癌物。

（1）多环芳烃　是煤焦油的主要致癌成分，可由有机物的燃烧产生。近几十年来肺癌的发生率日益增加，与吸烟和工业城市严重的大气污染有密切关系。此外，熏烤和烧烤的鱼、肉等食品中也含有多环芳烃，可能和某些地区胃癌的发病率较高有一定关系。

（2）芳香胺类　如乙萘胺、联苯胺等，被广泛用于制备染料、塑料和橡胶等，是印染厂工人和橡胶工人膀胱癌发生率较高的原因。

（3）亚硝胺类 具有强烈的致癌作用，可能引起人胃肠道癌等。在胃内亚硝酸盐与来自食物中的二级胺合成亚硝胺。某些地区食管癌、胃癌的发病率增高与食物中亚硝胺含量高有关。

（4）黄曲霉毒素 广泛存在于霉变的食物中，尤其在霉变的花生、玉米及谷类中含量最多。黄曲霉毒素有多种，其中黄曲霉毒素 B1 的致癌性最强，其化学性质稳定，不容易被加热分解，代谢活化后主要诱发肝癌。

（5）烷化剂 如环磷酰胺既是抗癌药物又是很强的免疫抑制剂，用于抗肿瘤治疗和抗免疫治疗。但也有可能诱发恶性肿瘤，如砷和镍分别可诱发人类皮肤癌、鼻咽癌；镉与前列腺癌、肾癌等有关，故应谨慎使用。

### 2. 物理性致癌因素

（1）电离辐射 包括 X 射线、γ 射线和粒子辐射。如长期接触射线而又缺乏有效保护措施，可引起皮肤癌和白血病等。

（2）紫外线 长期照射易引起皮肤癌，主要见于有易感因素的个体，如着色性干皮病患者（先天性缺乏修复 DNA 损伤所需的酶）。

### 3. 生物性致癌因素

（1）病毒 导致肿瘤形成的病毒称为肿瘤病毒，已知的肿瘤病毒有数百种，其中一些与人类肿瘤有关，包括 DNA 肿瘤病毒和 RNA 肿瘤病毒。它们常通过转导或插入突变等机制，使细胞发生恶性转化和失控性增生而形成肿瘤。

（2）幽门螺杆菌与寄生虫 研究表明，幽门螺杆菌感染引起的慢性胃炎与胃的低度恶性 B 细胞性淋巴瘤、胃癌的发生有关。血吸虫感染可引起膀胱癌和结肠癌。

## （二）肿瘤发生的内在因素

### 1. 遗传因素
大量流行病学和临床资料显示，5% ～ 10% 的人体肿瘤的发生与遗传因素有关。如着色性干皮病患者受日晒的皮肤几乎 100% 发生皮肤癌；先天性再生不良性贫血易发生白血病。遗传因素与环境致癌因素可协同作用，如鼻咽癌、食管癌、胃癌等，虽有家族史或遗传倾向，但环境致癌因素的作用更为重要。

### 2. 免疫因素
机体免疫功能状态在肿瘤的发生、发展中起着十分重要的作用。大量研究表表明，免疫功能低下易患肿瘤。如免疫缺陷或大量使用免疫抑制剂者，其肿瘤发病率明显升高。增强肿瘤的免疫原性，提高机体的免疫力，可抑制肿瘤的发生发展。目前免疫治疗已成为肿瘤综合治疗的重要组成部分。

肿瘤发生受诸多因素影响，除上述提到的因素外，还有性别、年龄、种族差异等。随着研究的深入，人们对肿瘤的认识将会更加全面。

## 二、肿瘤的发病机制

大量研究表明，肿瘤发生具有复杂的分子基础，涉及多种基因变化，原癌基因（癌基因）、肿瘤抑制基因等是对细胞生长、分化起正向或者反向调节的基因。遗传因素和环境致癌因素通过影响这些基因的结构和功能导致肿瘤。

## （一）癌基因

原癌基因是存在于正常细胞内、编码促进细胞生长的基因序列，在正常细胞内以非激活形式存在，如生长因子、生长因子受体、信号转导蛋白和转录因子。原癌基因正常时并不导致肿瘤，在各种环境或遗传等因素作用下发生某些异常时，激活成为癌基因，从而导致生长信号的过度或持续出现，使细胞发生恶性转化。其激活方式主要有点突变、染色体转位、基因扩增。

## （二）肿瘤抑制基因

能抑制细胞生长，对细胞增殖起负调控作用，若它们失活或缺失可导致细胞发生肿瘤性转化。抑癌基因的失活多数是通过等位基因的两次突变或丢失的方式实现的，其中 p53 基因失活最常见。

参与调节细胞生长的基因除上述两类外，还有凋亡调节基因、DNA 修复基因以及端粒和端粒酶等，任何一种因素发生改变都有可能打破平衡，导致细胞生长失控和肿瘤形成。

**【病例分析】**

胡某，女，66 岁。剑突下疼痛 3 年余，疼痛无规律。近 3 个月疼痛加剧，经常呕吐并解黑色柏油样大便，患者食欲减退、全身乏力，体重明显下降。体格检查：慢性病容、面色苍白，消瘦，左锁骨上及双腋下淋巴结肿大，质硬。肝肋下 2.5cm，腹部少膨隆，腹水征阳性。

实验室检查：胃镜发现胃窦有一个 4cm×3.5cm 大小溃疡肿块。B 超示肝内多发性结节，大网膜及肠系膜上多数大小不等结节。腹水为血性，涂片见癌细胞。

思考：本例患者可能患什么病？分析胃、肝、淋巴结、大网膜及肠系膜之间的病变关系。

## 小 结

肿瘤是是机体在各种致瘤因素作用下，局部组织细胞在基因水平上失去对其生长的正常调控，导致其克隆性异常增生而形成的新生物。

所有肿瘤的结构都由实质和间质组成。肿瘤组织在细胞形态和组织结构上与其来源的正常组织有不同程度的差异称为异型性。

肿瘤具有不同的生长方式，恶性肿瘤可以通过直接蔓延和转移而播散，转移的方式有淋巴道、血道和种植性转移三种。

肿瘤分为良性肿瘤和恶性肿瘤，良性肿瘤对机体影响较小，主要为局部压迫和阻塞；恶性肿瘤对机体影响严重，除局部压迫和阻塞外，还可破坏原发和转移部位组织，造成恶病质和死亡。

早期识别癌前病变及原位癌是防止肿瘤发生发展及早期诊断和治疗的重要环节。

肿瘤从本质上来说是基因病，各种环境和遗传的致瘤因素均可导致肿瘤的发生。

# 综合测试

一、A1题型

1. 决定肿瘤性质的是
   A. 肿瘤的实质成分　　　　B. 肿瘤的间质成分　　　　C. 肿瘤的生长方式
   D. 肿瘤的转移　　　　　　E. 肿瘤的生长速度

2. 诊断恶性肿瘤的主要依据是
   A. 肿瘤的大小　　　　　　B. 肿瘤对机体的影响　　　C. 肿瘤的生长速度
   D. 肿瘤的异型性　　　　　E. 肿瘤的颜色

3. 癌和肉瘤最根本的区别是
   A. 生长方式　　　　　　　B. 组织来源　　　　　　　C. 发病部位
   D. 转移途径　　　　　　　E. 生长速度

4. 肿瘤的分化越高，说明
   A. 肿瘤的恶性程度越小　　B. 肿瘤对放射治疗敏感　　C. 患者预后越差
   D. 肿瘤转移越早　　　　　E. 肿瘤对机体的影响越大

5. 良性肿瘤的异型性表现为
   A. 肿瘤细胞的多形性　　　B. 瘤细胞核的多形性
   C. 肿瘤实质排列紊乱　　　D. 病理性核分裂
   E. 肿瘤间质增生

6. 下列哪项不是真正的肿瘤
   A. 霍奇金淋巴瘤　　　　　B. 白血病　　　　　　　　C. 血管瘤
   D. 黑色素瘤　　　　　　　E. 室壁瘤

7. 良恶性瘤最根本的区别在于
   A. 手术后是否复发　　　　B. 肿瘤的生长速度　　　　C. 肿瘤的组织来源
   D. 是否呈浸润性生长　　　E. 肿瘤细胞的异型性

8. 关于良恶性肿瘤的区别，下列哪项是错误的
   A. 良性肿瘤生长慢，恶性肿瘤生长快
   B. 良性肿瘤异型性大，恶性肿瘤异型性小
   C. 良性肿瘤不转移，恶性肿瘤会转移
   D. 良性肿瘤无病理性核分裂象，恶性肿瘤可见病理性核分裂象
   E. 良性肿瘤分化好，恶性肿瘤分化差

9. 肿瘤血道转移最常见的部位是
   A. 肺、脑　　　　　　　　B. 肝、肺　　　　　　　　C. 脑、肺
   D. 肝、肠　　　　　　　　E. 肺、肠

10. 决定肿瘤性质的主要依据是
    A. 肿瘤的颜色　　　　　　B. 肿瘤的形态　　　　　　C. 肿瘤的实质

D. 肿瘤的大小　　　　　　　E. 肿瘤的间质

11. 下列哪项不是癌前病变

    A. 脂肪瘤病　　　　　　　B. 黏膜白斑　　　　　　　C. 慢性宫颈糜烂

    D. 结肠息肉状腺瘤　　　　E. 慢性胃溃疡

12. 癌是

    A. 上皮来源肿瘤的总称　　B. 一切肿瘤的总称

    C. 上皮来源恶性肿瘤的总称　　D. 一切恶性肿瘤的总称

    E. 一切良性肿瘤的总称

13. 下列关于脂肪瘤的描述哪项是错误的

    A. 脂肪瘤细胞大小一致　　B. 常为单发，亦可多发

    C. 有包膜，手术易切除　　D. 镜下结构与正常脂肪组织相似

    E. 呈膨胀性生长

14. 良恶性肿瘤的共同点是

    A. 生长速度相同　　　　　B. 分化程度相同　　　　　C. 都浸润临近组织

    D. 瘤组织增生　　　　　　E. 对机体的影响相同

15. 肿瘤细胞分化程度高是指

    A. 高度恶性的肿瘤　　　　B. 对机体影响大　　　　　C. 异型性大

    D. 良性肿瘤　　　　　　　E. 与起源组织相似

16. 肿瘤的实质主要指哪些成分

    A. 血管及结缔组织　　　　B. 淋巴管　　　　　　　　C. 网状支架

    D. 结缔组织　　　　　　　E. 肿瘤细胞

17. 恶性肿瘤的扩散方式概括起来有

    A. 淋巴道转移　　　　　　B. 血道转移　　　　　　　C. 种植性转移

    D. 直接蔓延和转移　　　　E. 直接蔓延

二、A2题型

18. 某宫颈癌患者，手术切除标本，病理检查镜下见癌组织突破基底膜，癌细胞似鳞状上皮，有大量角化珠形成，应诊断为

    A. 高分化鳞癌　　　　　　B. 中分化鳞癌　　　　　　C. 低分化鳞癌

    D. 子宫颈腺癌　　　　　　E. 子宫颈腺瘤

19. 某患者，手术切除皮下结节状肿物，有完整包膜，切面灰白色有纹理，质地硬韧。镜下见瘤细胞排列呈束状、编织状，细胞核多为梭形，无异型性表现，此瘤可诊断为

    A. 平滑肌瘤　　　　　　　B. 纤维组织瘤样增生　　　C. 纤维瘤

    D. 纤维肉瘤　　　　　　　E. 平滑肌肉瘤

20. 某患者，男，胃部见一肿块，经手术切除，见胃黏膜完好，胃壁肿物境界清，有包膜，大小如鸡蛋，镜下瘤细胞为梭形，核杆状，成束状排列，局部有栅栏状结构。此瘤可诊断为

    A. 纤维瘤                B. 纤维肉瘤

    C. 纤维组织瘤样增生     D. 平滑肌肉瘤

    E. 平滑肌瘤

# 第六章　水、电解质代谢紊乱

人体的新陈代谢是在体液环境中进行的。体内的水及其中溶解的电解质、蛋白质、低分子有机化合物等总称为体液。体液广泛分布于机体细胞内外，在神经体液因素的调节下，其化学成分和理化特性在一定范围内保持相对稳定，这种动态平衡对保证新陈代谢的正常进行和各种生理功能的发挥具有重要的意义。许多疾病、外界的环境变化和医源性因素如药物使用不当等，常可引起水、电解质平衡紊乱，从而导致体液容量、分布、电解质浓度和渗透压等的改变。这些紊乱如果得不到及时纠正，就会引起严重后果，甚至危及生命。因此，掌握水、电解质代谢紊乱的发生发展规律对临床防治疾病非常重要。

## 第一节　水、钠代谢紊乱

水、钠代谢紊乱是临床常见的病理过程，常同时或先后发生，并且相互影响，关系密切，通常一起讨论。根据体液容量的变化，水、钠代谢紊乱可分为脱水和水中毒。

## 一、脱水

脱水（dehydration）是指体液容量的明显减少。根据水和钠丢失的比例及细胞外液渗透压的不同，脱水可分为高渗性脱水、低渗性脱水和等渗性脱水 3 种类型。

### （一）高渗性脱水

高渗性脱水的主要特征是失水多于失钠，血清钠浓度＞ 150mmol/L，血浆渗透压＞ 310 mmol/L。

#### 1. 原因和机制

（1）水摄入不足　①不能或不会饮水，如频繁呕吐、昏迷、极度衰弱的患者等；②渴感障碍，如脑部病变等损伤口渴中枢或严重疾病导致渴感丧失者；③水源断绝，如在沙漠中迷路等。

（2）水丢失过多　①经呼吸道失水。任何原因引起的过度通气都可使呼吸道黏膜的不感蒸发加强以致大量失水，如癔症、哮喘发作、代谢性酸中毒等；②经皮肤失水。高温环境、大量出汗、发热或甲状腺功能亢进时，均可通过皮肤丢失大量低渗液体；③经肾失水。中枢性尿崩症时因抗利尿激素（ADH）产生和释放不足，肾性尿崩症时因肾远曲小管和集合管对 ADH 的反应缺乏，肾脏均可排出大量水分；反复静脉内输注甘露醇、尿素、高渗葡萄糖等时，可因肾小管液渗透压增高引起渗透性利尿而丢失大量水分；④经胃肠道失水。严重呕吐、腹泻、胃肠引流等会丢失大量水分。

口渴感正常的人，脱水后会产生渴感而补水，一般不会发生高渗性脱水，但如果没有及时补充水分，皮肤和呼吸道蒸发丧失水分，失水多于失钠，就会发生高渗性脱水。

#### 2. 对机体的影响

（1）口渴感　因细胞外液渗透压增高，通过渗透压感受器刺激口渴中枢（渴感障碍者除外），产生口渴感。另外循环血量减少和唾液分泌减少引起的口干舌燥，也是引起口渴感的原因。

（2）尿量减少　除尿崩症患者外，细胞外液渗透压增高刺激下丘脑渗透压感受器，使 ADH 释放增多，肾小管对水的重吸收增多，从而引起尿量减少而尿比重增高。

（3）细胞脱水　细胞外液渗透压增高可使渗透压相对较低的细胞内液向细胞外转移，这有助于循环血量的恢复，但同时引起细胞内脱水。

（4）中枢神经系统功能障碍　脑细胞严重脱水，出现一系列中枢神经系统功能障碍，如嗜睡、肌肉抽搐、昏迷，甚至死亡。脑体积因严重脱水而显著缩小时，可使颅骨与脑皮质之间的血管张力增大，引起静脉破裂，导致局部脑出血或蛛网膜下腔出血。

（5）脱水热　脱水严重的病例，尤其是小儿，由于从皮肤蒸发的水分减少，散热受到影响，导致体温升高，称为脱水热。

高渗性脱水时细胞内、外液都有所减少，但细胞外液可从肾小管对钠、水的重吸收、细胞内液向细胞外液转移等方面得到补充，故细胞外液和血容量的减少不明显，发

生休克者也较少。（图6-1）

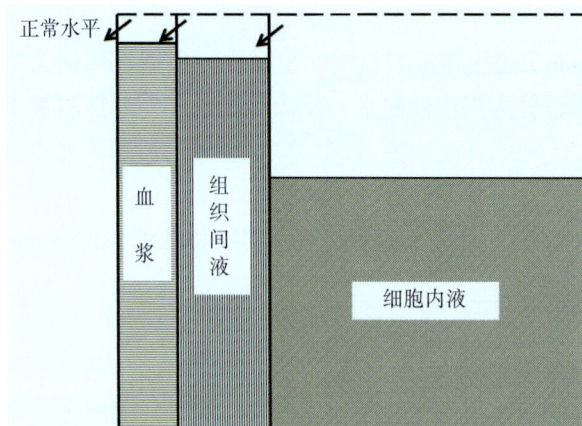

图 6-1　高渗性脱水时体液分布示意图

### 3. 防治原则

（1）防治原发疾病，去除病因。

（2）补充水分。口服溶液补水；不能口服者可由静脉给予 5%～10% 葡萄糖溶液。

（3）适当补钠。高渗性脱水时血钠浓度高，但体内总钠是减少的，故还应在缺水情况得到一定程度纠正后，补充一定量的含钠溶液，以免发生细胞外液低渗，如给予生理盐水与 5%～10% 葡萄糖的混合液。

## （二）低渗性脱水

低渗性脱水的主要特征是失钠多于失水，血清钠浓度 < 130mmol/L，血浆渗透压 < 280mmol/L。

### 1. 原因和机制　
常见原因是大量体液丢失后，只补水而未补充钠，导致失钠多于失水。多为继发性改变。

（1）经肾丢失　①长期连续使用排钠性利尿剂，如噻嗪类、速尿、利尿酸等，抑制髓袢升支对钠的重吸收，钠从尿中大量丢失；②肾上腺皮质功能不全，醛固酮分泌不足，肾小管对钠的重吸收减少；③肾实质疾病，如慢性间质性肾疾患时肾髓质结构破坏，髓袢功能受损，肾小管对钠的重吸收减少；急性肾功能衰竭多尿期，肾小球滤过率开始增加而肾小管重吸收功能尚未恢复，导致水钠排出增加。

（2）肾外丢失　①含钠消化液大量丢失，如呕吐、腹泻、胃肠引流等；②体液在体腔大量积聚，如大量胸、腹水形成；③经皮肤大量失液，如大汗、大面积烧伤后只补充水和葡萄糖溶液。

### 2. 对机体的影响

（1）口渴感不明显　由于血浆渗透压降低，口渴中枢兴奋性降低，患者无渴感，饮水减少，难以从口服途径补充液体。

（2）细胞外液明显减少　低渗性脱水丢失的主要是细胞外液，同时由于细胞外液低渗，水由细胞外向渗透液压相对较高细胞内转移，从而使细胞外液进一步减少（图

6-2）。易导致以下情况：①休克：由于血容量明显减少，外周循环衰竭症状出现较早，患者有动脉血压降低、四肢厥冷、脉搏细速、尿量减少、静脉塌陷等临床表现；②脱水症：组织液向血管内转移，组织液明显减少，因而患者出现皮肤弹性降低，眼窝和婴儿囟门凹陷等明显的脱水体征；③细胞水肿：脑细胞水肿时，可引起中枢神经系统功能紊乱，如神志淡漠、昏厥甚至昏迷。

（3）尿的变化　早期由于细胞外液低渗，ADH分泌减少，肾小管上皮细胞对水重吸收减少，患者可排出较多的低渗尿；严重时因血容量显著减少，通过容量感受器，使ADH分泌增多，肾小管上皮细胞对水重吸收增加，尿量减少。

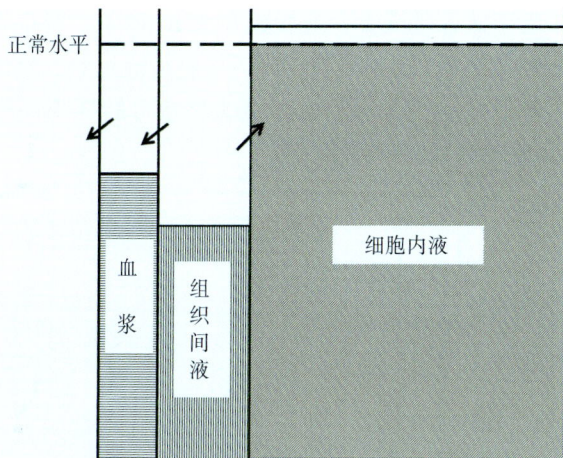

图6-2　低渗性脱水时体液分布示意图

### 3. 防治原则

（1）防治原发疾病，去除病因。

（2）补液。原则上给予等渗液，以恢复细胞外液容量。如已发生休克，需按休克的处理方式积极抢救。

【病例分析】

张某，男，45岁，以呕吐、腹泻伴发热、口渴、尿少3天为主诉入院。查体：体温37.8℃，血压110/80mmHg，脉搏88次/分钟，皮肤黏膜干燥，汗少。实验室检查：血清$Na^+$155mmol/L，血浆渗透压320mmol/L。入院后每日给予5%葡萄糖溶液2000mL。2天后，体温正常，口不渴，眼窝深陷，皮肤弹性差，浅表静脉萎陷，脉搏110次/分，血压75/40mmHg，血清$Na^+$120mmol/L，血浆渗透压255mmol/L。

思考：1. 该患者出现了哪种类型的水、电解质代谢紊乱？

2. 发生的机制是什么？

### （三）等渗性脱水

等渗性脱水的主要特征是水与钠按比例丢失，血清钠浓度维持在130～150mmol/L，血浆渗透压维持在280～310mmol/L。

### 1. 原因及机制

（1）大量消化液丢失，如发生严重的呕吐、腹泻、肠梗阻等。

（2）大量胸水和腹水形成或抽放过多。

（3）大面积烧伤、严重创伤等使体液大量丢失。

### 2. 对机体的影响

（1）细胞外液减少　因首先丢失的是细胞外液，但细胞外液的渗透压在正常范围，故细胞内外液之间维持了水的平衡，细胞内液容量无明显变化（图6-3）。由于血浆容量及组织间液量均减少，严重时可出现脱水症及休克。

（2）尿的变化　由于血容量减少，醛固酮和ADH增多，肾小管对钠、水的重吸收增加，尿量减少，尿钠减少，尿比重增高，同时细胞外液得到一定的补充。

（3）如不及时处理，则可因不感蒸发继续丧失水分转变为高渗性脱水；如只补充水分而不补钠盐，又可转变为低渗性脱水。

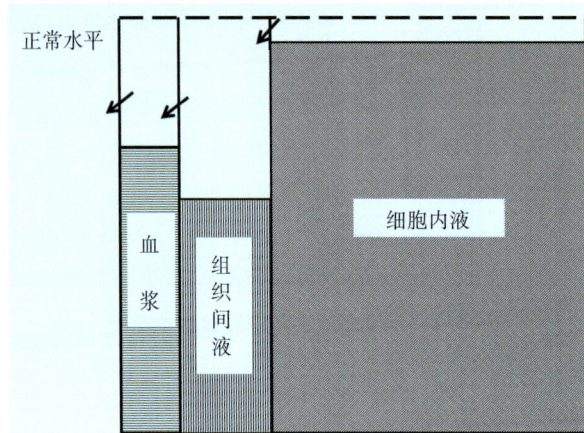

图6-3　等渗性脱水时体液分布示意图

### 3. 防治原则

（1）防治原发疾病，去除病因。

（2）补液。补渗透压偏低的溶液为宜。先补生理盐水，再补5%~10%的葡萄糖溶液。

3种类型的脱水比较见表6-1。

表6-1　三型脱水的比较

| | 高渗性脱水 | 低渗性脱水 | 等渗性脱水 |
|---|---|---|---|
| 原因 | 水摄入不足或丧失过多 | 体液丧失而单纯补水 | 水和钠等比例丧失 |
| 血清钠浓度 | >150mmol/L | <130mmol/L | 130~150mmol/L |
| 血浆渗透压 | >310mmol/L | <280mmol/L | 280~310mmol/L |
| 细胞内外液变化 | 细胞外液高渗，细胞内液丧失为主 | 细胞外液低渗，细胞外液丧失为主 | 细胞外液等渗，细胞外液减少，初期细胞内液变化不大 |
| 对机体的影响 | 口渴、尿少、脑细胞脱水、脱水热 | 脱水体征、休克、脑细胞水肿 | 口渴、尿少、脱水体征、休克 |
| 治疗原则 | 补充水分为主 | 补充生理盐水或3%氯化钠溶液 | 同时补充生理盐水和葡萄糖溶液 |

## 二、水中毒

水中毒（water intoxication）是指过多水分在体内潴留，引起细胞内、外液容量均增多和渗透压降低，导致机体功能、代谢障碍的病理过程。

### （一）原因和机制

#### 1. 水摄入过多

（1）静脉输入含盐少或不含盐的液体过多过快，超过肾的排水能力。

（2）无盐水灌肠，肠道吸收水分过多。

（3）精神性饮水和持续性大量饮水。

#### 2. 水排出减少

（1）肾脏泌尿功能障碍　急性肾功能衰竭、严重心力衰竭、肝硬化时，由于有效循环血量和肾血流量减少，肾脏排水也明显减少，此时若增加水负荷可发生水中毒。

（2）ADH 分泌过多　ADH 增多时，远曲小管和集合管上皮细胞对水的重吸收增加，水分经肾排出减少，从而使机体易于发生水中毒。常见于以下情况：① ADH 分泌异常，如脑肿瘤、脑脓肿、肺结核、肺脓肿、恶性淋巴瘤、肺燕麦细胞癌时，体内 ADH 或 ADH 样物质增多；②药物，如异丙肾上腺素、吗啡和扑热息痛等，可促进 ADH 释放和（或）使其作用增强；③各种原因所致的应激，如手术、创伤及强烈精神刺激等时，交感神经兴奋而副交感神经受抑制，从而解除副交感神经对 ADH 分泌的抑制。

### （二）对机体的影响

#### 1. 细胞内、外液量均增加　细胞外液因水过多而被稀释，故血钠浓度降低，渗透压下降。加之肾脏不能将过多水分及时排出，水分向渗透压相对高的细胞内转移而引起细胞水肿，结果是细胞内、外液容量均增多而渗透压均降低（图 6-4）。由于细胞内液的容量远大于细胞外液，所以潴留的水分大部分积聚在细胞内，因此轻度水中毒患者，

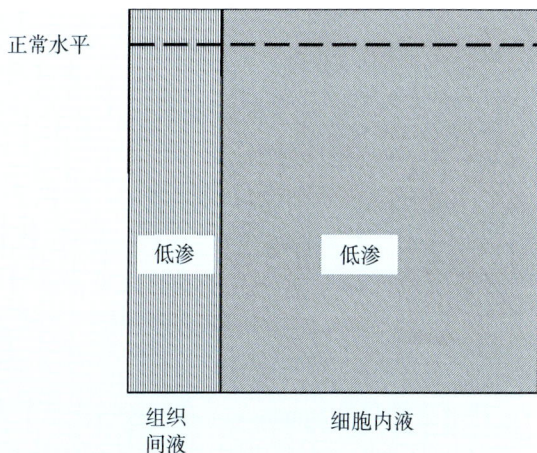

正常水平

低渗　　低渗

组织间液　　细胞内液

图 6-4　水中毒时体液分布示意图

组织间隙中水潴留的程度尚不足以引起明显的凹陷性水肿。

**2. 中枢神经系统症状** 急性水中毒时，由于脑细胞水肿和颅内压增高，故中枢神经系统症状出现早而且突出，表现为各种神经精神症状，如头痛、恶心呕吐、精神错乱、定向失常、嗜睡、烦躁、视神经乳头水肿等，严重者脑水肿可发生脑疝而致呼吸心跳骤停。轻度或慢性水中毒时，发病缓慢，症状常不明显，多被原发病的症状、体征掩盖。

### （三）防治原则

（1）防治原发病。

（2）轻症患者，限制水分摄入后即可自行恢复。

（3）重症或急性患者，除严格限水外，给予高渗盐水以纠正脑细胞水肿，或静脉输注甘露醇、山梨醇等渗透性利尿剂或速尿等强利尿剂，以促进体内水分的排出。

# 第二节　钾代谢紊乱

钾是体内重要的阳离子之一，主要的生理功能是维持细胞新陈代谢、保持细胞膜静息电位、调节细胞内外的渗透压和酸碱平衡。人体内的钾主要来自食物，约90%经肾排泄，肾脏排钾的特点是多吃多排，少吃少排，不吃也排。约10%的钾经消化道和汗液排出体外。体内的钾98%存在于细胞内，仅有2%在细胞外。正常人血清钾浓度为$3.5 \sim 5.5$mmol/L。钾代谢紊乱主要是指细胞外液中钾离子浓度的异常变化，包括低钾血症和高钾血症。

## 一、低钾血症

血清钾浓度低于3.5mmol/L时，称为低钾血症（hypokalemia）。

### （一）原因和机制

**1. 钾摄入减少** 消化道梗阻、昏迷、手术后较长时间禁食的患者，静脉补液时没有同时补钾或补钾不够，都可导致缺钾和低钾血症。

**2. 钾排出过多**

（1）经胃肠道失钾　这是小儿失钾最重要的原因，常见于严重腹泻、频繁呕吐等伴有大量消化液丧失的患者。

（2）经肾失钾　这是成人失钾最重要的原因。常见原因有：①利尿药的长期连续使用或用量过多；②某些肾脏疾病，如肾小管性酸中毒、急性肾功能衰竭的多尿期等，肾排钾增多。

（3）经皮肤失钾　汗液含钾只有9mmol/L。在一般情况下，出汗不致引起低钾血症。但在高温环境中进行重体力劳动时，大量出汗亦可导致钾的丧失。

**3.细胞外钾向细胞内转移**　细胞外钾向细胞内转移时，可发生低钾血症，但机体含钾的总量并不减少。

（1）低钾性周期性麻痹　是一种家族性疾病，发作时细胞外钾向细胞内转移。

（2）碱中毒　细胞内 $H^+$ 移至细胞外以起代偿作用，同时细胞外 $K^+$ 进入细胞，使细胞外钾减少。

（3）糖原合成增加　输入大量葡萄糖或糖尿病酮症酸中毒患者接受胰岛素治疗时，糖原合成增加，血清钾随葡萄糖进入细胞内。

（4）某些药物使钾通道被阻断　如钡中毒、粗制生棉油中毒等，阻断钾从细胞内流出的通道，使钾外流减少。

### （二）对机体的影响

**1.对神经肌肉的影响**　低钾血症时，细胞内外钾浓度比值增大，细胞内 $K^+$ 外流增多，导致静息电位负值增大，静息电位与阈电位的距离增大，细胞兴奋性降低，严重时甚至不能兴奋。骨骼肌首先出现肌肉无力，继而发生弛缓性麻痹。这种变化在四肢肌肉最为明显，严重者可发生呼吸肌麻痹，这是低钾血症患者的主要死亡原因之一。在胃肠道则可引起胃肠运动减弱，患者常出现恶心、呕吐和厌食，严重缺钾可致难以忍受的腹胀甚至麻痹性肠梗阻。

**2.对心脏的影响**　低钾血症时，心肌的兴奋性增高，自律性增高，传导性降低，收缩性增强，但在严重的慢性缺钾时，心肌代谢障碍引起心肌变性、坏死，心肌收缩性减弱。临床上主要表现为各种心律失常和传导阻滞，轻症者有窦性心动过速，房性或室性期前收缩，房室传导阻滞；重症者发生阵发性房性或室性心动过速及心房颤动，甚至危及生命。

心电图变化：主要改变是 ST 段压低、T 波低平、U 波明显、QT 间期延长。

**3.对酸碱平衡的影响**　由于细胞外液中 $K^+$ 浓度降低，细胞内 $K^+$ 向细胞外释出，细胞外的 $H^+$ 进入细胞，从而使细胞外液 $H^+$ 浓度降低，故低钾血症常伴有代谢性碱中毒。此时，由于远曲小管上皮细胞 $K^+$-$Na^+$ 交换减少，$H^+$-$Na^+$ 交换增多，因而排 $H^+$ 增多，故尿呈酸性，称为反常性酸性尿。

### （三）防治原则

1.防治原发疾病，去除病因。

2.补钾。如果低钾血症较重（血清钾低于 2.5 ～ 3.0mmol/L），或临床表现明显的患者，应及时补钾。补钾原则为口服补钾能奏效时尽量口服，必须静脉补钾时应避免高钾血症，浓度要低，速度要慢，见尿补钾。

3.纠正水和其他电解质代谢紊乱。

【病例分析】

李某，女，51 岁，患糖尿病 3 年，近 3 日食欲减退，呕吐频繁、精神萎靡不振，全身无力。今日出现神志不清急诊入院。体格检查：浅昏迷，呼吸深大，血压

82/64mmHg，腱反射减弱。尿常规：蛋白（++），糖（+++），酮体（+）。入院后注射胰岛素 72U，并输入 0.9% 的氯化钠溶液及乳酸钠，患者神志逐渐清楚，但出现烦躁不安、心律不齐。查心电图出现 T 波低平，室性早搏。实验室检查：血清 $Na^+$ 145mmol/L，血清 $K^+$ 2.1mmol/L。

  思考：1. 患者出现了哪种类型的水、电解质代谢紊乱？

     2. 发生的原因是什么？

## 二、高钾血症

血清钾浓度高于 5.5mmol/L 时，称为高钾血症（hyperkalemia）。

### （一）原因和机制

**1. 钾摄入过多** 如含钾溶液输入过多、过快或大量输入库存血等。

**2. 钾排出减少** 主要是肾排钾减少，这是高钾血症最主要的原因。

（1）肾功能衰竭 常见于急性肾功能衰竭的少尿期、慢性肾功能衰竭晚期。

（2）肾小管分泌钾的功能缺陷 间质性肾炎患者，肾小管和肾间质受损，肾小管泌钾功能障碍；全身性红斑狼疮、肾的淀粉样变等也可损害肾小管而使其泌钾功能受损。

（3）盐皮质激素缺乏 醛固酮分泌减少时，远曲小管和集合管 $Na^+$-$K^+$ 交换作用减弱，排 $K^+$ 减少。常见于肾上腺皮质功能减退、双侧肾上腺切除术后等。

（4）大量使用保钾利尿药 安体舒通、氨苯蝶啶等利尿剂，能抑制远曲小管和集合管对钾的分泌，使肾排 $K^+$ 减少。

**3. 细胞内钾释出过多**

（1）酸中毒 酸中毒时细胞外液的 $H^+$ 进入细胞，而细胞内的 $K^+$ 释出至细胞外。

（2）缺氧 缺氧时细胞内 ATP 生成不足，细胞膜钠–钾泵发生障碍，故 $Na^+$ 潴留于细胞内，细胞外液中的 $K^+$ 不易进入细胞。

（3）高钾性周期性麻痹 发作时细胞内钾向细胞外转移，是一种遗传性疾病。

（4）细胞组织的损伤和破坏 重度溶血如血型不合输血、烧伤、挤压综合征伴肌肉组织大量损伤时，细胞内 $K^+$ 释放到细胞外液。

### （二）对机体的影响

**1. 对心脏的影响** 高钾血症时，心肌自律性降低，传导性降低，收缩性降低，兴奋性呈双向变化。在轻度高钾血症时，兴奋性增高；当血清钾显著升高时，由于静息电位过小，快速钠离子通道失活，心肌兴奋性降低甚至消失，心搏可因此停止。临床主要表现为心律失常，严重时出现心室颤动和心脏停搏，这是高钾血症对机体主要的影响和威胁。

心电图变化：主要改变是 T 波高耸，PR 间期延长，P 波、QRS 波增宽，QT 间期缩短。

**2. 对神经肌肉的影响** ①轻度高钾血症时，由于细胞外液钾浓度增高，细胞内 $K^+$ 外流减少，导致静息电位负值减小，静息电位与阈电位的距离减小，细胞兴奋性增高，临床上出现肢体感觉异常、刺痛、肌肉震颤、腹痛、腹泻等症状。②严重高钾血症时，细胞兴奋性降低甚至消失，临床表现为肌肉软弱无力，甚至肌麻痹等症状。高钾血症对骨骼肌的影响比较次要，因为在骨骼肌完全麻痹以前，患者往往已因致命性的心律失常或心搏骤停而死亡。

**3. 对酸碱平衡的影响** 由于细胞外液中 $K^+$ 浓度升高，细胞外 $K^+$ 移入细胞内，细胞内的 $H^+$ 移向细胞外，从而使细胞外液 $H^+$ 浓度升高，故高钾血症常伴有代谢性酸中毒。此时，远曲小管上皮细胞 $K^+$–$Na^+$ 交换增多，$H^+$–$Na^+$ 交换减少，因而排 $H^+$ 减少，故尿呈碱性，称为反常性碱性尿。

### （三）防治原则

1. 防治原发疾病，去除病因。

2. 降低血钾浓度。

（1）减少钾的摄入 减少或停止经口、静脉的含钾饮食、药物。

（2）对抗高钾对心肌的毒性 $Na^+$、$Ca^+$ 对 $K^+$ 有拮抗作用，可注射钙剂和钠盐。严重高钾血症会引发危及生命的心律失常，常需紧急处理，紧急措施为立即静脉推注 10% 的葡萄糖酸钙 100mL，必要时重复推注。

（3）加速钾排出 阳离子交换树脂经口服或灌肠后，能减少胃肠道钾吸收，促进体内钾排出。高钠饮食、排钾利尿剂、盐皮质激素等促进肾排钾。严重高钾血症患者，可用腹膜透析或血液透析来移除体内过多的钾。

（4）使钾向细胞内转移 葡萄糖和胰岛素同时静脉内注射，可使细胞外钾向细胞内转移。应用碳酸氢钠（不能与钙剂一起注射）不仅能通过提高血浆 pH 值，并且还能促使 $K^+$ 进入细胞内。

## 第三节 水 肿

过多的体液在组织间隙或体腔中积聚，称为水肿（edema）。过多的体液积聚在体腔时，称为积水，如心包积水、胸腔积水、腹腔积水、脑积水等。水肿不是独立存在的疾病，而是许多疾病病程中的一种重要病理过程或体征。

水肿的分类：①按分布范围可分为全身性水肿和局部性水肿；②按发生部位可分为脑水肿、肺水肿、皮下水肿等；③按发生原因可分为肾性水肿、肝性水肿、心性水肿、营养不良性水肿、炎症性水肿等。

### 一、水肿的发生机制

正常人体液总量和组织间液含量都维持相对恒定，这种恒定有赖于血管内外液体交换和体内外液体交换两方面的动态平衡。如果这种动态平衡遭到破坏，即可导致水肿。

### （一）血管内外液体交换失衡导致组织间液增多

生理状态下，血浆与组织间液通过毛细血管壁不断进行物质交换，使组织液的生成和回流保持动态平衡。这种平衡主要取决于：①血管内外两种力量的平衡作用。一种是促使血管内液体向外滤出的力量，称为有效流体静压，有效流体静压=毛细血管平均血压（约 2.33kPa）−组织液的流体静压（约 −0.87kPa），约为 3.20kPa；另一种是促使组织液回流到血管内的力量，称为有效胶体渗透压，有效胶体渗透压=血浆胶体渗透压（约 3.72kPa）−组织胶体渗透压（约 0.67kPa），约为 3.05kPa；两者之差为平均实际滤过压，约为 0.15kPa，因此，正常情况下，组织液的生成大于回流。②淋巴回流。组织液回流剩余的部分经淋巴系统回流进入血液循环（图 6-5）。以上因素之一失常或两个以上同时或先后失常，都可使组织间液过多积聚而形成水肿。

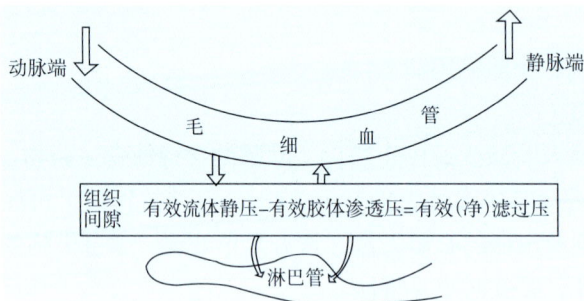

图 6-5 正常血管内外液体交换示意图

**1. 毛细血管有效流体静压增高**　毛细血管流体静压增高时，有效流体静压增大，使组织液生成增多。当组织液增多超过淋巴回流的代偿能力时，便可引起水肿。常见原因是静脉压升高。如血栓阻塞静脉腔、肿瘤或瘢痕压迫静脉壁等局部静脉压增高均可引起局部水肿；右心衰竭时引起全身水肿；左心衰竭时引起肺水肿；门静脉压升高时引起腹腔积水。

**2. 血浆胶体渗透压降低**　血浆胶体渗透压降低时，毛细血管动脉端滤出增多和静脉端回收减少，有利于液体在组织间隙积聚引起水肿。主要原因有：①蛋白质摄入不足，见于禁食、饥饿或消化道疾病时消化吸收功能严重障碍；②蛋白质合成障碍，见于严重营养不良、肝硬化；③蛋白质丢失过多，见于肾病综合征时大量蛋白质从尿中丢失；④蛋白质分解代谢增强，见于慢性消耗性疾病，如恶性肿瘤、慢性感染等。

**3. 微血管壁通透性增高**　微血管壁通透性增高时，血浆蛋白可随液体从毛细血管壁滤出，其结果是毛细血管静脉端和微静脉内胶体渗透压下降，而组织间液的胶体渗透压上升，促使水分和溶质滤出，使组织液生成增多，引起水肿。见于缺血缺氧、酸中毒、感染、冻伤、烧伤、昆虫叮咬等。

**4. 淋巴回流受阻**　正常淋巴回流不仅能把多余的液体及其所含的少量蛋白质输送到血液循环中，而且在组织间液生成增多时，还能代偿地加强回流，把增多的组织液排出去，以防止液体在组织间隙过多积聚。在某些病理情况下，阻塞淋巴管干道，使淋巴液回流受阻或不能代偿性加强回流时，含蛋白质的淋巴液就可在组织间隙中积聚而形成淋巴性水肿。常见的原因有淋巴管被丝虫或肿瘤细胞阻塞，淋巴管受肿瘤、瘢痕压迫，手术摘除淋巴结等。

### （二）体内外液体交换平衡失调导致钠、水潴留

正常人体内钠、水的摄入量和排出量处于动态平衡状态，从而维持体液量的相对恒定。肾脏在调节钠、水平衡中起着重要作用。正常时经肾小球滤出的钠、水仅有 0.5%～1% 排出体外，约 99%～99.5% 被肾小管和集合管重吸收，其中 60%～70% 在近曲小管主动吸收；远曲小管和集合管对钠、水的吸收主要受激素的调节。肾小球的滤过与肾小管的重吸收保持动态平衡，称为球－管平衡。某些因素导致球－管平衡失调时，便可引起钠、水潴留，发生全身性水肿。

**1. 肾小球滤过率降低** 当肾小球的滤过率降低，而肾小管的重吸收不相应减少时，就会导致钠、水潴留。肾小球的滤过率降低常见的原因如下。

（1）广泛的肾小球病变 如急、慢性肾小球肾炎时，肾小球的有效滤过面积明显减少，使肾小球的滤过率降低。

（2）肾血流量减少 如充血性心力衰竭、肾病综合征、肝硬化腹水等时，有效循环血量减少，分布到肾的血流量就相应减少；同时继发交感－肾上腺髓质系统、肾素－血管紧张素系统兴奋，使肾小血管收缩，肾小球血流量进一步减少，肾小球滤过率降低。

**2. 近曲小管重吸收钠、水增多** 有效循环血量减少时，近曲小管重吸收钠、水增多，导致钠、水潴留。其发生机制如下。

（1）肾小球滤过分数增加 滤过分数＝肾小球滤过率/肾血浆流量。当充血性心力衰竭或肾病综合征等使有效循环血量减少从而引起肾血流量减少时，由于出球小动脉的收缩比入球小动脉的收缩更为明显，肾小球滤过率相对较高，滤过分数增加。此时由于无蛋白滤液相对增多，经过肾小球后，流入肾小管周围毛细血管的血浆蛋白浓度和血浆胶体渗透压也就相对增高，而管周毛细血管的流体静压下降，这两个因素都促进近曲小管对钠、水的重吸收，导致钠、水潴留。

（2）心房肽分泌减少 当有效循环血量明显减少时，心房的牵张感受器兴奋性降低，心房肽分泌减少，近曲小管对钠、水的重吸收增加，导致钠、水潴留。

**3. 远曲小管和集合管重吸收钠、水增多** 远曲小管和集合管对钠、水的吸收主要受激素的调节。

（1）醛固酮增多 醛固酮的作用是促进远曲小管和集合管重吸收钠，进而引起钠、水潴留。醛固酮增多的原因有：①分泌增加，如充血性心力衰竭、肾病综合征、肝硬化腹水等使有效循环血量减少时，肾小动脉灌注压和肾小球滤过率下降，结果入球小动脉牵张感受器的牵张度减弱，致密斑也因到达的钠量减少而受刺激，从而激活肾素－血管紧张素－醛固酮系统，血中醛固酮浓度增高；②醛固酮灭活减少，如肝功能严重损害时，由于肝对醛固酮的灭活减弱，导致血中醛固酮增多。

（2）抗利尿激素增多 抗利尿激素的作用是提高远曲小管和集合管上皮细胞对水的通透性，从而增加水的重吸收，引起钠、水潴留。抗利尿激素增多的原因有：①有效循环血量减少时，左心房壁和胸腔大血管壁的容量感受器所受的刺激减弱，反射性引起

抗利尿素分泌增加；②肾素－血管紧张素－醛固酮系统被激活后，醛固酮分泌增加，远曲小管和集合管重吸收钠增多，血浆渗透压增高，刺激下丘脑渗透压感受器，使抗利尿激素的分泌和释放增多。

以上是水肿发生的基本机制，但单一因素引起的水肿并不多见。在各种不同类型水肿的发生发展中，往往是多种因素先后或同时发挥作用，同一因素在不同类型水肿的发生发展过程中所居的地位也不相同。在临床医疗实践中，对不同患者要具体分析，选择最适宜的治疗方案。

## 二、常见水肿的类型

### （一）心性水肿

通常将右心衰竭引起的全身性水肿称为心性水肿。

**1. 发生机制**　主要是钠、水潴留和毛细血管流体静压增高。

（1）钠、水潴留　①因心输出量减少，肾血流量减少，肾小球滤过率降低；②肾血流量减少激活肾素－血管紧张素－醛固酮系统；③心输出量减少，肾血流重新分布，滤过分数增加，使肾小管对钠、水的重吸收增加；④因心输出量减少，容量感受器刺激减弱，反射性引起抗利尿激素分泌增多。

（2）毛细血管流体静压增高　①心力衰竭引起体循环淤血，上、下腔静脉回流受阻，导致静脉压增高和毛细血管流体静压增高；②有效循环血量减少，反射性引起小静脉收缩，导致静脉压增高和毛细血管流体静压增高；③钠、水潴留使血容量增多，从而引起毛细血管流体静压增高。

（3）其他因素　长期肝淤血使肝合成蛋白质功能下降，导致血浆胶体渗透压降低；毛细血管流体静压增高使淋巴回流受阻等。

**2. 临床特点**　心性水肿的主要特征是皮下水肿，一般先出现于身体低垂部。在坐、立位时，以内踝和胫前区较明显；若卧床日久，则以骶部最明显。水肿可波及躯体各部，严重时还可有腹水、胸水和心包积水等。

### （二）肾性水肿

原发性肾功能障碍引起的全身性水肿，称为肾性水肿。可分肾病性水肿和肾炎性水肿。

**1. 发生机制**

（1）肾病性水肿　由肾病综合征引起。由于肾小球毛细血管基膜损伤，大量蛋白随尿排出使血浆胶体渗透压降低引起全身性水肿。

（2）肾炎性水肿　由急、慢性肾小球肾炎引起。急性肾小球肾炎时由于肾小球增生性病变使肾小球有效滤过面积明显下降，滤过率显著下降，导致钠、水潴留；慢性肾小球肾炎晚期，由于正常肾单位明显减少、肾性高血压引起的心力衰竭、长期蛋白尿所致的低蛋白血症等引起全身性水肿。

**2. 临床特点** 肾性水肿的主要特征是晨起眼睑或面部等组织疏松的部位出现水肿，随后扩展到其他部位。严重时还可有腹水、胸水。

### （三）肝性水肿

肝原发性疾病引起的体液异常积聚，称为肝性水肿。

**1. 发病机制** 常见于肝硬化、重型病毒性肝炎等。

（1）肝静脉回流受阻 肝硬化时，肝静脉回流受阻，肝窦内压升高，液体滤出至肝组织间隙，经肝表面滴入腹腔而形成腹水。

（2）门静脉高压 门静脉高压时，肠系膜毛细血管流体静压增高，液体由毛细血管滤出明显增多，导致肠壁水肿并滤入腹腔参与腹水的形成。

（3）血浆胶体渗透压降低 由于肝合成蛋白减少、胃肠道消化吸收功能障碍等所致。

（4）钠、水潴留 ①腹水形成后，有效循环血量减少，肾小球滤过率降低；②继发性醛固酮、抗利尿素等增多。肝灭活醛固酮、抗利尿素减少，使肾小管对钠、水的重吸收增加。

**2. 临床特点** 肝性水肿的主要表现为腹水，少数表现为下肢或下垂部位水肿。严重者还伴有胸水。大量腹水形成时，腹部膨隆，腹部皮肤紧张发亮，状如蛙腹；腹腔内压过高时可发生肠疝，还可妨碍膈肌运动而影响呼吸。

## 三、水肿的特点及其对机体的影响

### （一）水肿的特点

**1. 水肿液的性状** 水肿液来自血浆液体成分，含有血浆的全部晶体成分，蛋白质的含量及比例则视水肿的原因而异，主要取决于微血管通透性是否增高及增高程度。临床上习惯把比重低于 1.018 的水肿液称漏出液，比重高于 1.018 的称渗出液，后者即指炎性渗出液。但也有例外，淋巴水肿时虽微血管通透性不增高，水肿液比重可不低于渗出液。

**2. 水肿的病理变化特点** 水肿器官的体积增大，重量增加，颜色苍白，弹性降低，剖开有液体流出。皮下水肿是全身或躯体局部水肿的重要体征。当皮下组织有过多体液积聚时，皮肤肿胀，皱纹变浅，用手指按压可能有凹陷，称为凹陷性水肿，又称显性水肿。全身性水肿患者在出现显性水肿出现前，组织间隙已有过量液体积聚，并可达原体重的 10%，称为隐性水肿。可见体重能敏感地反映细胞外液容量的变化。因而动态检测体重的增减，是观察水肿消长最有价值的指标，它比观察皮肤凹陷体征更敏感。

### （二）水肿对机体的影响

除炎性水肿具有稀释毒素、阻碍细菌扩散、运输抗体等抗损伤作用外，其他水肿对机体都有不同程度的损害。

**1. 细胞组织营养不良**　水肿液大量积聚使组织间隙扩大，可致细胞与毛细血管的距离延长，组织细胞获取的营养物质减少，从而影响组织细胞的代谢，因此，发生水肿的组织功能降低，免疫力减弱，易合并感染，导致创伤不易愈合。

**2. 水肿对器官组织功能活动的影响**　取决于水肿的原因、部位、程度、发生速度及持续时间。急性水肿因来不及适应或代偿，比慢性水肿引起的机能障碍更加严重。若发生在重要器官，则可造成严重后果，如肺水肿引起呼吸困难；心包和胸腔积水压迫心、肺；喉头水肿引起气道阻塞，严重者窒息死亡；脑水肿引起颅内压升高，甚至脑疝致死。

## 小 结

水、钠代谢紊乱是临床常见的病理过程，根据体液容量的变化，水、钠代谢紊乱可分为脱水和水中毒。脱水是指体液容量明显减少，根据水和钠丢失的比例及细胞外液渗透压的不同，分为高渗性脱水、低渗性脱水和等渗性脱水。高渗性脱水的主要特征是失水多于失钠，细胞外液高渗，以细胞内液丢失为主；低渗性脱水的主要特征是失钠多于失水，细胞外液低渗，以细胞外液丢失为主；等渗性脱水的主要特征是水与钠按比例丢失，细胞外液等渗，细胞外液减少，细胞内液变化不大。水中毒是指过多水分在体内潴留，细胞内、外液容量均增多而渗透压均降低。

钾代谢紊乱主要是指细胞外液中钾离子浓度的异常变化，包括低钾血症和高钾血症。钾代谢紊乱时，神经、肌肉的兴奋性、心肌的电生理特性等都会受到影响，严重时可危及患者生命，应及时予以纠正。

水肿是指体液在组织间隙或体腔中积聚过多。水肿的发生机制有两大方面：一是血管内外液体交换失衡导致组织间液增多，二是体内外液体交换平衡失调导致钠、水潴留。在各种不同类型的水肿发生发展中，往往是多种因素共同作用的结果。除炎性水肿具有稀释毒素、阻碍细菌扩散、运输抗体等抗损伤作用外，其他水肿对机体都有不同程度的不利影响，后果取决于水肿的原因、部位、程度、发生速度及持续的时间。

# 综合测试

## 一、A1型题

1. 高渗性脱水时丢失的体液主要是
　　A. 细胞外液　　　　　　　　B. 细胞内液　　　　　　　C. 血浆
　　D. 组织间液　　　　　　　　E. 细胞内液和细胞外液
2. 低渗性脱水时丢失的体液主要是
　　A. 细胞外液　　　　　　　　B. 细胞内液　　　　　　　C. 血浆
　　D. 组织间液　　　　　　　　E. 细胞内液和细胞外液

3. 水中毒时增多的体液主要是
　　A. 细胞外液　　　　　　B. 细胞内液　　　　　C. 血浆
　　D. 组织间液　　　　　　E. 细胞内液和细胞外液

4. 短期内大量丢失小肠液首先出现
　　A. 高渗性脱水　　　　　B. 低渗性脱水　　　　C. 等渗性脱水
　　D. 低钠血症　　　　　　E. 高钾血症

5. 高钾血症对机体最大的危害是
　　A. 低血糖　　　　　　　B. 心肌收缩力减弱　　C. 骨骼肌麻痹
　　D. 酸中毒　　　　　　　E. 心室纤颤和心搏骤停

6. 低钾血症患者的主要死亡原因是
　　A. 呼吸肌麻痹　　　　　B. 心肌麻痹　　　　　C. 肠麻痹
　　D. 中枢神经系统抑制　　E. 碱中毒

7. 静脉输入大量库存的血液易导致
　　A. 高钠血症　　　　　　B. 低钠血症　　　　　C. 低钾血症
　　D. 高钾血症　　　　　　E. 低镁血症

8. 下列哪项因素不会导致血管内外液体交换失衡
　　A. 毛细血管血压升高　　B. 血浆胶体渗透压下降
　　C. 毛细血管壁通透性增加　　D. 肾小球滤过率增加
　　E. 淋巴回流受阻

9. 肾病综合征引起水肿的主要机制在于
　　A. 毛细血管壁通透性增大　　B. 淋巴回流障碍
　　C. 原发性钠、水潴留　　D. 血浆胶体渗透压降低
　　E. 毛细血管流体静压升高

10. 心性水肿患者毛细血管流体静压增高的直接因素是
　　A. 肝合成白蛋白减少　　B. 体循环静脉淤血　　C. 淋巴回流障碍
　　D. 肾小球滤过率减少　　E. 醛固酮与 ADH 分泌过多

11. 水肿首先出现于身体下垂部，可能是
　　A. 肺水肿　　　　　　　B. 心性水肿　　　　　C. 肝性水肿
　　D. 肾炎性水肿　　　　　E. 肾病性水肿

12. 容易较早引起低血容量性休克的是
　　A. 高渗性脱水　　　　　B. 低渗性脱水　　　　C. 等渗性脱水
　　D. 水中毒　　　　　　　E. 水肿

二、A2型题

13. 患者，女，48 岁。因肠梗阻住院手术，术后禁食，并连续做胃肠减压 7 天，共抽吸液体 2200mL，每日静脉点滴葡萄糖盐水。术后 2 周，出现精神不振，乏力，嗜睡，四肢瘫软。患者出现这些症状的原因可能是

A. 高钠血症      B. 低钠血症      C. 低钙血症

D. 低钾血症      E. 高钾血症

14. 男性，37 岁，急性肾功能衰竭少尿期。应用青霉素钾盐后，出现四肢无力，腱反射减弱，心率减慢，心律不齐，血清钾 7.5mmol/L，血清钠 145mmol/L。该患者出现的电解质紊乱是

A. 高钠血症      B. 低钠血症      C. 低钙血症

D. 低钾血症      E. 高钾血症

## 三、A3型题

（15～16题共用题干）

患者，男，55 岁。因食管癌吞咽困难 1 个多月，口干舌燥，极度口渴，尿量少、色深，血压正常。

15. 该患者出现的水、电解质代谢紊乱是

A. 高渗性脱水      B. 低渗性脱水      C. 等渗性脱水

D. 水中毒      E. 水肿

16. 对该患者的补液的原则是

A. 补 0.5% 的葡萄糖      B. 补 0.9% 的氯化钠

C. 先补 3% 的氯化钠，后补 5% 的葡萄糖

D. 先补 5% 的葡萄糖，后补 0.9% 的氯化钠

E. 先补 50% 的葡萄糖，后补 0.9% 的氯化钠

# 第七章　酸碱平衡紊乱

【学习目标】

1. 了解酸碱平衡的调节方式，熟悉常用指标及其意义。
2. 熟悉单纯型酸碱平衡紊乱的原因、代偿方式及对机体的影响。

机体内环境中体液酸碱度的相对恒定是组织细胞进行正常代谢和生命活动的基本条件。体液的酸碱度取决于 $H^+$ 的浓度，通常用 pH 值来表示。正常人体 pH 值保持在 $7.35 \sim 7.45$ 的弱碱范围内，平均值为 7.40。尽管机体在代谢过程中不断生成酸性或碱性物质，也会经常摄取一些酸性或碱性食物和药物，但依靠血液缓冲系统以及肺和肾的调节功能，动脉血 pH 值仍然稳定在正常范围内。这种机体通过调节，维持体液酸碱度相对稳定的过程称为酸碱平衡（acid–base balance）。

在病理情况下，机体虽然对酸碱负荷有较强的缓冲和调节能力，但如果体内酸碱超负荷、严重不足或机体调节机制障碍，则导致体液内环境酸碱度稳定性被破坏，形成酸碱平衡紊乱（acid–base disturbance）。

## 第一节　酸碱平衡的调节

### 一、酸与碱的概念

在一个化学反应中，能释放 $H^+$ 的化学物质为酸，能接受 $H^+$ 的化学物质为碱。体内常见的酸有 $H_2CO_3$、$HCl$、$H_2SO_4$ 等；体内常见的碱有 $HCO_3^-$、$OH^-$、$SO_4^{2-}$ 等。

### 二、体内酸碱物质的来源

体液中的酸性物质主要由组织细胞在物质代谢过程中产生。在普通膳食条件下，酸性物质的产生量远远多于碱性物质。

## （一）酸性物质的来源

体内酸性物质很多，根据其特性主要分为挥发酸和固定酸。

**1. 挥发酸** 机体在代谢过程中产生最多的酸性物质是 $H_2CO_3$。糖、脂肪和蛋白质在体内分解氧化成水和 $CO_2$，两者结合生成 $H_2CO_3$。$H_2CO_3$ 可以释放出 $H^+$，也可解离成 $CO_2$ 通过肺呼出体外，故称挥发酸，是酸碱平衡的呼吸性因素。

**2. 固定酸** 不能由肺呼出而只能经肾随尿排出的酸，称为固定酸。体内固定酸是在糖、脂肪、蛋白质分解代谢过程中产生的。

## （二）碱性物质的来源

一般膳食时机体酸的生成多于碱，为维持酸碱平衡，机体除了要不断排酸外，体内还必须通过代谢不断生成碱。机体碱性物质主要来源于蔬菜和水果中的有机酸盐在体内代谢过程中生成的碱性物质。

## 三、酸碱平衡的调节机制

要维持体液的正常酸碱度，机体必须通过中和或排除体内多余的酸或碱。正常机体存在着精细的酸碱平衡调节机制，主要是通过血液缓冲系统、肺和肾对酸碱平衡进行调节。

### （一）血液缓冲系统的调节作用

血液缓冲系统对细胞外液的缓冲起主要作用，是由弱酸及其相对应的碱构成的缓冲体系维持体液 $H^+$ 浓度稳定的混合溶液。主要分为血浆缓冲系统和红细胞内缓冲系统，包括 $HCO_3^-/H_2CO_3$、$Na_2HPO_4/NaH_2PO_4$、$Pr^-/HPr$、$Hb^-/HHb$、$HbO_2^-/HHbO_2$ 等。其中以血浆碳酸氢盐缓冲系统和红细胞内血红蛋白缓冲系统为主，特别是碳酸氢盐缓冲能力最强。细胞外液的 pH 值主要取决于 $HCO_3^-/H_2CO_3$ 的比值，正常时两者比值为 20/1，血浆 pH 值为 7.4。

### （二）肺的调节作用

肺是通过改变呼吸运动的频率和幅度参与酸碱平衡的调节。通过控制 $CO_2$ 的排出量，调节血浆 $H_2CO_3$ 浓度，来维持血浆 $HCO_3^-/H_2CO_3$ 的比值保持在 20/1。受动脉血二氧化碳分压（$PaCO_2$）升高的影响，刺激中枢和外周化学感受器，使呼吸加深、加快，$CO_2$ 排出增多，血中 $H_2CO_3$ 含量减少；反之，$PaCO_2$ 降低，呼吸变浅、变慢，$CO_2$ 排出减少，血中 $H_2CO_3$ 含量增多。

### （三）肾的调节作用

肾主要是通过排出过多的酸或碱来调节血浆中 $HCO_3^-$ 浓度，以维持血浆 pH 值在正常范围内。肾主要针对固定酸进行调节，可排氢保碱，维持 $HCO_3^-$ 的浓度。

### （四）细胞内外离子交换的调节作用

主要通过 $H^+-K^+$、$H^+-Na^+$、$Na^+-K^+$，$Cl^--HCO_3^-$ 等离子交换进行，从而缓冲细胞外液的 $H^+$ 浓度，以在红细胞、肌细胞和骨组织中发挥的作用最大。

机体通过以上四个方面，共同维持了体液酸碱度的正常。但这些调节是有限度的，当机体的酸碱变化超过了机体调节的能力或调节机制出现障碍时，机体就处于酸碱失衡状态。

## 第二节　反映酸碱平衡状况的指标及其意义

### 一、pH值

pH 值是指血液中 $H^+$ 浓度的负对数，是表示血液酸碱度的指标。正常人动脉血 pH 值为 7.35～7.45，平均值 7.40。pH 值的变化可直接判断酸碱平衡紊乱的性质和严重程度。若 pH 值＜ 7.35 为酸中毒，pH 值＞ 7.45 为碱中毒。但动脉血 pH 值本身不能区分酸碱平衡紊乱的类型，不能确定是呼吸性还是代谢性，必须结合其他指标进行综合分析才能做出正确判断。

### 二、动脉血二氧化碳分压（$PaCO_2$）

$PaCO_2$ 是指血浆中呈物理溶解状态的 $CO_2$ 分子产生的张力。正常人 $PaCO_2$ 在 33 ～ 46mmHg（4.39 ～ 6.25kPa），平均值为 40mmHg（5.32kPa）。机体产生的 $CO_2$ 由肺排出，肺的通气状态直接决定 $PaCO_2$ 的大小。$PaCO_2$ 是判断呼吸性酸碱平衡紊乱的重要指标。当 $PaCO_2$ 升高，见于呼吸性酸中毒或代谢性碱中毒；$PaCO_2$ 降低，见于呼吸性碱中毒或代谢性酸中毒。

### 三、标准碳酸氢盐（SB）和实际碳酸氢盐（AB）

标准碳酸氢盐（SB）是指全血在标准条件下（温度 38℃、血氧饱和度为 100%、$PaCO_2$ 为 40mmHg）测得的血浆 $HCO_3^-$ 含量。正常值为 22 ～ 27mmol/L，平均为 24mmol/L。因排除了呼吸因素的影响，故 SB 是判断代谢性酸碱平衡紊乱的指标。

实际碳酸氢盐（AB）是指隔绝空气的血液标本，在实际 $PaCO_2$、温度和血氧饱和度的条件下测得的血浆 $HCO_3^-$ 含量。AB 受呼吸和代谢两方面因素的影响。

正常 $PaCO_2$ 为 40mmHg 时，AB ＝ SB。若 AB ＞ SB，见于呼吸性酸中毒或代谢性碱中毒；若 AB ＜ SB，见于呼吸性碱中毒或代谢性酸中毒；AB、SB 均降低，见于代谢性酸中毒；AB、SB 均升高，见于代谢性碱中毒。

### 四、缓冲碱（BB）

血液中具有缓冲作用的碱性物质的总和，包括 $HCO_3^-$、$Pr^-$、$Hb^-$ 等。常以氧饱和的全血测定，正常值为 45～52mmol/L，平均为 48mmol/L。BB 是反映代谢性因素的指标，BB 减少见于代谢性酸中毒，BB 增多见于代谢性碱中毒。

## 五、碱剩余（BE）

在标准条件下（温度 38℃、血氧饱和度为 100%、$PaCO_2$ 为 40 mmHg），用酸或碱滴定全血标本至 pH7.40 时所需的酸或碱的量（mmol/L）。BE 正常值为 0±3 mmol/L，其不受呼吸性因素的影响，是代谢性酸碱平衡紊乱的指标。代谢性酸中毒时，BE 负值（–BE）增加；代谢性碱中毒时，BE 正值（+BE）增加。

# 第三节　单纯性酸碱平衡紊乱

## 一、代谢性酸中毒

代谢性酸中毒（metabolic acidosis）是以血浆中 $HCO_3^-$ 原发性减少为特征的酸碱平衡紊乱，是临床上最常见的一种酸碱平衡紊乱。由于代谢性因素 $HCO_3^-$ 减少，使 pH 值、AB、SB、BB 均降低，BE 负值增大。

### （一）原因与机制

**1.$HCO_3^-$ 直接丢失过多**　严重的腹泻、肠道和胆道瘘管、肠道持续引流等引起含大量 $HCO_3^-$ 的碱性消化液丢失；肾小管性酸中毒及长期使用碳酸酐酶抑制剂等使大量 $HCO_3^-$ 随尿丢失。

**2.$HCO_3^-$ 缓冲丢失**　由于体内酸性物质过多而使 $HCO_3^-$ 被大量缓冲而减少，常见于：①固定酸产生过多，如各种原因引起组织缺氧使机体产生大量乳酸导致乳酸酸中毒，糖尿病、酒精中毒时引起的酮症酸中毒；②摄入过多的酸性物质，如过量服用乙酰水杨酸、含氯盐类等药物；③固定酸排出障碍，肾是排出固定酸的主要器官，严重肾功能障碍及大量使用碳酸酐酶抑制剂时，肾丢失 $HCO_3^-$ 可引起代谢性酸中毒。

**3. 高钾血症**　血 $K^+$ 增高使细胞内外 $H^+$-$K^+$ 交换增强，导致细胞内 $H^+$ 减少，细胞外 $H^+$ 增多，出现代谢性酸中毒；另外肾小管上皮细胞内 $K^+$ 增多，泌 $H^+$ 减少，尿液呈碱性。

### （二）机体的代偿作用

**1. 血液的缓冲作用**　代谢性酸中毒时，血浆中 $H^+$ 增多，$HCO_3^-$ 及其他缓冲碱因缓冲作用不断被消耗，pH 值、AB、SB、BB 均降低，BE 负值增大。

**2. 肺的代偿调节**　血 $H^+$ 浓度增加，反射性兴奋呼吸中枢，使呼吸加深、加快，排出大量 $CO_2$，使 $PaCO_2$ 和 $H_2CO_3$ 浓度降低，$HCO_3^-$/$H_2CO_3$ 比值趋于正常。肺的代偿调节作用非常迅速，一般在酸中毒后数分钟内即可出现深快呼吸。

**3. 肾的代偿调节** 代谢性酸中毒时，肾主要通过促进肾小管泌 $H^+$ 和排 $NH_4^+$，以及重吸收 $HCO_3^-$，使 $HCO_3^-$ 在血浆中浓度有所增高。肾的代偿调节较慢，一般在酸中毒后 $3 \sim 5$ 天才发挥最大效应。

通过上述代偿调节，使血浆 $HCO_3^-/H_2CO_3$ 比值能维持于 20/1，血 pH 值在正常范围内，为代偿性代谢性酸中毒。如虽通过代偿，$HCO_3^-/H_2CO_3$ 的比值仍低于 20/1，血 pH 值<7.35，为失代偿性代谢性酸中毒。

### （三）对机体的影响

**1. 心血管系统功能障碍** 代谢性酸中毒时，由于 $H^+$ 浓度升高，可使心血管系统发生以下变化：①抑制心肌收缩，心排血量减少；②引起血钾升高，导致心律失常；③可降低外周血管对儿茶酚胺的敏感性，引起外周血管扩张，微循环障碍，血压可轻度下降。

**2. 中枢神经系统抑制** 代谢性酸中毒时，中枢神经系统功能障碍，患者主要表现为乏力、反应迟钝、嗜睡等，严重者可出现昏迷，甚至死亡。

**3. 骨的变化** 慢性肾功能障碍伴代谢性酸中毒时，由于机体不断从骨中释放骨盐，可延迟骨骼生长发育，引起纤维性骨炎、佝偻病和骨软化症。

### （四）防治原则

积极防止和去除引起代谢性酸中毒的病因，是治疗的根本措施。发生代谢性酸中毒后，针对病情补充碱性药物，如碳酸氢钠、乳酸钠等，首选碳酸氢钠；同时注意纠正水、电解质紊乱，恢复有效循环血量，维持正常肺功能和肾功能。

【病例分析】

患者，男，56 岁，糖尿病 10 余年，突发昏迷入院。入院检查呈昏睡状，呼吸深快，实验室检查：血糖 300mg/dL，尿糖（++++），尿酮体强阳性，血 pH7.0，$PaCO_2$ 16mmHg，AB 4mmol/L，BE−25mmol/L。

思考：该患者有何酸碱平衡紊乱？根据是什么？应如何防治？

## 二、呼吸性酸中毒

呼吸性酸中毒（respiratory acidosis）是指由血浆 $H_2CO_3$ 浓度原发性增高而引起的酸碱平衡紊乱。由于血浆 $H_2CO_3$ 原发性增高，$PaCO_2$ 增大，$HCO_3^-$ 继发性增高，AB、SB、BB 均升高，有 $CO_2$ 潴留，AB＞SB，BE 正值增大。

### （一）原因与机制

引起呼吸性酸中毒的原因主要是由于 $CO_2$ 排出障碍或 $CO_2$ 吸入过多，特别是呼吸系统疾病引起的肺通气功能降低而致 $CO_2$ 排出受阻所致。

**1. $CO_2$ 排出障碍** 常见于呼吸中枢抑制、呼吸道阻塞、呼吸肌麻痹、胸廓以及肺部病变等导致肺通气不足或呼吸停止，$CO_2$ 体内潴留，引起呼吸性酸中毒。

**2.$CO_2$ 吸入过多** 常见于通风不畅、人群聚集等 $CO_2$ 浓度过高的环境，使机体吸入过多的 $CO_2$。

### （二）机体的代偿作用

呼吸性酸中毒主要由呼吸系统功能障碍引起，肺的代偿调节往往不能发挥作用。因此，呼吸性酸中毒时，机体主要通过以下两种方式代偿。

**1.细胞内外离子交换和细胞内缓冲** 急性呼吸性酸中毒主要依靠这种方式进行代偿调节。体内潴留的 $CO_2$ 与 $H_2O$ 作用产生 $H_2CO_3$，解离成 $H^+$ 和 $HCO_3^-$。$H^+$ 被血红蛋白缓冲，$HCO_3^-$ 进入血浆，与 $Cl^-$ 交换，使血中 $HCO_3^-$ 升高。由于此种代偿方式能力有限，急性呼吸性酸中毒常常是失代偿性的。

**2.肾的代偿调节** 慢性呼吸性酸中毒主要通过肾的代偿调节。此时由于肾排酸保碱功能增强，重吸收 $HCO_3^-$ 增加，血浆中 $HCO_3^-$ 含量出现代偿性升高。

通过上述代偿调节，如血浆 $HCO_3^-/H_2CO_3$ 的比值能维持在 20/1，血 pH 值在正常范围，为代偿性呼吸性酸中毒。如代偿不足，$HCO_3^-/H_2CO_3$ 的比值降低，血 pH 值下降（$< 7.35$），为失代偿性呼吸性酸中毒。

### （三）对机体的影响

**1.心血管系统功能障碍** 与代谢性酸中毒相似，由于 $H^+$ 浓度升高，可引起微循环障碍、心律失常、心肌收缩力下降等。

**2.中枢神经系统功能障碍** 对中枢神经系统的影响往往比代谢性酸中毒更为明显，尤其是急性呼吸性酸中毒时，由于血液中潴留的大量 $CO_2$ 能迅速通过血－脑屏障，使脑血管明显扩张，颅内压升高，患者可出现精神错乱、定向障碍、嗜睡甚至昏迷等表现。

### （四）防治原则

针对呼吸系统疾病的发病环节，积极防治原发病和去除病因，改善通气障碍，使蓄积的 $CO_2$ 排出；适当应用碱性药物，维护中枢神经系统和心脏功能，改善供氧。

## 三、代谢性碱中毒

代谢性碱中毒（metabolic alkalosis）是以血浆 $HCO_3^-$ 浓度原发性增高为特征的酸碱平衡紊乱。由于代谢性因素 $HCO_3^-$ 增高，使 pH 值、AB、SB、BB 均升高，BE 正值增大。

### （一）原因与机制

**1.酸性物质丢失过多** 主要是从消化道丢失胃液和经肾丢失。如严重呕吐、胃肠引流等使 $H^+$ 丢失过多，肠液中的 $HCO_3^-$ 被吸收入血；长期使用利尿剂及激素等，促使 $H^+$ 排出、$HCO_3^-$ 重吸收增加。

**2.碱性物质摄入过多** 常见于消化性溃疡患者服用过多的碱性药物或静脉输入大量库存血。

**3. 低钾血症** 由于血钾降低，细胞内外 $H^+$–$K^+$ 交换增加，细胞外液 $H^+$ 进入细胞内；同时肾小管上皮细胞泌 $H^+$ 增加，$HCO_3^-$ 重吸收增强而发生代谢性碱中毒。

### （二）机体的代偿作用

**1. 细胞内外离子交换和血液缓冲** 碱中毒时，通过细胞内外离子交换，细胞内 $H^+$ 外移补充细胞外液 $H^+$ 的不足，细胞外 $K^+$ 进入细胞内，常伴有低钾血症。血液对碱中毒的缓冲调节能力有限。

**2. 肺的代偿调节** 由于血浆 $HCO_3^-$ 增高，pH 值升高，抑制呼吸中枢兴奋性，呼吸变浅、变慢，$CO_2$ 排出减少，使血浆 $H_2CO_3$ 含量和 $PaCO_2$ 代偿性增高。

**3. 肾的代偿调节** 血中 $H^+$ 减少、pH 值升高，肾的排酸保碱功能减弱，$HCO_3^-$ 重吸收减少，使血浆 $HCO_3^-$ 含量下降，尿液呈碱性；但由低血钾引起碱中毒，因肾泌氢增多，尿液呈酸性，为反常性酸性尿。

通过上述代偿，血浆 $HCO_3^-$ 与 $H_2CO_3$ 的比值能维持在 20/1，pH 值不变，为代偿性代谢性碱中毒。若代偿不足，pH > 7.45，为失代偿性代谢性碱中毒。

### （三）对机体的影响

**1. 中枢神经系统** 严重的代谢性碱中毒时，由于中枢抑制性神经递质合成减少，患者可出现烦躁不安、精神错乱、谵妄等表现。

**2. 神经肌肉的影响** 严重的急性碱中毒时，pH 值升高使血浆游离的 $Ca^{2+}$ 浓度降低，神经肌肉的兴奋性增高，患者可出现面部和肢体肌肉的抽动，手足搐搦甚至惊厥等表现。

**3. 低钾血症** 碱中毒时，细胞内外 $H^+$–$K^+$ 交换和肾排钾增多，常伴有低钾血症，严重时可出现心律失常、肌肉麻痹等表现。

### （四）防治原则

积极治疗原发病，消除引起碱中毒的原因；根据发病机制合理选用药物纠正碱中毒，如轻症患者可输入生理盐水或葡萄糖盐水，对缺钾症状较重的患者可选择补充氯化钾。

## 四、呼吸性碱中毒

呼吸性碱中毒（respiratory alkalosis）是以血浆 $H_2CO_3$ 浓度原发性降低为特征的酸碱平衡紊乱。由于血浆 $H_2CO_3$ 原发性降低，$PaCO_2$ 减少，AB、SB、BB 均降低，AB < SB，BE 负值增大。

### （一）原因与机制

引起呼吸性碱中毒的基本环节是肺通气过度，$CO_2$ 排出过多，使血浆 $H_2CO_3$ 浓度降低所致。常见于癔症发作、高热、甲亢、颅脑损伤、低张性缺氧、人工呼吸机使用不当等造成的通气过度。

### （二）机体的代偿作用

1. **细胞内外离子交换和细胞内缓冲**　急性呼吸性碱中毒主要依靠这种方式进行代偿调节。血浆 $H_2CO_3$ 浓度迅速降低，$HCO_3^-$ 浓度相对升高，$H^+$ 移至细胞外液并与 $HCO_3^-$ 结合，使血浆中 $HCO_3^-$ 浓度下降，$H_2CO_3$ 浓度升高。由于此种代偿方式能力有限，急性呼吸性碱中毒常常是失代偿性的。

2. **肾的代偿调节**　慢性呼吸性碱中毒主要通过肾进行代偿调节。此时由于肾小管上皮细胞泌 $H^+$ 减少，泌 $NH_3$ 减少，重吸收 $HCO_3^-$ 减少，使血浆中 $HCO_3^-$ 浓度出现代偿性降低。

通过代偿调节，$HCO_3^-/H_2CO_3$ 的比值能维持在 20/1，pH 值不变，为代偿性呼吸性碱中毒。如代偿不全，pH 值升高（＞7.45），则为失代偿性呼吸性碱中毒。

### （三）对机体的影响

与代谢性碱中毒相似，由于 $PaCO_2$ 降低引起脑血管收缩和脑血液量减少，患者可出现头痛、头晕，甚至意识障碍等症状；pH 值升高使血浆中游离的 $Ca^{2+}$ 浓度降低，患者可出现面部和肢体肌肉的抽动，手足搐搦甚至惊厥等症状；细胞内外 $H^+\text{-}K^+$ 交换和肾排钾增多，导致低钾血症。

### （四）防治原则

积极治疗原发病，消除引起通气过度的原因，如针对病因选择解热镇痛药，精神性通气过度患者应用镇静剂等；对急性呼吸性碱中毒患者可吸入含 $5\%CO_2$ 的混合气体，或用纸袋罩于患者口鼻使其吸入呼出的气体（含 $CO_2$ 多），以提高血浆 $H_2CO_3$ 浓度。

## 第四节　混合性酸碱平衡紊乱

混合性酸碱平衡紊乱（mixed acid-base disturbance）是指同一患者有两种或两种以上的单纯性酸碱平衡紊乱存在。从类型上分为二重性和三重性酸碱平衡紊乱，从酸碱性质上又分为酸碱一致型和酸碱混合型酸碱平衡紊乱。

### 一、二重性酸碱一致型酸碱平衡紊乱

1. **呼吸性酸中毒合并代谢性酸中毒**　常见于心跳、呼吸骤停患者，呼吸衰竭合并糖尿病患者，慢性阻塞性肺疾病并发中毒性休克患者。因 $CO_2$ 潴留引起的呼吸性酸中毒伴有固定酸产生过多引起的代谢性酸中毒。血浆 pH 值降低，$PaCO_2$ 升高，$HCO_3^-$ 浓度降低，AB、SB、BB 均降低，AB＞SB。

2. **呼吸性碱中毒合并代谢性碱中毒**　常见于高热伴剧烈呕吐患者；通气增强患者（如妊娠中毒症、肝衰、颅脑外伤等）合并呕吐、胃肠引流或利尿剂使用不当等情况。

因 $CO_2$ 排出过多引起的呼吸性碱中毒伴有体内酸丢失过多或碱性物质来源增多引起的代谢性碱中毒。血浆 pH 值升高，$PaCO_2$ 降低，$HCO_3^-$ 浓度升高，AB、SB、BB 均升高，AB＜SB。

**【病例分析】**

某冠心病继发心力衰竭患者，服用地高辛及利尿药数月。血气分析和电解质测定显示：pH7.59，$PaCO_2$ 30mmHg（3.99kPa），$HCO_3^-$ 28mmol/L。

思考：试分析该患者发生了何种酸碱平衡紊乱？

## 二、二重性酸碱混合型酸碱平衡紊乱

**1. 呼吸性酸中毒合并代谢性碱中毒** 常见于慢性阻塞性肺疾病患者伴有呕吐；慢性肺源性心脏病患者，未改善通气之前，过急过度人工通气或大量使用利尿剂时。因呼吸性和代谢性因素的改变，血浆 pH 值变动不大，可以正常、升高或降低，$PaCO_2$ 和 $HCO_3^-$ 浓度均升高，AB、SB、BB 均升高，BE 正值增大。

**2. 代谢性酸中毒合并呼吸性碱中毒** 常见于慢性肝病、高血氨并发肾功能衰竭；糖尿病、肾功能衰竭和感染性休克患者伴有发热时。因呼吸性和代谢性因素的改变，血浆 pH 值变动不大，可以正常、升高或降低，$PaCO_2$ 降低，$HCO_3^-$ 浓度升高，AB、SB、BB 均升高。

**3. 代谢性酸中毒合并代谢性碱中毒** 常见于剧烈呕吐合并严重腹泻；糖尿病或肾功能衰竭患者伴剧烈呕吐。因导致血浆 $HCO_3^-$ 升高或降低的因素同时存在，血浆 pH 值、$PaCO_2$、$HCO_3^-$ 的变化取决于何种酸碱紊乱占优势。

## 三、三重性酸碱混合型酸碱平衡紊乱

三重性酸碱混合型酸碱平衡紊乱仅有呼吸性酸中毒合并代谢性酸中毒和代谢性碱中毒，以及呼吸性碱中毒合并代谢性酸中毒和代谢性碱中毒两种类型。由于两种代谢性酸碱平衡紊乱各自有程度上差异，血浆 pH 值、$PaCO_2$、$HCO_3^-$ 的变化仍取决于何种酸碱平衡紊乱占优势。

混合性酸碱平衡紊乱的情况比较复杂，必须充分了解病情、综合检测相关指标，动态分析病情，才能准确地作出判断，采取正确的措施，取得满意的效果。

## 小 结

机体内环境中体液酸碱度的相对恒定是组织细胞进行正常代谢和生命活动的基本条件。正常人体酸碱度取决于 $H^+$ 的浓度，用 pH 值来表示，pH 值一般为 7.35 ～ 7.45，平均值 7.40。正常机体虽然不断地摄取和生成酸性及碱性物质，但通过血液缓冲系统、肺和肾的调节功能以及细胞内外的离子交换，仍维持着体液酸碱度相对恒定。在病理情况下，如果体内酸碱超负荷、严重不足或调节机制障碍，则导致酸碱平衡紊乱。临床上常用 pH 值、$PaCO_2$、AB、SB、BB 和 BE 等指标判断机体酸碱平衡紊乱的类型。

由 $HCO_3^-$ 降低或 $H_2CO_3$ 增高引起的酸碱平衡紊乱为酸中毒；由 $HCO_3^-$ 增高或 $H_2CO_3$ 降低引起的酸碱平衡紊乱为碱中毒。由 $HCO_3^-$ 原发性降低引起的酸碱平衡紊乱称为代谢性酸中毒；而由 $HCO_3^-$ 原发性增高引起的酸碱平衡紊乱称为代谢性碱中毒。由 $H_2CO_3$ 原发性增高引起的酸碱平衡紊乱称为呼吸性酸中毒；而由 $H_2CO_3$ 原发性降低引起的酸碱平衡紊乱称为呼吸性碱中毒。如果在同一患者体内有两种或两种以上的酸碱平衡紊乱同时存在，则称为混合性酸碱平衡紊乱。

在发生酸、碱中毒时，虽然血浆中 $HCO_3^-$ 和 $H_2CO_3$ 的含量发生了改变，但机体通过各种代偿机制调节，使血浆中 $HCO_3^-/H_2CO_3$ 两者浓度的比值仍维持在 20/1、pH值也在正常范围，则为代偿状态，否则为失代偿状态。酸碱平衡紊乱发生后可引起心、脑等器官功能障碍，还可引起电解质紊乱等。

# 综合测试

## 一、A1型题

1. 血液缓冲系统中作用最强的缓冲对是
   A. $HCO_3^-/H_2CO_3$     B. $Na_2HPO_4/NaH_2PO_4$     C. $Pr^-/HPr$
   D. $Hb^-/HHb$     E. $HbO_2^-/HHbO_2$

2. 下列哪项是判断酸碱平衡紊乱代谢性因素的指标
   A. pH     B. $PaCO_2$     C. SB
   D. AB     E. $PaO_2$

3. 血 pH 值主要取决于血浆中
   A. $H_2CO_3$ 浓度     B. $HCO_3^-$ 浓度
   C. $[HCO_3^-]/[H_2CO_3]$     D. AB     E. SB

4. 代谢性酸中毒时机体各检测指标不正确的
   A. pH 值降低     B. $PaCO_2$ 升高     C. SB 降低
   D. AB 降低     E. BB 降低

5. 代偿性酸碱平衡紊乱时血液 $[HCO_3^-]/[H_2CO_3]$ 比值维持在
   A. 30/1     B. 25/1     C. 20/1
   D. 15/1     E. 10/1

6. 呼吸系统表现为加深加快的呼吸常见于
   A. 代谢性酸中毒     B. 呼吸性碱中毒     C. 呼吸性酸中毒
   D. 代谢性碱中毒     E. 混合性酸碱中毒

7. 肾衰竭患者发生代谢性酸中毒时机体最主要的代偿方式是
   A. 细胞外液缓冲     B. 呼吸代偿     C. 细胞内液缓冲
   D. 肾脏代偿     E. 骨骼代偿

8. 代谢性酸中毒对机体的影响不正确的是
   A. 心排出量减少     B. 心律失常     C. 意识障碍

D. 使外周血管收缩　　　　　E. 纤维性骨炎

9. 治疗代谢性酸中毒最多选用的碱性药物是

A. 乳酸钠　　　　　　B. 三羟甲基氨基甲烷　　　C. 磷酸氢二钠

D. 碳酸氢钠　　　　　E. 柠檬酸钠

10. 下列哪项不是引起呼吸性酸中毒的原因

A. 呼吸中枢病变　　　　B. 呼吸肌麻痹　　　　C. 肺通气增强

D. 气道阻塞　　　　　E. 通风不良

11. 下列哪种酸碱平衡紊乱现象，呼吸系统往往不能发挥代偿作用

A. 代谢性酸中毒　　　　B. 呼吸性碱中毒　　　C. 呼吸性酸中毒

D. 代谢性碱中毒　　　　E. 混合性碱中毒

二、A2型题

12. 某肾盂肾炎患者血气分析结果为 pH7.32，$PaCO_2$30mmHg，$HCO_3^-$15mmol/L，可诊断为

A. 代谢性酸中毒　　　　B. 呼吸性碱中毒　　　C. 代谢性碱中毒

D. 混合性酸中毒　　　　E. 呼吸性酸中毒

13. 某溃疡病并发幽门梗阻患者，因反复呕吐入院，血气分析结果如下：pH7.49，$PaCO_2$48mmHg，$HCO_3^-$36mmol/L，该患者酸碱失衡的类型是

A. 代谢性酸中毒　　　　B. 呼吸性碱中毒　　　C. 代谢性碱中毒

D. 混合性碱中毒　　　　E. 呼吸性酸中毒

14. 某 ARDS 患者，pH 7.48，$PaCO_2$29mmHg，$HCO_3^-$23mmol/L，可诊断为

A. 急性呼吸性酸中毒　　　　B. 急性呼吸性碱中毒

C. 慢性呼吸性酸中毒　　　　D. 慢性呼吸性碱中毒

E. 代谢性碱中毒

15. 某慢性肺心病患者，血气分析及电解质测定结果：pH7.40，$PaCO_2$ 67mmHg，$HCO_3^-$ 40mmol/L，可诊断为

A. 酸碱平衡基本正常

B. 呼吸性酸中毒合并代谢性酸中毒

C. 代谢性酸中毒合并代谢性碱中毒

D. 呼吸性酸中毒合并代谢性碱中毒

E. 呼吸性碱中毒合并代谢性酸中毒

三、A3型题

（16～17 题共用题干）

某肺心病患者，因肺部感染而住院，血气分析结果如下：pH 7.33，$PaCO_2$70mmHg，$HCO_3^-$ 36mmol/L。

16. 该患者可诊断为
    A. 代谢性酸中毒 　　　　B. 代谢性碱中毒 　　　　C. 呼吸性碱中毒
    D. 慢性呼吸性酸中毒 　　E. 混合性酸中毒
17. 此时机体最主要的代偿方式是
    A. 细胞外液缓冲 　　　　B. 呼吸代偿 　　　　　　C. 肾脏代谢
    D. 骨骼代偿 　　　　　　E. 细胞内外离子交换及细胞内缓冲
18. 纠正此类型酸碱平衡紊乱的最根本措施是
    A. 吸氧 　　　　　　　　B. 改善肺泡通气量 　　　C. 给予 $NaHCO_3$
    D. 抗感染 　　　　　　　E. 给予乳酸钠

# 第八章 发　　热

📘 **学习目标**

【学习目标】
1. 掌握发热的概念、原因。
2. 熟悉发热的机制、时相与热型、发热时机体的功能和代谢的变化。
3. 了解发热的治疗与护理原则。

## 第一节　概　　述

　　发热（fever）是指机体在致热原的作用下，使体温调节中枢的调定点上移所致的调节性体温升高(超过正常体温0.5℃)的全身性病理过程。发热作为一种重要的病理过程，不仅存在于多种疾病之中，也是疾病发生的重要信号，其体温曲线变化还是判断病情、评价疗效和估计预后的重要客观依据。体温升高包括生理性体温升高和病理性体温升高。

## 第二节　发热的原因与机制

　　发热是发热激活物作用于机体，激活产内生致热原（endogenous pyrogen，EP）细胞产生或释放内生致热原（EP），内生致热原直接作用于体温调节中枢引起调节性体温升高。

### 一、发热激活物

　　发热激活物是指能刺激产内生致热原细胞产生和释放内生致热原的物质，包括外致热原和某些体内产物等。

### （一）外致热原

　　外致热原是人类主要发热激活物，包括细菌、病毒、真菌、螺旋体及疟原虫等。

## （二）体内产物

体内产物包括抗原–抗体复合物、类固醇物质（如苯胆烷醇酮）、致炎物（如硅酸盐、尿酸盐）等。

## 二、内生致热原

内生致热原（EP）是产 EP 细胞在发热激活物作用下，产生和释放的能引起体温升高的物质。能产生和释放 EP 的细胞都称为产 EP 细胞，包括单核细胞、巨噬细胞、内皮细胞、淋巴细胞及肿瘤细胞等。目前已明确的 EP 主要有白细胞介素 –1、肿瘤坏死因子、干扰素和白细胞介素 –6、白细胞介素 –2 等。

## 三、发热时的体温调节机制

发热的机制较复杂，主要包括三个环节：①信息传递，即发热激活物作用于产 EP 细胞（单核细胞等），使其产生和释放 EP，并经血流传递给体温调节中枢；②中枢调节，即 EP 进入脑内，在下丘脑通过发热中枢介质（正调节介质和负调节介质）使体温调节中枢调定点上移；③调温效应，即调定点升高后（调定点高于血液温度），中枢发出冲动，引起产热增加、散热减少，体温随之升高，直至达到新的调定点水平（图 8–1）。

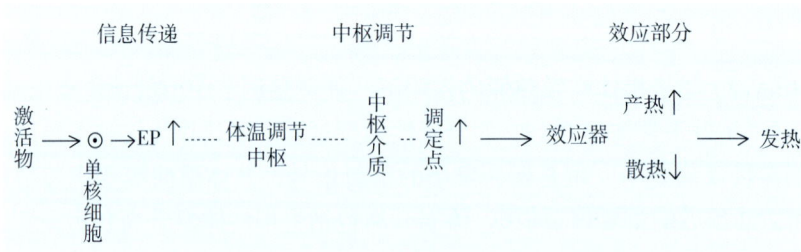

图 8–1　发热的机制

# 第三节　发热分期及各期特点

发热的过程大致分为三个时期，各期持续时间因病而异。

## 一、体温上升期

此期因体温调定点上移，使原来正常体温变成"冷刺激"，中枢发出对"冷刺激"的反应性指令，导致产热明显增加，散热减少，主要见皮肤血管收缩、血流减少（减少机体散热）、寒战及代谢增强等，使体温上升。临床患者常有皮肤苍白、"鸡皮疙瘩"、寒战、畏寒，部分可出现少尿、尿比重增加等表现。

## 二、高温持续期

当体温上升到新的调定点，体温与上升的调定点水平相适应，随着产热与散热在较高水平保持相对平衡，体温便持续在较高水平。此期皮肤血管开始扩张，患者常有自觉酷热、颜面潮红、皮肤灼热、口唇干燥、呼吸深快、脉搏加快、尿量减少等表现。

## 三、体温下降期

由于致热原和中枢介质逐渐消除，使调定点恢复到正常水平，体温调节中枢发出降温指令，产热减少，散热增加，体温逐渐恢复正常。患者大量地出汗、体表温度下降、尿量恢复。

# 第四节　发热时机体的代谢与功能变化

## 一、代谢变化

发热时机体的物质代谢增强，通常体温每升高1℃，基础代谢率约升高13%。发热患者糖、脂肪和蛋白质的分解代谢加强，同时也会出现水、电解质及维生素的代谢变化。

### （一）糖代谢

由于发热时产热的需要，糖的分解代谢增强，使患者血糖升高甚至出现糖尿。同时由于氧的供应不足，体内产生大量的乳酸，所以患者容易出现肌肉酸痛的症状。

### （二）脂肪代谢

发热时由于糖原储备减少，加上患者饮食减少，糖的摄入不足，使脂肪分解加强，可达总能量来源的60%～80%（正常为20%～25%）。大量脂肪分解且氧化不全，患者可出现酮血症、酮尿等表现，甚至出现消瘦。

### （三）蛋白质代谢

发热时组织蛋白也分解供能，长期发热可导致血浆蛋白降低，尿氮含量增加2～3倍，患者出现低蛋白血症、氮质血症，如未能及时补充蛋白质，患者可出现抵抗力下降和组织修复能力减弱等表现。

### （四）水、电解质及维生素代谢

体温上升期和高热持续期因尿少，可致水、钠、氯在体内潴留。在三大营养物质代谢增强的同时，各种维生素的消耗也增多。体温下降期，大量出汗可导致水分丢失，甚者引起脱水。所以，患者发热时应及时补充营养物质，特别是水、电解质和维生素。

## 二、功能变化

### （一）中枢神经系统功能改变

发热时的主要症状大部分集中在中枢神经系统。发热使中枢神经系统兴奋性增高，患者可有头痛、烦躁等，高热可出现谵妄和幻觉，婴幼儿高热时容易引起全身抽搐。小儿发生高热惊厥可能与神经系统尚未成熟有关。

### （二）循环系统功能改变

由于发热时交感神经和肾上腺素的作用及体温升高对窦房结的刺激，可使心率加快，体温每升高 1℃，心率平均增加 18 次 / 分钟。心率加快使每分钟心排血量增多，但舒张期缩短，心肌耗氧量也随之增加。原有心肌损伤的患者可诱发心力衰竭。

### （三）呼吸系统功能改变

发热时体温升高刺激呼吸中枢并提高呼吸中枢对 $CO_2$ 的敏感性，促进呼吸加深加快。一般认为这是一种加强散热的反应，但通气过度可诱发呼吸性碱中毒。

### （四）消化系统功能改变

发热时交感神经活动增强，消化液分泌减少、胃肠蠕动减弱，引起食物在胃肠道中滞留、消化不良。患者可出现食欲减退、恶心、呕吐、厌食、腹胀、便秘等表现。

【病例分析】

患儿，男，4 岁，于 2014 年 9 月 5 日入院。患者 2 天前无明显原因发热，体温 39℃，初为干咳，继之出现连声咳嗽，无痰，入院前开始抽搐。抽搐时两眼向上凝视，持续 1 分钟左右后可自行缓解。

思考：请分析该患者发热发生的原因和机制。

# 第五节　发热的生物学意义

发热是人在进化过程中获得的保护性反应，对机体有利也有弊。一定程度的发热，使巨噬细胞系统功能加强，促进淋巴细胞转化，提高机体抗感染能力。但高热、长期发热对机体是不利的，会增加组织的能量消耗和器官负荷，导致心、肝、肾等实质器官的细胞变性，胎儿发育障碍等。

一般认为，中、低度的发热有利于机体抵抗感染，清除有害的致病因素，提高机体防御功能。至于高热，一般认为持续高热会对机体产生不良影响，导致心肺等器官功能障碍、负氮平衡及水、电解质和酸碱平衡紊乱等，应正确认识和及时处理。

A. CO 中毒　　　　　　　B. 氰化物中毒　　　　　　C. 肠道淤血水肿

D. 亚硝酸盐中毒　　　　　E. 肠系膜血管痉挛

2. 最能反映组织性缺氧指标的是

A. 血氧容量正常　　　　　B. 动脉血氧分压降低

C. 动 – 静脉血氧含量差增大　　D. 动脉血氧含量降低

E. 静脉血氧含量增高

3. 急性低张性缺氧时机体最重要的代偿方式是

A. 心率加快　　　　　　　B. 肺通气量增加　　　　　C. 脑血流量增加

D. 腹腔内脏血流量减少　　E. 心肌收缩力增强

4. 血氧容量、动脉血氧分压和氧含量正常，静脉血氧分压与氧含量高于正常见于

A. 心力衰竭　　　　　　　B. 呼吸衰竭　　　　　　　C. 氰化钠中毒

D. 失血性休克　　　　　　E. 慢性贫血

## 二、A2型题

5. 某患者血氧检查为 $PaO_2$ 13.0kPa（98mmHg），血氧容量 12mL/dL，动脉血氧含量 11.5 mL/dL，动 – 静脉血氧含量差 4mL/dL。该患者患下列哪种疾病的可能性最大

A. 哮喘　　　　　　　　　B. 肺气肿　　　　　　　　C. 慢性贫血

D. 慢性充血性心力衰竭　　E. 严重维生素缺乏

6. 张某，男，45 岁，从上海到西藏 4500 米高原地区工作。到后第 3 天，突然表现为头痛、咳嗽、咳血性泡沫痰、呼吸困难、发绀，肺部可闻及湿性啰音，神志不清。诊断为高原肺水肿。其发病机制主要是

A. 吸入气氧分压降低　　　B. 肺血管扩张

C. 肺小动脉不均一性收缩　　D. 外周化学感受器受抑制

E. 肺循环血量增加

# 第十章  休    克

现代研究认为，休克（shock）是各种强烈致病因素作用于机体，使其循环功能急剧减退，组织器官微循环有效血液灌流量严重不足，以致重要生命器官功能、代谢严重障碍的全身性危重病理过程。本概念包含三个要素：①休克的病因，即各种强烈的致病因素；②休克的本质，即微循环障碍；③休克的后果，即重要生命器官机能及代谢严重障碍。典型的临床表现是面色苍白、四肢厥冷、血压下降、脉压减小、脉搏细速、呼吸加速和尿量减少等。因此，休克应当及时诊断和治疗。

## 第一节  休克的病因与分类

### 一、休克的病因

1. **失血**  常见于外伤、消化道溃疡、食管静脉曲张破裂、妇产科疾病等引起的急性大失血。若快速失血量超过总血量的 20% 即可引起休克，若超过总血量的 50% 时可导致迅速死亡。

2. **失液**  常见于剧烈呕吐、腹泻、肠梗阻、大量出汗等导致体液丢失，使有效循环血量减少。

3. **烧伤**  大面积烧伤体液大量外渗，伴有血浆大量丢失，使有效循环血量减少，可引起烧伤性休克。

4. **创伤**  常见于严重的外伤，如骨折、挤压伤、战伤、外科手术创伤等。休克的发生与失血及剧烈疼痛刺激有关。

5.**感染** 严重感染特别是革兰氏阴性菌感染常可引起感染性休克。在革兰氏阴性菌引起的休克中，细菌内毒素起着重要作用。

6.**过敏** 给过敏体质的人注射某些药物（如青霉素）、血清制剂或疫苗可引起过敏性休克，这类休克属 I 型变态反应。其发病机制与 IgE 及抗原在肥大细胞表面结合，引起组胺和缓激肽大量释放入血，造成血管床容积扩张，毛细血管通透性增加有关。

7.**心脏疾病** 大面积急性心肌梗死、急性心肌炎、心包填塞及严重的心律失常（房颤与室颤）引起心输出量明显减少，可使有效循环血量和灌流量下降，导致心源性休克。

8.**强烈的神经刺激** 强烈的神经刺激可导致神经源性休克，常见于剧烈疼痛、高位脊髓麻醉或损伤等。休克的发生是由于血管运动中枢抑制，导致外周血管扩张，血管床容积增大，外周阻力降低，回心血量减少，血压下降。

## 二、休克的分类

### （一）按休克发生的病因分类

根据休克发生的病因可分为失血性休克、失液性休克、烧伤性休克、创伤性休克、感染性休克、过敏性休克、心源性休克及神经源性休克。

### （二）按休克发生的始动环节分类

休克的共同发病基础是组织有效灌流量急剧减少。组织灌流量依靠循环血量、血管床容量和正常的心泵功能 3 个基本环节来保证。根据引起休克的始动环节不同，将休克分为 3 类。

1.**低血容量性休克** 由于血容量减少引起的休克称为低血容量性休克。常见的病因是失血、失液、烧伤及创伤等。由于大量体液丧失引起血容量急剧减少，静脉回流不足，心输出量下降，血压下降而导致休克。

2.**心源性休克** 由于急性心功能衰竭使心输出量急剧减少而引起的休克称为心源性休克。常见于大面积心肌梗死、急性心肌炎、心包填塞及严重的心律失常等。

3.**血管源性休克** 由于血管床容量扩大导致有效循环血量相对不足而引起的休克称为血管源性休克。见于感染性休克、过敏性休克及神经源性休克。

### （三）按休克时血流动力学的特点分类

根据心输出量与外周阻力变化的血流动力学特点，把休克分为以下 3 类。

1.**低排高阻型休克** 又称低动力型休克，其血流动力学特点是心输出量低，而总外周血管阻力高。由于皮肤血管收缩，血流量减少，皮肤温度降低，所以又称"冷休克"。见于低血容量性休克、创伤性休克、心源性休克及大部分感染性休克。

2.**高排低阻型休克** 又称高动力型休克，其血流动力学特点是总外周阻力低，心输出量高。由于皮肤血管扩张，血流量增多，皮肤温度升高，所以又称"温休克"。见于部分感染性休克的早期。

**3. 低排低阻型休克** 其血流动力学特点是心输出量低，外周阻力也低，血压明显降低。常见于各型休克的晚期。

## 第二节 休克的发生机制

目前认为休克发生的共同基础是微循环障碍。微循环是指微动脉和微静脉之间的血液循环，典型的微循环由微动脉、后微动脉、毛细血管前括约肌、真毛细血管、直捷通路、微静脉和动静脉短路七部分组成（图10-1）。

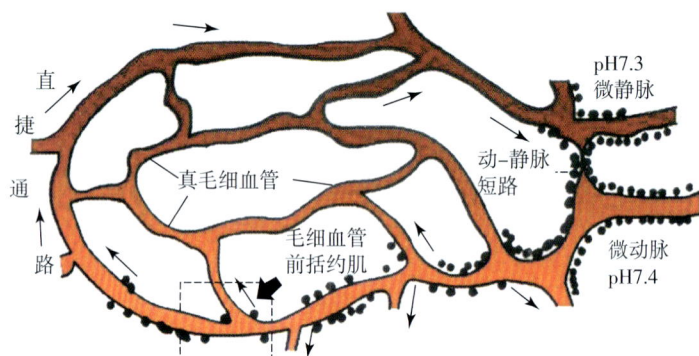

图 10-1 正常微循环

根据休克时微循环的变化，可将休克大致分为三个阶段。

### 一、微循环缺血期

又称休克早期、休克代偿期。

### （一）微循环变化的特点

在休克早期微循环灌流变化的特点是以缺血为主。全身小血管持续收缩或痉挛，尤其是微动脉、后微动脉和毛细血管前括约肌收缩更显著，使毛细血管前阻力大于后阻力，同时大量真毛细血管网关闭，真毛细血管网血流量减少，血液通过直捷通路和开放的动 - 静脉短路回流，微循环少灌少流，灌少于流，组织呈缺血、缺氧状态（图10-2）。

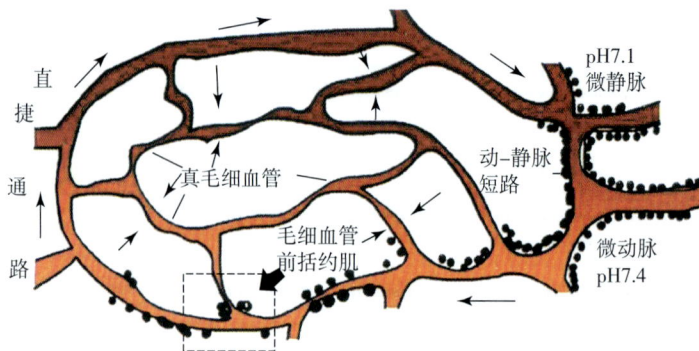

图 10-2 微循环缺血期

## （二）微循环变化的机制

**1. 交感 – 肾上腺素髓质系统兴奋**　各种致病因素可通过不同途径引起交感 – 肾上腺髓质系统兴奋，儿茶酚胺大量释放入血，使小血管强烈收缩。然而，不同器官的血管对缩血管物质的反应并不相同。皮肤、腹腔内脏、骨骼肌血管由丰富的交感缩血管纤维支配，α 受体又占优势，因此，交感神经兴奋、儿茶酚胺增多使这些部位的血管强烈收缩。由于微动脉和毛细血管前括约肌比微静脉对儿茶酚胺更敏感，故毛细血管的前阻力比后阻力增加更显著，大量真毛细血管网关闭，微循环的灌流量急剧减少。

**2. 其他体液因子的作用**

（1）血管紧张素 Ⅱ（AngⅡ）　交感神经兴奋和血容量减少还可激活肾素 – 血管紧张素 – 醛固酮系统，而血管紧张素 Ⅱ 有较强的缩血管作用。

（2）血管加压素（VP）　在血容量减少和疼痛刺激时分泌增加，对内脏小血管有收缩作用。

（3）血栓素 $A_2$（$TXA_2$）　增多的儿茶酚胺能刺激血小板，使血栓素 $A_2$ 产生增多，$TXA_2$ 有强烈的缩血管作用。

（4）内皮素（ET）　由血管内皮细胞产生，具有强烈而持久的收缩小血管和微血管作用。

（5）白三烯（LTs）　具有收缩腹腔内脏小血管的作用。

## （三）微循环变化的代偿意义

休克早期微循环的变化，一方面引起了皮肤、腹腔内脏、骨骼肌等许多器官的缺血缺氧；另一方面也有重要的代偿意义，所以该期为代偿期。其代偿意义表现在以下几个方面。

**1. 有利于维持动脉血压**

（1）回心血量增加

①"自身输血"：儿茶酚胺等缩血管物质大量释放使肌性微静脉和小静脉收缩，可以迅速而短暂地增加回心血量，减少血管床容量，利于动脉血压的维持。因为静脉系统属于容量血管，可容纳总血量的 60% ~ 70%，这种代偿起到"自身输血"的作用，是休克时增加回心血量的"第一道防线"。

②"自身输液"：由于微动脉、后微动脉和毛细血管前括约肌比微静脉对儿茶酚胺更敏感，导致毛细血管前阻力增加比后阻力增加更大，毛细血管中流体静压下降，使组织液进入血管，起到"自身输液"的作用，具有重要的代偿意义。

③钠、水潴留：醛固酮和抗利尿激素分泌增多，又可使肾重吸收钠、水增多，这也是循环血量增多的原因。

（2）心输出量增多　交感神经兴奋和儿茶酚胺增多，可使心率加快、心收缩力加强而导致心输出量增加。

（3）外周阻力增高　多个部位器官组织的微、小动脉收缩可增加外周阻力，有助于动脉血压的维持。

**2. 有利于维持心、脑血液供应** 由于儿茶酚胺对不同器官、不同部位的血管作用不同，所导致的血管收缩效应也不同。如前所述，皮肤、腹腔内脏、骨骼肌血管的 α 受体密度高，对儿茶酚胺的敏感性较高，收缩更甚；而脑动脉和冠状动脉则无明显改变。这种微循环反应的不均一性导致血液的重新分布，保证了心、脑重要生命器官的血液供应。

### （四）临床表现

临床表现为脸色苍白、四肢冰凉、出冷汗、脉搏细速、脉压减少、尿量减少、神志清楚、烦躁不安。该期血压可骤降（如大失血），也可略降，甚至正常（代偿）或升高，但是脉压可有明显减小，因此血压下降并不是判断早期休克的指标。由于血液的重新分布，心、脑灌流可以正常，所以早期休克的患者，神志一般是清楚的。

【病例分析】

患者，女，61 岁，因"腹痛、腹胀 20 余天，加重 10 小时"入院。患者 20 天前无明显诱因出现腹痛、腹胀，无恶心、呕吐。10 小时前腹痛、腹胀加重，疼痛剧烈，伴有呕吐，呕吐物为胃内容物，停止排气。体格检查：脉搏 109 次 / 分钟，呼吸 17 次 / 分钟，体温 38.2℃，血压 95/60mmHg，面色苍白，神志清楚，四肢湿冷，全腹压痛，肠鸣音消失，脉搏细速。实验室检查：白细胞 $24.9 \times 10^9$/L，中性粒细胞百分比 87.3%，红细胞 $5.23 \times 10^{12}$/L，血小板 $299 \times 10^9$/L，淀粉酶 175U/L，血清脂肪酶 417U/L。立位腹平片示膈下游离气体。

思考：1. 本病例出现的主要病理过程是什么？诊断依据是什么？
       2. 讨论本病例主要病理过程的发病机制。

## 二、微循环淤血期

又称休克进展期、可逆性休克失代偿期。

### （一）微循环变化的特点

本期微循环变化的特征是淤血。终末血管床对儿茶酚胺的反应性降低，微动脉和后微动脉痉挛也较前减轻，血液大量进入真毛细血管网，同时微静脉血流缓慢，红细胞、血小板聚集，白细胞黏附、贴壁嵌塞，血黏度增加，引起毛细血管的后阻力大于前阻力，使微循环灌多流少，灌大于流，组织呈淤血缺氧状态（图 10-3）。

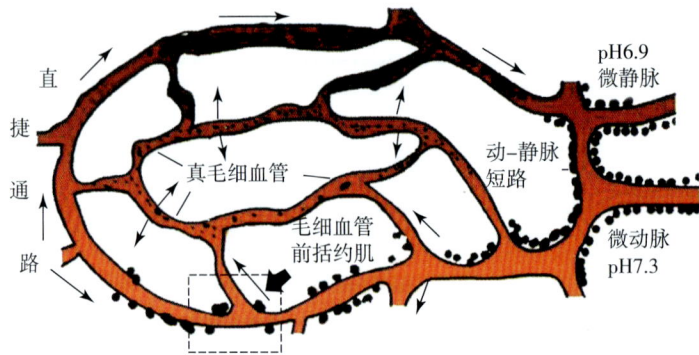

图 10-3　微循环淤血期

## （二）微循环变化的机制

**1. 酸中毒** 休克早期微循环的持续性缺血缺氧引起酸中毒。微动脉和毛细血管前括约肌对酸中毒的耐受性较差，对儿茶酚胺等缩血管物质的反应首先丧失，而使毛细血管前括约肌开始松弛；而微静脉、小静脉对酸中毒的耐受性较强，所以在缩血管物质作用下继续收缩。结果导致毛细血管网大量开放，微循环处于灌多于流的状态，大量血液淤积在毛细血管中，回心血量急剧减少，再加上外周阻力因微动脉等阻力血管的扩张而降低，因而动脉血压显著降低。

**2. 局部扩血管产物增多** 严重的缺血、缺氧及酸中毒刺激肥大细胞脱颗粒释放组胺增多；ATP 的分解产物腺苷增多；细胞分解时释放出的 $K^+$ 增多，组织间液渗透压增高；激肽类物质生成增多，这些都可以造成血管扩张。

**3. 内毒素作用** 革兰氏阴性菌感染所致的感染性休克可有内毒素入血；肠道淤血，通透性增加，可引起肠源性内毒素血症。内毒素可以激活补体、激肽系统，中性粒细胞释放血管活性物质，使血管扩张、通透性增强。

**4. 血液流变学的改变** 休克进展期白细胞贴壁，红细胞、血小板黏附聚集，加之血浆外渗，血液黏滞度增加，造成微循环血流缓慢、泥化、淤滞，使毛细血管后阻力明显增加，加剧了微循环的淤血状态。

## （三）微循环变化的后果

1. "自身输血"停止，血液大量淤积。
2. "自身输液"停止，组织液生成增多，血液浓缩。
3. 血压进行性下降，心、脑缺血。

## （四）临床表现

主要临床表现为血压进行性下降，心搏无力，心音低钝，脑血流量不足患者神志淡漠甚至昏迷，肾血流量严重不足，而出现少尿甚至无尿，脉搏细弱频速，静脉塌陷，皮肤紫绀，可出现花斑。

【病例分析】

患者，男，48 岁，以"腹胀 7 个月，呕血、黑便 12 小时"入院。患者有多年乙型肝炎后肝硬化和糖尿病病史，1 天前进食后出现呕血 4 次，黑便 1 次。体格检查：脉搏 130 次 / 分钟，呼吸 20 次 / 分钟，血压 80/45mmHg，神志淡漠，皮肤冰冷，脉细而弱。入院后患者又呕血 1 次。给予止血、输液和输血治疗。患者 24 小时尿量约 80mL。实验室检查：白细胞 $10.5 \times 10^9$/L，血红蛋白 57 g/L，血小板 $58 \times 10^9$/L，红细胞压积 15.6%。

思考：1. 该患者发生休克了吗？属于哪种类型？处于哪一期？

2. 该患者血压为何降低？

## 三、微循环衰竭期

又称休克难治期、DIC 期、不可逆期。

### （一）微循环变化的特点

此期微血管麻痹扩张，毛细血管大量开放，血细胞黏附聚集加重，微血栓形成。微循环处于不灌不流状态（图 10-4）。

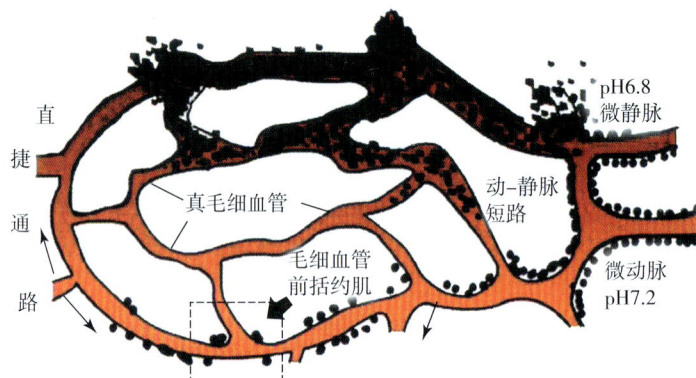

**图 10-4 微循环衰竭期**

### （二）微循环变化的机制

**1. 微血管麻痹扩张** 休克晚期随着缺氧和酸中毒的进一步加重，血管内皮细胞受损，对血管活性物质逐渐失去反应，因而微血管麻痹、扩张。

**2. DIC 形成**

（1）血液流变学改变 血液浓缩，血浆黏度增大，导致微循环中血流更加缓慢，使血小板和红细胞较易聚集形成团块等。这些血液流变学的改变，不仅加重微循环障碍和组织缺氧，而且还促进 DIC 的发生。

（2）凝血物质激活 严重缺氧、酸中毒或内毒素等都可损伤血管内皮细胞，暴露胶原纤维，从而激活内源性凝血系统；严重创伤、烧伤等所致的休克，常有大量组织破坏，使组织因子释放入血，激活外源性凝血系统。

（3）$TXA_2$-$PGI_2$ 平衡失调 休克时组织缺氧以及补体系统的激活等可促使血小板合成血栓素 $A_2$（$TXA_2$）增多；同时由于血管内皮细胞因缺氧、酸中毒或内毒素作用而受损，故血管内皮细胞生成前列环素（$PGI_2$）减少。$TXA_2$ 具有促进血小板聚集作用，而 $PGI_2$ 具有抑制血小板聚集作用。因此，此期 $TXA_2$-$PGI_2$ 的平衡失调，促进 DIC 的发生。

### （三）微循环变化的严重后果

微循环的微血栓形成，导致全身器官持续低灌流，内环境受到严重破坏，特别是溶酶体酶的释放以及细胞因子、活性氧等的大量产生，造成细胞、组织及器官功能的不可逆性损伤，严重时可导致多器官功能衰竭甚至死亡。

## （四）临床表现

此期休克症状进一步加重，主要临床表现有面色灰暗，皮肤苍白或灰暗；口唇及肢端发绀；动脉血压进行性下降，心音低弱，脉搏细速，静脉塌陷；呼吸困难、表浅或不规则；少尿或无尿；意识模糊甚至昏迷。当伴有 DIC 和器官功能不全时，则有出血及相应器官功能代谢障碍的表现。

# 第三节 休克时机体代谢和器官功能的变化

休克时，微循环灌流障碍，能量生成减少，神经内分泌功能紊乱和炎症介质的泛滥等，可使机体发生多方面的代谢与功能紊乱。

## 一、细胞代谢障碍

### （一）物质代谢紊乱

休克时微循环障碍，组织低灌流和细胞供氧减少，细胞内最早发生的代谢变化是从优先利用脂肪酸供能转向优先利用葡萄糖供能。由于缺氧、糖有氧氧化受阻，使 ATP 生成显著减少，无氧酵解增强，乳酸生成显著增多。脂肪分解增强，使血中游离脂肪酸和酮体增多。蛋白质分解增强，合成减少，导致血清尿素氮增高，尿素氮排泄增多，出现负氮平衡。

### （二）电解质和酸碱平衡紊乱

**1. 代谢性酸中毒** 休克时细胞缺氧导致糖酵解加强，乳酸生成增多，同时肝脏不能充分摄取乳酸转化为葡萄糖，以及肾功能障碍使肾排酸保碱功能降低，可发生代谢性酸中毒。

**2. 呼吸性碱中毒** 休克早期由于创伤、出血、感染等刺激引起呼吸加深加快，肺通气量增加，使二氧化碳排出过多，可发生呼吸性碱中毒。

**3. 高钾血症** 休克时缺血缺氧使 ATP 生成减少，细胞膜上的钠钾泵运转失灵，导致细胞内 $Na^+$ 增多，引发细胞水肿；细胞外 $K^+$ 增多，引起高钾血症。

## 二、重要器官功能障碍

在休克过程中，易受累的器官是肾、肺、心、脑等，且常因某个或数个重要器官相继或同时发生功能障碍甚至衰竭而导致死亡。

### （一）肾功能障碍

休克时肾脏是最易受损的器官。休克患者往往发生急性肾功能衰竭，又称休克肾。临床表现为少尿或无尿，同时伴有氮质血症、高钾血症及代谢性酸中毒。

在休克早期，有效循环血量的减少使肾血流量不足，导致肾小球滤过率下降，此时肾小管上皮细胞尚未发生坏死，恢复肾血液灌流后，肾功能立刻恢复，称为功能性肾功能衰竭；休克持续时间较长，严重的肾缺血或肾毒素可发生急性肾小管坏死，即使恢复肾血液灌流后，肾功能不可能立刻逆转，只有在肾小管上皮修复再生后，肾功能才能恢复，称为器质性肾功能衰竭。

### （二）肺功能障碍

休克早期，由于呼吸中枢兴奋，通气过度可引起低碳酸血症和呼吸性碱中毒。当休克进一步发展时，交感-肾上腺髓质系统兴奋和 5-羟色胺等缩血管活性物质的作用可使肺血管阻力升高。严重休克患者晚期，在脉搏、血压和尿量平稳以后，常发生急性呼吸衰竭。病理形态学可见肺重量增加，呈褐红色，有充血、水肿、血栓形成及肺不张，可有肺出血和胸膜出血、透明膜形成等重要病理变化，具有这些病理特征的肺称为休克肺。休克肺的病理变化可影响肺的通气功能，妨碍气体弥散，改变部分肺泡通气和血流的比例，引起进行性低氧血症和呼吸困难，从而导致急性呼吸衰竭甚至死亡。

### （三）心功能障碍

除了急性心肌梗死等原因引起的心源性休克伴有原发性心功能障碍外，其他类型休克持续到一定阶段以后，也可以伴有心功能障碍，甚至可出现心力衰竭。其主要机制如下。

1. 冠状动脉血流量减少。①休克时动脉血压降低及心率加快引起心室舒张期缩短，致使冠状动脉血流量减少，心肌缺血；②休克时交感-肾上腺髓质系统兴奋引起心率加快和心肌收缩力加强，使心肌耗氧量增加，因而更加重心肌缺氧。

2. 休克时伴发的酸中毒和高钾血症均可抑制心肌收缩功能。

3. 心肌微循环中形成的微血栓引起心肌局灶性坏死。

4. 心肌抑制因子（MDF）等内源性介质，可抑制心肌收缩力。

5. 细菌毒素，特别是革兰氏阴性菌的内毒素，对心肌有直接抑制作用。

### （四）脑功能障碍

休克早期，由于血液的重新分布和脑循环自身调节，保证了脑的血液供应。因而，除了因应激引起的烦躁不安外，没有明显的脑功能障碍表现。但是随着休克的发展，动脉血压显著降低及脑内出现 DIC 时，脑的血液循环障碍加重，脑组织缺血缺氧，患者出现神志淡漠，甚至昏迷。脑组织缺血、缺氧及合并酸中毒，还可使脑血管通透性增高，引起脑水肿和颅内压升高，严重时形成脑疝，压迫生命中枢，导致患者死亡。

### （五）消化道和肝功能障碍

休克时缺血、淤血、DIC 形成，一方面导致消化道黏膜糜烂、坏死，形成应激性溃疡，临床上表现为腹痛、消化不良、呕吐和黑便等；肠道功能紊乱时肠道细菌大量繁殖，肠黏膜的损害使肠道屏障功能严重减弱，可导致大量内毒素入血。另一方面引起肝功能障碍，使由肠道入血的内毒素出现解毒障碍，形成肠源性内毒素血症；肝脏对乳酸的利用与清除功能减弱或障碍，加重了酸中毒。这些因素可促进休克恶化。

### （六）多器官功能障碍综合征

多器官功能障碍综合征（multiple organ dysfunction syndrome，MODS）是指在严重创伤、失血或感染所致休克时，原无器官功能障碍的患者同时或在短时间内相继出现两个以上器官、系统的功能障碍。MODS 是休克患者死亡的重要原因。

## 第四节　休克防治的病理生理基础

休克的防治应针对病因和发病学环节，以恢复生命器官的微循环灌流及减轻器官功能损伤为目的，采取综合措施。

### 一、消除病因

积极防治引起休克的原发病，同时消除休克的病因。如止血、输液、控制感染等。

### 二、治疗原则

#### （一）补充血容量

补充血容量是治疗休克的根本措施。临床上补液原则是"需多少，补多少"。

#### （二）纠正酸中毒

酸中毒可加重微循环障碍、降低血管反应性、抑制心肌收缩力、引发高钾血症及促进 DIC 形成，因此必须纠正酸中毒。临床上可补充碱性药物。

#### （三）合理使用血管活性药物

血管活性药物分为缩血管药物和扩血管药物，必须在纠正酸中毒的基础上使用。

1.**扩血管药物**　在充分扩容的基础上使用，适用于低血容量性休克、低排高阻型感染性休克和心源性休克。

2.**缩血管药物**　适用于过敏性休克和神经源性休克及高排低阻型感染性休克。当血压过低时，扩容又不能及时进行，应使用缩血管药物升压。

#### （四）防治器官功能障碍与衰竭

一旦发生器官功能障碍或衰竭，除采取一般的治疗外，应针对不同器官衰竭，采取不同的治疗措施。如发生肾功能衰竭时，应尽早采用利尿和透析等措施，防止多系统器官功能衰竭的发生。

## 小 结

休克是临床上常见的危重病症之一。休克的病因有失血、失液、烧伤、创伤、感染、过敏、心脏疾病及强烈的神经刺激等。休克的分类方法有 3 种：根据休克发生的病因可分为失血性休克、失液性休克、烧伤性休克、创伤性休克、感染性休克、过敏性休克、心源性休克及神经源性休克；按休克发生的始动环节分低血容量性休克、心源性休克及血管源性休克；按休克时血流动力学的特点分低排高阻型休克、高排低阻型休克及低排低阻型休克。根据休克时微循环变化的特点可将休克病程分为 3 期，分别为微循环缺氧期、微循环淤血期及微循环衰竭期。休克可导致物质代谢、电解质和酸碱平衡紊乱；肾、肺、心、脑等多器官功能障碍甚至衰竭。

# 综合测试

### A1型题

1. 当快速失血量约超过机体总血量的多少时可引起失血性休克
   A. 10%              B. 20%              C. 15%
   D. 30%              E. 25%

2. 以下哪种情况可不引起心源性休克
   A. 充血性心力衰竭     B. 严重心律失常       C. 心脏压塞
   D. 大面积心肌梗死     E. 急性心肌炎

3. 休克早期的心、脑灌流量变化是
   A. 明显增加          B. 明显减少          C. 无明显改变
   D. 先增加后减少       E. 先减少后增加

4. 休克早期"自身输液"的主要机制是
   A. 血液重新分布       B. 肝脾储血库收缩
   C. 组织液返流入血      D. 血液稀释疗法
   E. 抢救休克时输液过多

5. 下列哪一项不是休克早期的临床表现
   A. 脸色苍白          B. 脉搏细速          C. 四肢冰凉
   D. 尿量减少          E. 神志昏迷

6. 休克时最易发生的酸碱失衡类型是
   A. 代谢性碱中毒       B. 代谢性酸中毒       C. 呼吸性酸中毒
   D. 呼吸性碱中毒       E. 以上都不是

7. 失血性休克首选治疗措施是
   A. 血管扩张药        B. 血管收缩药        C. 普萘洛尔

D. 输液、输血　　　　　　　E. 盐皮质激素

8. 失血性休克发展过程中，全身外周阻力变化趋势是

    A. 增加　　　　　　　　　　B. 降低　　　　　　　　　　C. 先增加后降低

    D. 先降低后增加　　　　　　E. 以上都不对

9. 休克早期发生的急性肾功能衰竭属于

    A. 功能性肾衰竭　　　　　　B. 肾性肾衰竭　　　　　　　C. 肾后性肾衰竭

    D. 器质性肾衰竭　　　　　　E. 肾小管坏死

10. 选用扩血管药治疗休克应首先注意

    A. 充分扩容　　　　　　　　B. 纠正酸中毒　　　　　　　C. 改善心功能

    D. 病因治疗　　　　　　　　E. 防治器官功能障碍

# 第十一章　弥散性血管内凝血

## 学习目标

【学习目标】

1. 熟悉 DIC 的概念、病因和发生机制。
2. 了解 DIC 的分期与分类。
3. 熟悉 DIC 的临床表现。
4. 了解 DIC 的防治原则。

弥散性血管内凝血（DIC）是指机体在某些致病因子作用下，凝血因子和血小板被广泛激活，大量促凝物质入血，微循环内广泛的微血栓形成，继而引发以凝血功能障碍为主要特征的全身性病理过程。由于凝血功能的激活而引起广泛的血管内微血栓形成，随着凝血因子和血小板的大量消耗，继发性纤维蛋白溶解功能增强，从而出现出血、休克、器官功能障碍和溶血性贫血等临床表现。DIC 是多种疾病发展过程中的中间环节，是一种严重威胁患者生命的病理过程。

## 第一节　弥散性血管内凝血的原因和发生机制

### 一、弥散性血管内凝血的原因

能引起 DIC 的原因有很多，感染性疾病、恶性肿瘤、产科意外、严重的创伤及手术等都是 DIC 的常见原因，其中以感染性疾病最常见。（表 11-1）

表 11-1　DIC 的常见原因

| 类 型 | 主 要 疾 病 |
|---|---|
| 感染性疾病 | 细菌感染、败血症、病毒性肝炎、病毒性肺炎、流行性出血热、病毒性心肌炎等 |
| 恶性肿瘤 | 肺癌、胰腺癌、前列腺癌、卵巢癌、恶性淋巴瘤、白血病等 |
| 妇产科疾病 | 羊水栓塞、胎盘前置、胎盘早期剥离、子宫破裂、流产、妊娠中毒症、剖腹产等 |
| 创伤及手术 | 严重软组织损伤、挤压伤综合征、大面积烧伤、脏器的大型手术、器官移植等 |

## 二、弥散性血管内凝血的发生机制

DIC 的发生机制十分复杂，但只要能够引起较强烈的激活凝血过程发生，就可导致 DIC 的发生。DIC 主要通过组织细胞严重损伤激活外源性凝血过程和血管内皮细胞损伤激活内源性凝血过程，使血液凝固性升高，从而导致 DIC 发生。

### （一）组织因子释放，启动外源性凝血系统

大手术、严重创伤、感染、产科意外、恶性肿瘤或组织坏死时，损伤的组织、细胞释放组织因子进入血液，并与 $Ca^{2+}$ 和凝血因子Ⅶ结合形成复合物，激活凝血因子 X 而启动外源性凝血系统。

### （二）血管内皮细胞损伤，激活凝血因子Ⅻ，启动内源性凝血系统

血管内皮细胞广泛损伤是 DIC 发生、发展的关键环节。严重的感染、持续的缺氧、酸中毒、细菌内毒素和抗原 - 抗体复合物等物质，皆可损伤血管内皮细胞，使内膜下带负电荷的胶原暴露，接触并激活凝血因子Ⅻ，启动内源性凝血系统，同时损伤的血管内皮细胞释放组织因子，启动外源性凝血系统引起 DIC。

### （三）血细胞大量破坏，血小板被激活

**1. 红细胞的破坏**　当异型输血、免疫性溶血、疟疾、阵发性睡眠性血红蛋白症等情况发生时，血液中的红细胞被大量破坏可释放大量红细胞素和 ADP。红细胞素有类似组织凝血活酶和磷脂样作用，直接促进凝血反应。ADP 能够促进血小板聚集和释放，从而促进凝血反应以及微血栓的形成。

**2. 白细胞的破坏**　临床上严重感染、急性早幼粒细胞性白血病患者（放疗、化疗时），血液中的白细胞大量破坏，中性粒细胞和单核细胞释放组织因子样物质，从而启动凝血系统，引起 DIC。

**3. 血小板的激活**　血小板含有凝血因子Ⅻ、纤维蛋白原和多种血小板因子（PF），其中 $PF_2$ 可促进凝血酶对纤维蛋白原的催化作用，$PF_3$ 可促进因子 X 和凝血酶原的激活，$PF_4$ 又称抗肝素因子，能中和肝素中的碱性蛋白，$PF_6$ 能抑制纤溶。各种原因引起的 DIC 都有血小板的参与。血小板的激活、黏附、聚集均能加速凝血过程，在 DIC 的发生、发展中具有重要作用。

### （四）其他促凝物质进入血液

某些大分子颗粒物质，如羊水中的有形成分、转移的癌细胞、免疫复合物等，都可通过表面接触作用激活因子Ⅻ，启动凝血系统；某些蛇毒可使纤维蛋白凝固；急性胰腺炎时释放出的胰蛋白酶可使凝血酶原转变成凝血酶等，都能引起或促进 DIC 的发生。另外，抗原 - 抗体反应和补体系统的激活在 DIC 的发生、发展中也起重要作用。

综上所述，在多数情况下，DIC 是多种机制综合或相继作用引起的。如严重感染

时，大量内毒素释放入血造成血管内皮细胞损伤，并能直接或通过激活补体而损伤组织细胞，不仅能直接促进血小板发生黏附、聚集以及释放反应，还可以促进中性粒细胞和单核细胞释放促凝物质，使机体凝血功能增强，引起凝血与抗凝血平衡紊乱，促进 DIC 的发生和发展。

## 第二节　促进弥散性血管内凝血发生、发展的因素

凡是能促进凝血发生的因素，均能促进 DIC 的发生、发展，应提高警惕，尽可能及早采取相应措施，防止或减轻其作用。

### 一、单核巨噬细胞系统功能受损

单核巨噬细胞系统具有吞噬、清除血液中的内毒素、凝血酶、纤维蛋白原、纤溶酶等物质的作用。临床上当发生严重感染或组织大量坏死、长期大量使用肾上腺皮质激素时，导致单核巨噬细胞系统发生严重功能障碍或大量吞噬后使其功能被"封闭"时，可引起 DIC 的发生。

### 二、肝功能严重障碍

正常肝细胞能合成多种血浆凝血因子（如 V、Ⅶ、Ⅸ、Ⅹ、Ⅷ等）及抗凝物质（如蛋白 C、抗凝血酶Ⅲ及纤溶酶原），也能清除激活的凝血因子和纤溶物质，在凝血和抗凝血的平衡中发挥重要的调节作用。当肝功能严重障碍时，可使体内的凝血、抗凝、纤溶过程发生严重紊乱，而引起 DIC。

### 三、血液的高凝状态

当血液中凝血物质增多或抗凝和纤溶作用减弱时，血液的凝血活性显著增强，易发生凝血状态，称为血液的高凝状态。此时，一旦启动凝血过程，很容易引发 DIC。临床生理状态下的高凝常见于妊娠后期，病理状态下的高凝常见于胎盘早剥、妊娠中毒症、恶性肿瘤晚期等。严重酸中毒时，血管内皮细胞损伤，使肝素的抗凝活性减弱，血小板聚集性及释放反应加强，凝血因子活性增高，血液处于高凝状态，是 DIC 的重要诱发因素。

### 四、微循环障碍

休克容易引起 DIC，微循环障碍是一个重要的因素。休克时由于微循环障碍，微循环灌流减少，血流缓慢，血液黏度增高，红细胞聚集，血小板黏附、聚集；再者，微循环障碍引起的缺氧和酸中毒可使内皮细胞和组织细胞损伤，激活内、外源性凝血系统，均有助于诱发 DIC。

### 五、其他

不恰当地使用抗纤溶药物如对羧基苄胺、6- 氨基己酸等，可造成纤溶系统的过度

抑制，血液黏滞性增高，促进 DIC 的形成。血容量降低时，由于肝、肾血液灌流量减少，使其清除凝血及纤溶产物的功能下降，也可促进 DIC 的发生。

## 第三节　弥散性血管内凝血的分期及分型

### 一、弥散性血管内凝血的分期

DIC 是以凝血功能紊乱为特征的病理过程，根据其血液凝固性变化的特点，典型的 DIC 病程可分为以下 3 期。

**1. 高凝期**　DIC 的初发阶段，由于各种病因导致凝血系统被激活，使凝血酶产生增多，血液中纤维蛋白含量升高，微循环中大量微血栓形成。此期持续时间较短，特别是急性全身性 DIC 时，临床症状常被原发病的症状遮盖，易被忽视而漏诊。

**2. 消耗性低凝期**　由于高凝期广泛的凝血，大量凝血酶的产生、微血栓的形成，消耗大量血小板和凝血因子，血液凝固性明显降低，血液处于低凝状态。此期常伴有继发性纤溶系统被激活，临床上可有明显的出血症状。

**3. 继发性纤溶亢进期**　在凝血酶及凝血因子Ⅻa 的作用下，纤溶系统被激活，产生大量纤溶酶，进而产生纤维蛋白降解产物（FDP），增强了纤溶和抗凝作用，因此，此期的出血症状更加明显。

### 二、弥散性血管内凝血的分型

#### （一）按 DIC 的发生速度分型

**1. 急性型**　当病因作用强烈并迅速时，通常表现为急性型。此型的特点是发病快，可在几小时或 1 ～ 2 天内发病，临床表现明显，通常以休克和出血为主，病情严重，进展迅速，分期不明显。临床常见于各种严重感染（特别是革兰氏阴性菌感染引起的感染性休克）、异型输血、急性移植排斥反应、严重创伤等。

**2. 慢性型**　此型的特点是发病缓慢，病程长。由于此时机体有一定的代偿能力，且单核巨噬细胞系统功能也较健全，故临床表现不明显，常以某脏器功能不全为主要表现，在一定条件下可转为急性型。临床常见于恶性肿瘤、慢性溶血性贫血、胶原病等。

**3. 亚急性型**　此型的特点是在数天内逐渐形成 DIC，其临床表现常介于急性型与慢性型 DIC 之间。临床常见于恶性肿瘤转移、宫内死胎等。

#### （二）按 DIC 的代偿情况分型

在 DIC 发生、发展的过程中，凝血因子和血小板被大量消耗的同时，肝合成凝血因子及骨髓生成血小板的能力也有明显的增强，以代偿机体的消耗。根据 DIC 时凝血物质消耗与代偿的情况，可分为以下几型。

**1. 失代偿型**　常见于急性型 DIC。此型的特点是凝血因子和血小板的消耗大于生成。由于凝血因子和血小板明显减少，患者常有明显的出血和休克等表现。

**2. 代偿型**　常见于轻度 DIC。此型的特点是凝血因子和血小板的消耗与代偿情况基本处于平衡。患者临床表现不明显或仅有轻度出血和血栓形成的症状，此型可转化为失代偿型 DIC。

**3. 过度代偿型**　常见于慢性 DIC 或恢复期 DIC。此型的特点是机体代偿功能较好，凝血因子和血小板的生成大于消耗。患者由于凝血因子暂时性升高，出血和栓塞症状不明显。如病情进一步严重，也可转化为失代偿型 DIC。

## 第四节　弥散性血管内凝血的临床表现

DIC 的发病原因不同，发病范围和进展速度不同，使 DIC 的临床表现复杂、多样，但以出血和微血管内微血栓形成最为突出。

### 一、出血

出血是 DIC 患者最初、最突出的临床表现，是最常见的症状之一，也是诊断 DIC 的重要依据。患者临床表现上可有多部位的出血倾向，且出血程度不一。首先表现为皮肤黏膜点状、片状出血和手术切口或伤口、注射针孔部位渗血不止，甚至出现大片皮下淤斑。其次是脏器出血，如呕血、黑便、咯血、血尿、牙龈出血、鼻出血及阴道出血等。引起 DIC 出血的机制主要与凝血物质的大量消耗、继发性纤溶亢进、纤维蛋白降解产物（FDP）的作用以及血管壁受损、血管通透性增高有关。

### 二、器官功能障碍

DIC 的基本病理变化是微血管中弥散性微血栓的形成，它是 DIC 最早期、最常见的病理变化，大量微血栓形成可使脏器缺血而发生器官功能障碍。微血栓最易累及肺、心、脑、肾等器官。轻者影响个别器官的部分功能，重者可累及一个以上器官造成多器官功能衰竭，也是导致死亡的原因之一。

### 三、休克

急性 DIC 常伴发休克，而休克晚期又可并发 DIC，两者互为因果，形成恶性循环。DIC 时发生休克的主要机制有：①微血栓形成，阻塞微循环通路，使微循环灌流减少，回心血量明显减少；②广泛出血使血容量明显减少，回心血量减少；③心肌缺血、缺氧，心肌收缩力下降，心输出量减少；④补体及激肽系统被激活，纤维蛋白降解产物的某些成分有增强组胺及激肽的作用，产生血管活性物质，舒张微血管平滑肌，增加血管通透性，降低外周阻力，血管容量加大，促进休克的发生、发展。

## 四、微血管病性溶血性贫血

DIC 时常可引起微血管病性溶血性贫血（microangiopathic hemolytic anemia），它是一种特殊类型的贫血。临床上患者可出现溶血及贫血症状，外周血涂片可见裂体细胞（特殊形态的变形红细胞），呈星形、盔形、新月形等形状的红细胞碎片。因脆性高，易破裂而发生溶血。其主要机制是：在凝血反应的早期，微血管内形成纤维蛋白性微血栓，纤维蛋白丝在微血管腔内相互交错形成细网，当血流中的红细胞在血流的冲击、碰撞下通过网孔时，可使红细胞扭曲、变形、破碎，导致红细胞减少而引起贫血。

## 第五节　弥散性血管内凝血的防治原则

防治 DIC 的发生应采取综合措施，主要原则如下。

### 一、消除病因

预防和及早去除能够引发 DIC 的原因及影响因素，是防治 DIC 的根本措施。密切观察病情，监测有无 DIC 发生的征象，如有无皮肤黏膜出血现象，血压及重要器官功能的变化。对某些轻度 DIC，去除病因可迅速恢复。另外如针对病因作抗癌治疗、抗休克治疗，及时彻底清除产科意外时的子宫内容物，积极有效地控制感染等，都对预防和控制 DIC 有重要作用。

### 二、对症治疗

及时有效地纠正微循环障碍，增加重要器官和组织微循环的血液灌注，减轻重要器官的功能损害，在 DIC 的防治中具有重要作用。可采取的措施有补充血容量、解除血管痉挛、降低血液黏稠度、防止微血栓形成等。

DIC 时凝血系统和纤溶系统功能紊乱，应及时建立凝血与纤溶系统之间的动态平衡，但主要以抗凝治疗为主。DIC 高凝期可用肝素、低分子右旋糖酐等抗凝剂，预防新血栓形成；DIC 消耗性低凝期可在抗凝的基础上使用 6- 氨基己酸抗纤溶药物防治出血；病情控制或 DIC 恢复期的患者可酌情输新鲜全血、血小板悬液等补充凝血因子和血小板。

【病例分析】

患者男性，30 岁，因急性胰腺炎入院，入院后虽经积极治疗，但病情日益加重，入院后第 10 天，腹部及剑突下皮肤出现散在出血点和瘀斑，遂逐渐加重，治疗过程中针刺部位出现渗血不止。实验室检查：PLT $28 \times 10^9$/L，PT 28 秒，纤维蛋白原 0.8g/L，3P 试验阳性（++）；应用肝素、输血、6- 氨基己酸进行治疗后效果不佳，最后经治疗无效死亡。

思考：根据以上简要病史，分析患者可能发生了什么病理过程，分析其发生的机制。

**小 结**

　　弥散性血管内凝血（DIC）是机体在某些致病因子作用下，凝血系统被广泛激活，继发以凝血功能障碍为主要特征的全身性病理过程。常由严重感染、恶性肿瘤、产科意外、严重创伤及大手术、某些血液疾病等原因引起。这些原因可分别引起组织因子的释放，广泛血管内皮细胞的损伤，血细胞被大量破坏，血小板被激活，大量促凝物质入血，激活内、外源性的凝血系统，导致 DIC 的发生。另外还有单核巨噬细胞系统受损、肝功能严重障碍、血液的高凝状态以及微循环障碍等因素可促进 DIC 的发生。根据血液凝固性变化的特点，典型的 DIC 过程可以分为高凝期、消耗性低凝期和继发性纤溶期；根据发生速度快慢，DIC 可分为急性型、慢性型和亚急性型；根据凝血物质的消耗和机体代偿情况，DIC 可分为失代偿型、代偿型和过度代偿型。临床上 DIC 主要表现有出血、器官功能障碍、休克和微血管病性溶血性贫血，其中出血是 DIC 患者最初、最突出的表现。对于 DIC 应采取综合措施进行防护，包括积极治疗原发病，去除影响因素；密切监测有无 DIC 发生的征象；改善微循环；重建凝血与纤溶之间的动态平衡；改善重要器官的功能。

# 综合测试

### A1型题

1. DIC 最主要的病理特征是
　　A. 微血栓的形成　　　　　　　B. 凝血因子的消耗
　　C. 纤溶系统功能亢进　　　　　D. 凝血功能紊乱
　　E. 出血和溶血

2. 引起弥散性血管内凝血的最常见的疾病是
　　A. 败血症　　　　　　　B. 宫内死胎　　　　　　C. 大面积烧伤
　　D. 胰腺癌　　　　　　　E. 器官移植

3. 下列哪项不是 DIC 发生的直接原因
　　A. 严重溶血　　　　　　B. 胎盘早剥　　　　　　C. 血液高凝状态
　　D. 严重感染　　　　　　E. 血管内皮损伤

4. 导致 DIC 发生、发展的关键环节是
　　A. 组织因子大量入血　　　　　B. 血管内皮细胞损伤
　　C. 促凝物质进入血液　　　　　D. 红细胞的破坏
　　E. 血小板的破坏

5. 妊娠末期的产科意外容易诱发 DIC，这主要是由于
　　A. 微循环血流淤滞
　　B. 血液处于高凝状态

    C. 单核巨噬细胞系统功能低下

    D. 纤溶系统活性增高

    E. 胎盘功能受损

6. 重度休克主要通过

    A. 激活凝血因子Ⅻ引起 DIC

    B. 大量组织因子入血引起 DIC

    C. 血小板聚集、释放引起 DIC

    D. 红细胞大量破坏引起 DIC

    E. 其他促凝物质入血引起 DIC

7. 急性 DIC 可见于

    A. 严重感染　　　　　　B. 慢性溶血性贫血　　　　C. 胶原病

    D. 恶性肿瘤转移　　　　E. 宫内死胎

8. DIC 高凝期是由于

    A. 血中凝血因子和血小板大量消耗，继发性纤溶系统激活

    B. 纤溶系统被激活，FDP 增多

    C. 纤溶系统异常活跃，血中凝血因子和血小板增多

    D. 凝血系统被激活，FDP 增多

    E. 凝血系统被激活，血中凝血酶增多

9. DIC 患者出血与下列哪一项因素关系最密切

    A. 凝血因子Ⅻ被激活

    B. 凝血因子大量消耗、纤溶活性增强

    C. 抗凝血酶物质增加

    D. 肝脏合成凝血因子障碍

    E. 血管通透性增高

10. DIC 产生的贫血属于

    A. 中毒性贫血　　　　　B. 失血性贫血　　　　　C. 溶血性贫血

    D. 缺铁性贫血　　　　　E. 再生障碍性贫血

11. DIC 时血液凝固性障碍的特点是

    A. 血液凝固性增高　　　B. 血液凝固性降低　　　C. 先高凝再低凝

    D. 先低凝再高凝　　　　E. 血液纤溶活性增强

# 各 论

## 第十二章 呼吸系统疾病

📘 学习目标

【学习目标】
1. 了解慢性支气管炎的病因及发病机制，熟悉病理变化，掌握结局及并发症。
2. 了解各类型肺炎的病变性质，发病原因及机制，熟悉病理变化、临床表现、结局与并发症。
3. 了解结核病的病因及发病机制，掌握基本病变特点及转归，了解肺外结核病。
4. 掌握呼吸衰竭的概念，了解发生的原因与机制，熟悉临床病理联系。

呼吸系统包括鼻、咽、喉、气管、支气管和肺。以喉环状软骨为界将呼吸道分为上、下两部分。由于呼吸道与外界直接相通，外界的各种病原微生物、有害气体和粉尘等可随空气进入呼吸系统引起疾病。但正常呼吸系统具有自净机制和免疫功能，只有在这种机制和功能降低、进入的病原微生物和有害粉尘数量过多或毒力过强及肺处于高敏状态时，才容易发生疾病。常见的呼吸系统疾病很多，本章仅重点介绍慢性支气管炎、肺炎、结核病以及各种原因引起的呼吸衰竭。

## 第一节 慢性支气管炎

慢性支气管炎（chronic bronchitis）是发生于支气管黏膜及其周围组织的慢性非特异性炎症，是一种常见病、多发病，中老年人群中发病率达15%～20%。临床上以反复发作的咳嗽、咳痰或伴有喘息症状为特征，这些症状每年至少持续3个月，连续2年以上且排除其他心肺疾患即可诊断为本病。

## 一、病因和发病机制

慢性支气管炎往往是多种因素长期综合作用所致，疾病的发生与感冒密切相关，多在气候变化比较剧烈的季节发病。

**1. 感染**　呼吸道反复病毒和细菌感染是引起本病发生、发展的重要因素，凡能引起上呼吸道感染的病毒和细菌均可导致本病的发生和复发。

**2. 吸烟**　吸烟对慢性支气管炎的发病也起重要作用。烟雾中的焦油、尼古丁和镉等有害物质可造成呼吸道黏膜损伤，降低局部自净功能；又可使肺泡巨噬细胞吞噬能力减弱。

**3. 空气污染和气候变化**　大气中的刺激性烟雾、有害气体及寒冷空气等，均可对支气管黏膜造成损伤，导致纤毛清除功能下降，腺体分泌增加，为病原菌入侵创造条件。

**4. 过敏因素**　喘息型慢性支气管炎患者往往有过敏史，过敏反应可使支气管收缩或痉挛、组织损害和炎症反应而导致本病。

除此之外，机体内在因素也与本病的发生发展密切相关，如自主神经功能失调、免疫系统功能下降、营养缺乏、遗传因素等。

## 二、病理变化

早期，病变常见于较大的支气管，随病程进展逐渐累及较小的支气管和细支气管，受累的细支气管愈多，病变愈重，后果也愈严重。

**1. 黏膜上皮损伤**　呼吸道黏液-纤毛排送系统受损，支气管黏膜上皮纤毛粘连、倒伏，甚至脱失；柱状上皮变性、坏死、脱落，杯状细胞增生，可伴有鳞状上皮化生。

**2. 腺体增生肥大**　黏液腺增生、肥大，分泌亢进；浆液腺发生黏液腺化生，导致黏液分泌增多。

**3. 慢性炎性渗出**　支气管管壁充血水肿，淋巴细胞、浆细胞浸润。

**4. 平滑肌、软骨损伤**　管壁平滑肌断裂、萎缩（喘息型者，平滑肌束增生、肥大），软骨可发生变性、萎缩或骨化。

慢性支气管炎反复发作，病变逐渐加重，累及的细支气管也不断增多。细支气管因管壁薄，炎症易向管壁周围组织及肺泡扩展，导致细支气管周围炎，可发生纤维闭塞性细支气管炎，是引起慢性阻塞性肺气肿的病变基础。

## 三、临床病理联系

患者因支气管黏膜受炎症刺激及黏液分泌增多而出现咳嗽、咳痰等症状。痰液一般为白色黏液泡沫状，在急性发作期，咳嗽加重，并出现黏液脓性或脓性痰。由于支气管痉挛或狭窄及黏液、渗出物阻塞管腔常致喘息。双肺听诊可闻及哮鸣音、干湿性啰音。病变晚期因支气管黏膜和腺体萎缩，分泌物减少而痰量减少或无痰。病变可引起小气道的狭窄和阻塞而导致阻塞性通气障碍，此时呼气阻力的增加大于吸气阻力，出现以呼气困难为主的呼吸困难，使肺过度充气，残气量增多而并发阻塞性肺气肿，甚至发展为慢性肺源性心脏病。

**【病例分析】**

患者，男，55 岁，25 年吸烟史。8 年前开始每当气候转凉即咳嗽，咯白色黏痰，直至天气转暖后好转。近 1 年来咳嗽发作频繁，但干咳少痰。

思考：请为患者做出临床诊断，并分析少痰的原因。

# 第二节　肺　　炎

肺炎（pneumonia）通常指肺的急性渗出性炎症，是呼吸系统常见病、多发病。肺炎可由不同的致病因子引起，但以各种病原微生物引起的感染性肺炎最为常见。

## 一、细菌性肺炎

### （一）大叶性肺炎

大叶性肺炎（Lobar pneumonia）是主要由肺炎链球菌引起的以肺泡内弥漫性纤维素渗出为主的炎症，常累及肺大叶的全部或大部。本病多见于青壮年，临床起病急，主要症状为寒战高热、咳嗽、胸痛、呼吸困难、咳铁锈色痰和有肺实变体征及外周血白细胞增多等。一般经 5 ～ 10 天，体温下降，症状和体征消退。

**1.病因和发病机制**　大叶性肺炎 90% 以上是由肺炎链球菌引起，此外，肺炎杆菌、金黄色葡萄球菌、流感嗜血杆菌、溶血性链球菌也可引起。肺炎链球菌存在于正常人鼻咽部，带菌的正常人常是本病的传播源。当受寒、醉酒、疲劳和麻醉使呼吸道的防御功能减弱，机体免疫功能下降，细菌可侵入肺泡而发病。进入肺泡内的病原菌迅速生长繁殖，并引发肺组织的变态反应，导致肺泡间隔毛细血管扩张、通透性升高，浆液和纤维蛋白原大量渗出，细菌与渗出液共同通过肺泡间孔或呼吸性细支气管向邻近肺组织蔓延，波及部分或整个肺大叶，而肺大叶之间的蔓延则是经肺叶支气管播散所致。

**2.病理变化及临床病理联系**　大叶性肺炎的主要病理变化为肺泡腔内纤维素性炎，常见于单侧肺，以左肺或右肺下叶多见，也可同时或先后发生于两个或多个肺叶。典型的自然发展过程大致可分为四期。

（1）充血水肿期　为发病第 1 ～ 2 天的变化。肉眼观，病变肺叶肿胀，重量增加，颜色暗红。镜下观，病变肺叶肺泡间隔内毛细血管扩张充血，肺泡腔内有多量浆液性渗出物，内含少量红细胞、嗜中性粒细胞和巨噬细胞。渗出液中常可检出肺炎链球菌。

临床表现有寒战、高热等症状，以及外周血白细胞计数升高等表现。由于肺泡腔内有渗出液，听诊可闻及湿啰音。胸部 X 线检查呈片状模糊的淡薄阴影。

（2）红色肝样变期　一般为发病第 3 ～ 4 天的变化。肉眼观，病变肺叶肿大，呈暗红色，质地变实如肝，切面灰红，故称红色肝样变期（图12-1）。镜下观，肺泡间隔内毛细血管仍扩张充血，肺泡腔内充满大量红细胞和纤维素及少量嗜中性粒细胞和巨噬细胞。其中纤维素丝连接成网并穿过肺泡间孔与相邻肺泡内的纤维素网相连接。此期渗出物中仍能检测出多量肺炎链球菌。

病变范围较广者，由于静脉血掺杂导致动脉血氧分压降低，可出现呼吸困难和发绀等缺氧症状。肺泡腔内的红细胞被巨噬细胞吞噬，崩解后形成含铁血黄素随痰液咳出，使痰液呈铁锈色。病变波及胸膜时，则引起纤维素性胸膜炎，患者出现胸痛，并可随呼吸和咳嗽而加重。X线检查可见大片致密阴影。

（3）灰色肝样变期　发病5～6天进入此期。肉眼观，病变肺叶仍肿大，但充血消退，病变区由红色逐渐转变为灰白色，质实如肝，故称灰色肝样变期。镜下观，肺泡腔内渗出的纤维素增多，纤维素网

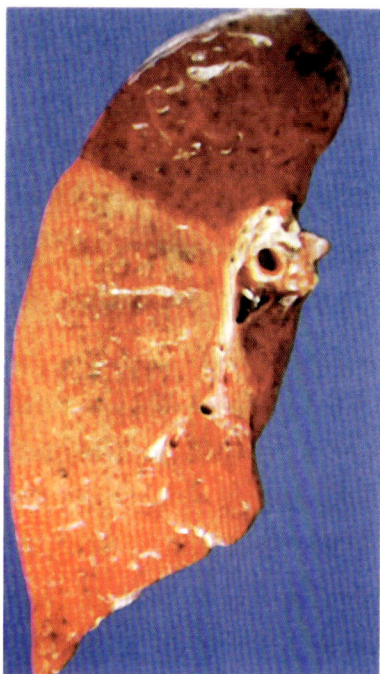

图12-1　大叶性肺炎（红色肝样变期）

中有大量中性粒细胞，肺泡壁毛细血管受压。相邻肺泡纤维素丝经肺泡间孔互相连接的现象更为多见（图12-2）。由于机体针对病原菌的特异性抗体已形成，肺炎链球菌大部分被消灭，故渗出物中不易检出。

此期病变肺泡虽无通气，但肺泡间隔毛细血管受压，血液流经病变肺部减少，故静脉血氧合不足的情况反而减轻，缺氧状况有所改善。此期患者体内针对病原微生物的抗体形成，临床症状开始减轻。咳出的铁锈色痰逐渐转为黏液脓痰。

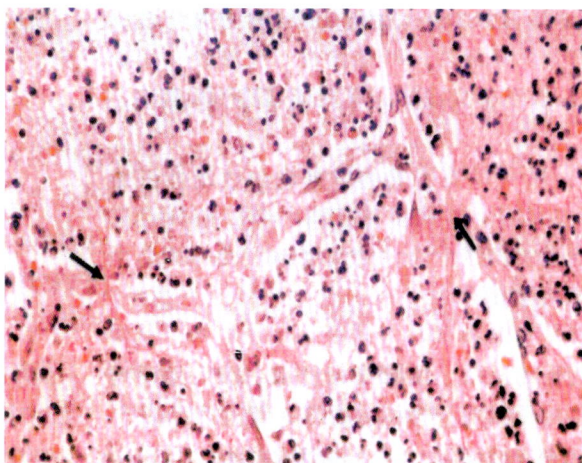

图12-2　大叶性肺炎（灰色肝样变期，镜下观）

（4）溶解消散期　发病后1周左右进入此期。病变肺组织质地变软，切面颗粒状外观逐渐消失。肺泡腔内中性粒细胞变性崩解，并释放出大量蛋白水解酶，将渗出物中的纤维素溶解，由淋巴管吸收或经气道咳出。肺内炎症病灶完全溶解消散后，肺组织结

构和功能恢复正常，胸膜渗出物亦被吸收或机化。

患者体温下降，临床症状和体征逐渐减轻、消失，胸部 X 线检查可见病变区阴影密度逐渐降低，透光度增加。

**3. 结局和并发症**　大叶性肺炎经过治疗，大多痊愈，少数出现并发症。

（1）肺肉质变　由于肺泡腔内纤维素渗出过多，嗜中性粒细胞渗出过少，释放的蛋白溶解酶不足以完全溶解肺内纤维素，由肉芽组织取代发生机化，使病变肺组织呈褐色肉样外观，故称肺肉质变。

（2）胸膜增厚和粘连　大叶性肺炎常伴发纤维素性胸膜炎，若胸膜及胸膜腔，纤维素不能被完全溶解吸收，则可发生机化，导致胸膜增厚或粘连。

（3）肺脓肿及脓胸　见于金黄色葡萄球菌和肺炎链球菌混合感染，现已少见。

（4）败血症或脓毒败血症　少见，发生严重感染时，细菌侵入血液大量繁殖并产生毒素所致。

（5）感染性休克　见于重症病例，是大叶性肺炎最严重的并发症。主要表现为严重的全身中毒症状和微循环衰竭，故称中毒性或休克性肺炎，临床并不罕见，病死率较高。

【病例分析】

患者，男，23 岁。4 天前冒雨参加马拉松比赛，2 天前发热 40℃。胸痛，咯红褐色痰，呼吸急促。听诊右肩胛区可闻及管状呼吸音，未闻及干湿啰音。X 线检查右下肺大片致密阴影，边界模糊。

思考：请分析该患者患的是什么病，诊断依据是什么？

## （二）小叶性肺炎

小叶性肺炎（lobular pneumonia）是以肺小叶为病变单位的急性化脓性炎症。病变常以细支气管为中心，向周围肺组织扩展，故又称支气管肺炎。多发生于小儿、年老体弱及久病卧床者。

**1. 病因和发病机制**　小叶性肺炎大多由细菌感染引起，常见的致病菌为葡萄球菌、肺炎球菌、嗜血流感杆菌、肺炎克雷伯杆菌、链球菌、绿脓杆菌及大肠杆菌等。某些诱因如患传染病或营养不良、恶病质、昏迷、麻醉等情况下，机体抵抗力下降，呼吸系统防御功能受损，这些细菌即可侵入细支气管及末梢肺组织生长繁殖，引起小叶性肺炎。因此，小叶性肺炎常是某些疾病的并发症，如麻疹后肺炎、手术后肺炎、吸入性肺炎、坠积性肺炎等。

**2. 病理变化**　小叶性肺炎的病变特征是以细支气管为中心的肺组织化脓性炎症。

肉眼观，双肺表面和切面散在分布灰黄色、质实病灶，以下叶和背侧多见。病灶大小不一，直径多在 0.5 ～ 1cm 左右（相当于小叶范围），形状不规则，病灶中央常可见病变细支气管的横断面（图 12-3）。严重病例，病灶可互相融合成片，甚或累及整个大叶，发展为融合性小叶性肺炎，一般不累及胸膜。镜下观，病灶中央的细支气管黏膜充血、水肿，纤毛柱状上皮变性、坏死、脱落，管腔内充满脓性渗出物。周围的肺泡腔内出现较多中性粒细胞，少量红细胞和脱落的肺泡上皮细胞。病灶周围肺组织充血，可有浆液渗出，部分肺泡呈代偿性肺气肿和肺不张，部分肺组织结构可保持正常（图12-4）。

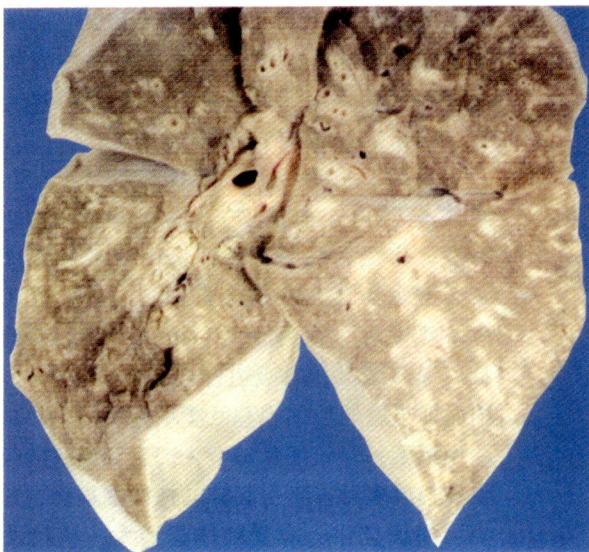

图 12-3　小叶性肺炎

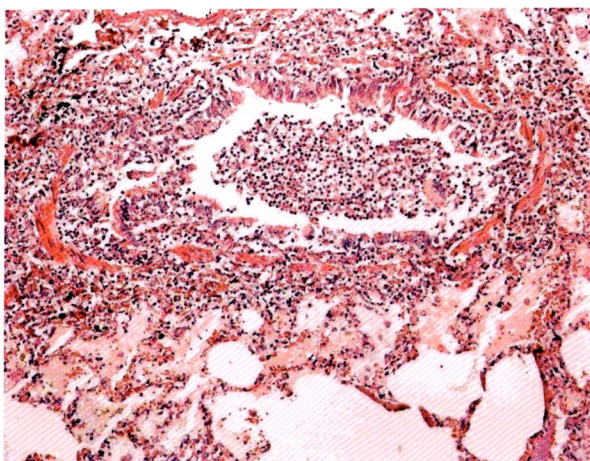

图 12-4　小叶性肺炎（镜下观）

3. **临床病理联系**　发热、咳嗽和咳痰是小叶性肺炎最常见的症状。支气管黏膜受炎症及渗出物的刺激引起咳嗽，咳黏液脓性或脓性痰。因病变常呈小灶性分布，故肺实变体征不明显，X 线检查则可见肺内散在不规则小片状或斑点状模糊阴影。由于病变部位细支气管和肺泡腔内含有渗出物，听诊可闻及湿啰音。

4. **结局和并发症**　本病经及时有效治疗，多可痊愈。婴幼儿、年老体弱者，特别是并发其他严重疾病者，预后较差。

小叶性肺炎常易发生并发症，较严重，甚至可危及生命，常见呼吸功能不全、心力衰竭、脓毒血症、肺脓肿和脓胸等。

## 二、病毒性肺炎

病毒性肺炎（viral pneumonia）常由上呼吸道病毒感染向下蔓延所致，引起该类肺炎最常见的病毒有流感病毒，其次为呼吸道合胞病毒、腺病毒、副流感病毒、麻疹病毒、单纯疱疹病毒及巨细胞病毒等。此类肺炎发病可由一种病毒感染，也可由多种病毒混合感染或继发于细菌感染引起。临床症状差别较大，除有发热和全身中毒症状外，还常表现为剧烈咳嗽、气促，甚至紫绀等症状。

### （一）病理变化

病毒性肺炎的病变表现为急性间质性肺炎。

**1. 肉眼观**　病变常不明显，病变肺组织因充血水肿而轻度增大。

**2. 镜下观**　通常表现为肺泡间隔明显增宽，其内毛细血管扩张、充血，间质水肿及淋巴细胞、单核细胞浸润，肺泡腔内一般无渗出物或仅有少量浆液。病变较严重者，肺泡腔内出现由浆液、少量纤维素、红细胞及巨噬细胞混合成的渗出物，甚至可见坏死的肺组织。

由流感病毒、麻疹病毒和腺病毒引起的肺炎，其肺泡腔内渗出的浆液性渗出物常浓缩成薄层红染的膜状物贴附于肺泡内表面，即透明膜形成。细支气管上皮和肺泡上皮也可增生、肥大，并形成多核巨细胞，又称巨细胞肺炎。在增生的上皮细胞、多核巨细胞的胞质内及胞核内可见病毒包涵体。病毒包涵体呈圆形或椭圆形，约红细胞大小，周围常有一清晰的透明晕，其在细胞内出现的位置常因感染病毒的种类不同而异。腺病毒、单纯疱疹病毒和巨细胞病毒感染时，病毒包涵体出现于上皮细胞的核内并呈嗜碱性；呼吸道合胞病毒感染时，出现于胞浆（嗜酸性）；麻疹病毒感染时则胞核和胞浆内均可见到。检见病毒包涵体是病理组织学诊断病毒性肺炎的重要依据。

### （二）临床病理联系

病毒性肺炎患者因毒血症出现发热、头痛、全身酸痛等症状，由于炎症刺激支气管而出现较剧烈的咳嗽，但痰较少。病变严重者可出现明显缺氧、呼吸困难和紫绀等症状。X 线检查见肺部斑点状、片状阴影或肺纹理增加。如无并发症预后较好，严重者预后较差，可并发心功能不全及中毒性脑病等。

## 三、支原体肺炎

支原体肺炎（mycoplasmal pneumonia）是由肺炎支原体引起的一种间质性肺炎。主要经飞沫传播，常为散发性，偶尔流行。儿童和青少年发病率较高，秋、冬季多见。患者起病较急，多有发热、头痛、咽喉痛及顽固而剧烈的咳嗽、气促和胸痛，咳少量黏液痰。听诊可闻及干、湿啰音，胸部 X 线检查显示节段性纹理增粗及网状或斑片状阴影。白细胞计数轻度升高，淋巴细胞和单核细胞增多。患者痰液、鼻分泌物及咽拭子可培养出肺炎支原体。支原体肺炎自然病程约 2 周，大多数预后良好，死亡率为 0.1% ～ 1%。

肺炎支原体感染可引起整个呼吸道的炎症，肺部病变常累及一叶肺组织，且以下叶多见，也偶可波及双肺。病变主要发生于肺间质，故病灶实变不明显，常呈节段性分布。肉眼观，病变肺组织呈暗红色，切面可有少量红色泡沫状液体溢出，气管或支气管腔可有黏液性渗出物，胸膜一般不被累及。镜下观，病变区域肺泡间隙明显增宽，血管扩张、充血，间质水肿伴大量淋巴细胞、单核细胞和少量浆细胞浸润。肺泡腔内无渗出物或仅有少量混有单核细胞的浆液性渗出液。小支气管、细支气管壁及其周围间质充血、水肿及炎细胞浸润。严重者支气管上皮和肺组织可明显坏死、出血。

# 第三节　结　核　病

## 一、概述

结核病（tuberculosis）是由结核杆菌（tubercle bacillus）引起的一种慢性感染性肉芽肿性炎症，可见于全身各器官，但以肺结核最常见。临床上常表现为低热、盗汗、食欲不振、消瘦和血沉加快等中毒症状。典型病变为结核结节形成伴有不同程度干酪样坏死。

由于耐药菌株的出现和艾滋病的流行，20世纪80年代开始结核病的发病率又趋上升。WHO已将结核病作为重点控制的传染病之一，并宣布全球结核病已处于紧急状态（1993年）。

### （一）病因和发病机制

结核病的病原菌是结核分枝杆菌（mycobacterium tuberculosis），对人致病的主要为人型和牛型。结核病主要经呼吸道传播，少数也可经消化道感染（食入带菌食物，包括含菌牛奶），偶可经皮肤伤口感染。

肺结核患者（主要是空洞型肺结核）在谈话、咳嗽和喷嚏时，从呼吸道排出大量带菌微滴，可被吸入呼吸道而造成感染，其中直径小于 $5\mu m$ 的微滴能到达肺泡，致病性最强。到达肺泡的结核杆菌趋化、吸引巨噬细胞，并被巨噬细胞吞噬。在有效细胞免疫建立以前，巨噬细胞对结核杆菌的杀伤能力有限，结核杆菌在细胞内繁殖，一方面可引起局部炎症，另一方面可发生全身性血源性播散，成为日后肺外结核病发生的根源。

机体对结核杆菌产生特异的细胞免疫一般需30～50天，这种特异的细胞免疫在临床上表现为皮肤结核菌素试验阳性。结核病的免疫反应和变态反应（Ⅳ型）常同时发生，贯穿于疾病全过程。超敏反应的出现提示机体已获得免疫力，同时伴随干酪样坏死，试图破坏和杀灭结核杆菌，即在杀灭结核杆菌的同时，又引起组织结构的破坏。

### （二）结核病的基本病理变化

结核病属于特殊性炎症，由于感染细菌的数量、毒力和机体反应性及病变组织特性不同，可形成以下不同的病变类型。

**1. 以渗出为主的病变**　出现于结核病早期或机体抵抗力低下、菌量多、毒力强或变态反应较强时，主要表现为浆液性或浆液纤维素性炎。病变早期局部有嗜中性粒细胞浸润，但很快被巨噬细胞取代，在渗出液和巨噬细胞中可查见结核杆菌。好发于肺、浆膜、滑膜和脑膜等处。渗出物可完全吸收不留痕迹，或转变为以增生为主或以坏死为主的病变。

**2. 以增生为主的病变**　当细菌量少、毒力低或人体免疫反应较强时，则发生以增生为主的病变，形成具有特征性的结核结节（图 12-5）。早期病变局部出现巨噬细胞，并吞噬结核杆菌。在杀灭细菌的过程中菌体细胞壁上的磷脂使巨噬细胞逐渐演变为多角形、胞质丰富、境界清楚、连接成片的上皮样细胞，其核呈圆形或卵圆形，染色质较少，甚至可呈空泡状，核内有 1～2 个核仁。上皮样细胞的活性增加，有利于吞噬和杀灭结核杆菌。多个上皮样细胞互相融合或一个细胞核分裂而胞浆不分裂形成多核朗罕巨细胞，直径可达 300μm，胞浆丰富，核的数目由十几个到几十个不等，核排列规则，呈花环状、马蹄形或密集于胞体的一端。单个结核结节非常小，直径约 0.1mm，肉眼和 X 线片不易看见，只有 3～4 个结节融合成较大结节时才能见到。这种融合结节境界分明，约粟粒大小，呈灰白半透明状。有干酪样坏死时略显微黄，可微隆起于器官表面。

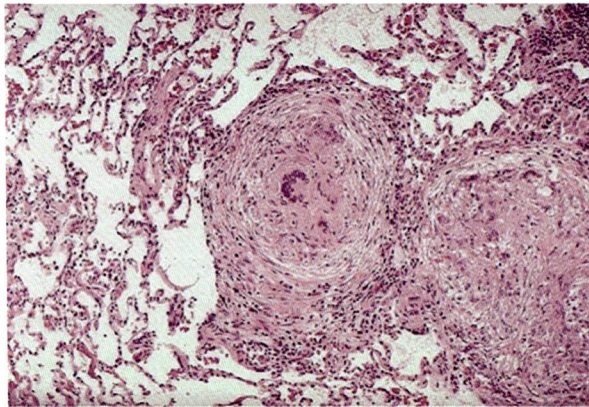

图 12-5　结核结节（镜下观）

**3. 以坏死为主的病变**　在结核杆菌数量多、毒力强，机体抵抗力低或变态反应强时，上述以渗出为主或以增生为主的病变均可继发干酪样坏死。结核坏死灶由于含脂质较多而呈淡黄色、均匀细腻，质地较实，状似奶酪，故称干酪样坏死。镜下为红染无结构的颗粒状物。干酪样坏死物中多含有一定量的结核杆菌，可成为日后结核病恶化进展的原因。

上述三种变化往往同时存在但以某一种病变为主，还可以互相转化。干酪样坏死和结核结节对结核病病理诊断具有一定的意义。

## （三）结核病的转归

结核病的发展和结局取决于机体抵抗力和结核杆菌致病力之间的抗争。在机体抵抗力增强时，结核杆菌被抑制、杀灭，病变转向愈合；反之，则转向恶化。

### 1. 转向愈合

（1）吸收、消散　为渗出性病变的主要愈合方式，渗出物经淋巴管、血管吸收而使病灶缩小或消散。X线检查可见边缘模糊、密度不匀、呈云絮状的阴影逐渐缩小或被分割成小片，至完全消失，临床称为吸收好转期。较小的干酪样坏死灶及增生性病灶，经积极治疗也可吸收消散或缩小。

（2）纤维化、纤维包裹及钙化　增生性病变和小的干酪样坏死灶可逐渐纤维化，最后形成瘢痕而愈合。较大的干酪样坏死灶难以全部纤维化，则由其周边纤维组织增生将其包裹，继而坏死物逐渐干燥浓缩，并有钙盐沉着。被包裹或发生钙化的病灶内仍有结核杆菌残留，虽使病变处于相对静止状态，但当机体抵抗力下降时仍可复发进展。X线检查，可见纤维化病灶呈边缘清楚、密度增高的条索状阴影；钙化灶为密度甚高、边缘清晰的阴影，临床上称硬结钙化期。

### 2. 转向恶化

（1）浸润进展　疾病恶化时，病灶周围出现渗出性病变，进而发生干酪样坏死，范围不断扩大。X线检查见原病灶周围出现絮状模糊阴影，临床上称浸润进展期。

（2）溶解播散　病情恶化时，干酪样坏死物受蛋白酶的作用发生液化，液化物中含有大量结核杆菌，经体内的自然管道（如支气管、输尿管等）排出，播散到其他部位，形成新的结核病灶。X线检查，可见病灶阴影密度深浅不一，出现透亮区及大小不等的新播散病灶阴影。临床称为溶解播散期。此外，结核杆菌还可循血道、淋巴道播散至全身各处。

## 二、肺结核病

结核病中最常见的是肺结核。肺结核病可因初次感染或再次感染结核杆菌时机体反应性的不同，而致肺部病变的发生发展有不同的特点，可分为原发性和继发性肺结核病两大类。

### （一）原发性肺结核病

原发性肺结核病是指第一次感染结核杆菌引起的肺结核病。多发生于儿童，也称儿童型肺结核，偶见于未感染过结核杆菌的青少年或成人。免疫功能严重受抑制的成年人由于丧失对结核杆菌的免疫力，可多次发生原发性肺结核。

1. 病变特点　结核杆菌最常先被吸入到通气较好的上叶下部或下叶上部近胸膜处，开始为渗出性病变，接着中央部位形成干酪样坏死，坏死灶周围有结核性肉芽组织形成，此病变为原发灶。原发灶肉眼观常呈圆形，直径1～1.5cm，色灰黄。由于机体缺乏针对结核杆菌的特殊免疫力，原发灶内结核杆菌游离或被巨噬细胞吞噬，很快侵入淋巴管，循淋巴液引流到局部肺门淋巴结，引起结核性淋巴管炎和淋巴结结核，表现为淋巴结肿大和干酪样坏死。肺的原发病灶、结核性淋巴管炎和肺门淋巴结结核共同构成原发综合征，这是原发性肺结核的病变特点（图12-6）。X线呈哑铃状阴影。

2. 发展和结局　由于细胞免疫的逐渐建立，绝大多数原发性肺结核病例不再发展，病灶可完全吸收或纤维化、钙化而痊愈，临床症状轻微而短暂。少数营养不良或同时患

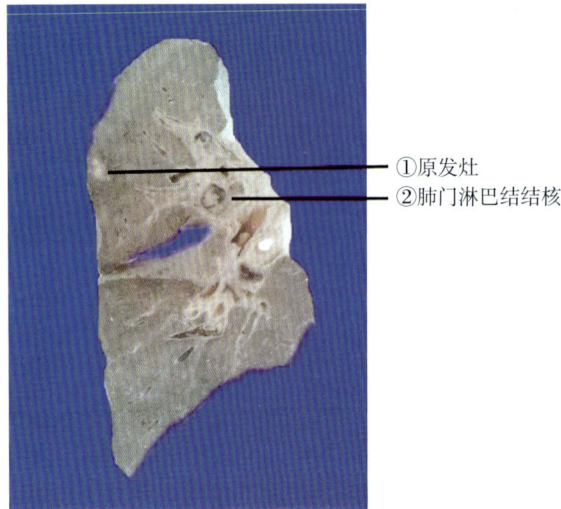

①原发灶
②肺门淋巴结结核

图 12-6　肺原发综合征

有其他传染病的患儿，病变恶化进展，并通过以下途径播散：①淋巴道播散：累及多数肺门淋巴结及纵隔淋巴结，还可进一步累及腹膜后肠系膜淋巴结、颈部淋巴结；②血道播散：引起血源性结核病，如全身粟粒性结核病、肺粟粒性结核病、肺外器官结核病等；③支气管播散：引起临近或远隔的肺组织发生干酪样肺炎。

### （二）继发性肺结核病

继发性肺结核病是指再次感染结核杆菌所引起的肺结核病，多见于成人，又称成人型肺结核。其感染源有两种：一是外源性再感染；二是内源性再感染（结核杆菌来自体内原有的结核病灶）。由于患者对结核杆菌有一定的免疫力，其临床病变与原发性肺结核相比有所不同（表 12-1），临床经过比较复杂，分为以下几种主要类型。

表 12-1　原发性和继发性肺结核病比较表

| | 原发性肺结核病 | 继发性肺结核病 |
| --- | --- | --- |
| 结核杆菌感染 | 初次 | 再次 |
| 发病人群 | 儿童 | 成人 |
| 对结核杆菌的免疫力或过敏性 | 无 | 有 |
| 病理特征 | 原发综合征 | 病变多样，新旧病灶复杂，较局限 |
| 起始病灶 | 上叶下部、下叶上部近胸膜处 | 肺尖部 |
| 主要播散途径 | 淋巴道或血道 | 支气管 |
| 病程 | 短，大多自愈 | 长，需治疗 |

**1. 局灶型肺结核**　是继发性肺结核病的早期病变，属非活动性结核病。病灶常定位于肺尖下 2～4cm 处，多见于右肺，直径 0.5～1cm。病变以增生为主，中央为干酪样坏死。X 线检查为单个境界清楚的结节状病灶。临床上患者常无自觉症状，多在体检时发现。如患者免疫力较强，病灶常发生纤维化、钙化而痊愈；如免疫力降低，可发展为浸润型肺结核。

**2. 浸润型肺结核** 是临床上最常见的活动性肺结核，多由局灶型肺结核发展而来。病变多位于肺尖或锁骨下区，最初以渗出为主，中央有干酪样坏死。患者常有低热、疲乏、盗汗、咳嗽等结核中毒症状。X线示锁骨下可见边缘模糊的絮状阴影。如及时发现、合理治疗，渗出性病变可吸收；增生、坏死性病变可通过纤维化、钙化而痊愈。如患者抵抗力低或未得到及时正确治疗，病变继续发展，干酪样坏死区不断扩大，坏死物液化后经支气管排出，局部形成急性薄壁空洞，洞壁坏死层内含大量结核杆菌，坏死液化物经支气管播散，可引起干酪性肺炎。急性空洞一般易愈合。经适当治疗后，洞壁肉芽组织增生，洞腔逐渐缩小、闭合，最后形成瘢痕组织而愈合；也可通过空洞塌陷，形成条索状瘢痕而愈合。如果急性空洞经久不愈，则可发展为慢性纤维空洞型肺结核。

**3. 慢性纤维空洞型肺结核** 为成人肺结核的常见类型，属于开放型肺结核。多由浸润型肺结核形成的急性空洞发展而来。病变特点是在肺内形成一个或多个厚壁空洞，各种病变交替出现。厚壁空洞大小不一、形态不规则。壁厚可达1cm，镜下洞壁分三层：内层为干酪样坏死物，含有大量结核杆菌；中层为结核性肉芽组织；外层为纤维结缔组织。厚壁空洞与支气管相通，成为结核病的传染源。如空洞壁的干酪样坏死侵蚀较大血管，可引起大咯血，患者可因吸入大量血液而窒息死亡。空洞突破胸膜可引起气胸或脓气胸，经常排出含菌痰液而引起喉结核，咽下含菌痰液可引起肠结核。

如及时、合理治疗，较小的空洞一般可机化、收缩而闭塞；较大的空洞，内壁坏死组织脱落、结核性肉芽组织逐渐变成纤维瘢痕组织，由支气管上皮覆盖洞壁内面，虽然空洞存在，但已无菌，故称开放性愈合。严重的慢性纤维空洞型肺结核由于肺组织大量破坏，肺内血管明显减少，肺循环阻力增加、肺动脉高压而发展为肺源性心脏病。

**4. 干酪性肺炎** 可由浸润型肺结核恶化进展而来，也可由急、慢性空洞内的细菌经支气管播散所致。根据病灶范围的大小，可分为小叶性和大叶性干酪性肺炎。肉眼观，肺叶肿大变实，切面呈黄色干酪样（图12-7）。镜下观，可见大片干酪样坏死灶，肺泡腔内有大量浆液纤维性渗出物，内含以巨噬细胞为主的炎细胞。临床出现严重中毒症状，预后差，病情危重，病死率高。

**5. 结核球** 又称结核瘤，是直径2～5cm、纤维包裹的孤立的境界分明的干酪样坏死灶。多为单个，也可多个，常位于肺上叶。病变相对静止，临床多无症状。结核球可来自浸润型肺结核的干酪样坏死灶纤维包裹；或结核空洞引流支气管阻塞，空洞由干酪样坏死物填充；或多个结核病灶融合。由于结核球有纤维包膜，抗结核药不易发挥作用，且有恶化进展的可能，因此临床上多采取手术切除。X线检查需与周围型肺癌相鉴别。

**6. 结核性胸膜炎** 根据病变性质可分为渗出性和增生性两种，以渗出性结核性胸膜炎多见。

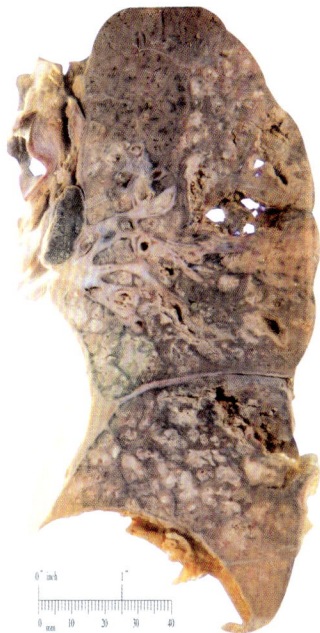

图12-7 干酪性肺炎

　　渗出性结核性胸膜炎多见于青年人，病变主要为浆液纤维素性炎。如浆液渗出较多，可引起胸腔积液，液体呈草黄色；若伴有大量红细胞漏出，则为血性。临床上常有胸痛、胸膜摩擦音和胸腔积液等体征。经适当治疗，渗出液可吸收而痊愈。如渗出物中纤维蛋白较多，不易吸收，则可因机化而使胸膜发生粘连。

　　增生性结核性胸膜炎少见，常发生于肺尖，病变多为局限性，以增生性改变为主。一般可通过纤维化而痊愈，使胸膜增厚。

　　【病例分析】

　　患者，男，19岁，身体瘦弱，不喜欢户外运动。近日咳嗽，乏力，晚间睡觉常出虚汗，胸部X线检查发现右肺上叶锁骨上、下有絮状阴影。

　　问题：首先应考虑何病？

### 三、肺外器官结核病

　　肺外器官结核病多为原发性肺结核的结核杆菌经血源播散到肺外器官，潜伏若干年后，再繁殖引起病变。多数仅限于一个器官，呈慢性经过，基本病理变化与肺结核病相同。常见的肺外器官结核病有肠结核病、结核性腹膜炎、肾结核病（图12-8）、生殖系统结核病和淋巴结结核病等。

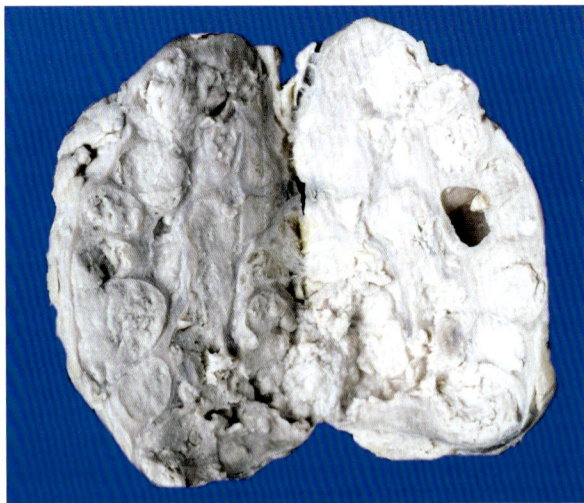

图12-8　肾结核

## 第四节　呼吸衰竭

　　呼吸衰竭（respiratory failure）指由于外呼吸功能严重障碍，导致动脉血氧分压（$PaO_2$）降低，伴有或不伴有动脉血二氧化碳分压（$PaCO_2$）增高的病理过程。正常人静息时$PaO_2$因年龄、运动及所处海拔高度而异。通常以$PaO_2$低于60mmHg，$PaCO_2$高于50mmHg作为判断呼吸衰竭的血气标准。

　　呼吸衰竭的分类方法较多，根据动脉血气特点，分为Ⅰ型（低氧血症型，仅有

$PaO_2$ 降低，不伴有 $PaCO_2$ 升高）和 Ⅱ 型（高碳酸血症型，既有 $PaO_2$ 降低，又有 $PaCO_2$ 升高）呼吸衰竭；根据发病机制不同，分为通气性和换气性呼吸衰竭；按照原发病部位不同，分为中枢性和外周性呼吸衰竭；根据发病缓急，分为急性和慢性呼吸衰竭。

## 一、病因和发病机制

外呼吸包括肺通气和肺换气两个基本过程。呼吸衰竭是由肺通气功能障碍和（或）肺换气功能障碍所致。

### （一）肺通气功能障碍

当肺通气功能障碍使肺泡通气不足时，可发生呼吸衰竭。肺通气功能障碍包括限制性和阻塞性通气不足。

**1. 限制性通气不足**　指吸气时肺泡扩张受限所引起的肺泡通气不足，常见原因如下。

（1）呼吸肌活动障碍　即呼吸动力减弱。呼吸中枢损害和抑制、外周神经受损、呼吸肌受损和麻痹均可使呼吸运动减弱，导致肺泡通气不足。

（2）胸廓的顺应性降低　胸廓为弹性组织，扩张时需克服弹性阻力。严重胸廓畸形、胸膜纤维化等可使胸廓顺应性降低，弹性阻力增大，肺泡扩张受限。

（3）肺的顺应性降低　严重的肺纤维化或肺泡表面活性物质减少，可降低肺的顺应性，使肺泡扩张的弹性阻力增大而导致限制性通气不足。肺泡表面活性物质减少的常见原因有：①Ⅱ型肺泡上皮受损（成人呼吸窘迫综合征）或发育不全（婴儿呼吸窘迫综合征）所致的表面活性物质合成不足；②肺过度通气或肺水肿等导致表面活性物质大量消耗、稀释或破坏增多。

（4）胸腔积液和气胸　胸腔大量积液造成肺严重受压或开放性气胸，肺内负压消失，肺塌陷，从而限制了肺扩张。

**2. 阻塞性通气不足**　指由于气道狭窄或阻塞所致的通气障碍。气道阻力是通气过程中主要的非弹性阻力，影响气道阻力最主要的是气道内径缩小。凡是能引起气道内径狭窄的病变，都可造成阻塞性通气不足。气道阻塞的原因如下。

（1）中央性气道阻塞　指从环状软管下缘至气管分叉处的气道阻塞。常由炎症、水肿、异物、声带麻痹、肿瘤压迫等引起。①阻塞位于胸外，吸气时，气道内压低于作用于气道外壁的大气压，导致病变部位狭窄加重；呼气时，则因气道内压高于大气压，使阻塞减轻，故患者表现为吸气性呼吸困难。②阻塞位于胸内，吸气时胸内压降低，使气道内压大于胸内压，故阻塞减轻；呼气时胸内压升高而压迫气道，使气道狭窄加重，患者表现为呼气性呼吸困难。

（2）外周性气道阻塞　指内径小于 2mm 的小支气管和细支气管等小气道的阻塞。小气道缺乏完整软骨支撑，管壁薄，且与周围肺泡结构紧密相连。吸气时胸内压降低，小气道随着肺泡的扩张而被周围组织牵拉，内径增大；呼气时胸内压升高，气道受牵拉减弱，内径减小。因此，一旦出现导致小气道狭窄的病变，呼气时阻塞会更明显，患者主要表现为呼气性呼吸困难。慢性阻塞性肺疾病是引起小气道阻塞的主要原因，其管壁增厚、痉挛及顺应性降低；管腔被分泌物阻塞变窄；肺泡壁的破坏还降低了对小气道的牵张力，都可使小气道阻力大大增加。特别是当小气道阻塞患者用力呼气时，气体通过阻塞区后气道内压明显下降，低于正常水平，而作用于气道外壁的胸内压明显升高，等压点由大气道上移至无软骨支撑的小气道，导致小气道闭合，肺泡气难以呼出。

限制性或阻塞性通气不足导致总肺泡通气量减少，氧的吸入和二氧化碳的排出均受阻，使流经肺泡毛细血管的血液不能充分动脉化，导致 $PaO_2$ 降低、$PaCO_2$ 升高，最终出现 Ⅱ 型呼吸衰竭。

### （二）肺换气功能障碍

肺换气功能障碍主要包括弥散障碍、肺泡通气与血流比例失调。

**1. 弥散障碍**　指由肺泡膜面积减少、肺泡膜异常增厚或气体弥散时间缩短引起的气体交换障碍。

（1）肺泡膜面积减少　气体弥散速率与肺泡膜面积呈正比。肺实变、肺不张、肺气肿和肺叶切除等使肺泡膜面积减少。由于储备面积大，只有肺泡膜面积减少一半以上时才会发生换气功能障碍。

（2）肺泡膜厚度增加　气体弥散速率与肺泡膜厚度呈反比。肺水肿、肺泡透明膜形成、肺纤维化和间质性肺炎等可使肺泡膜增厚，气体弥散障碍。

（3）弥散时间缩短　即血液与肺泡接触时间过短。当血液流经肺泡毛细血管的时间过短时，气体弥散量将下降。肺泡膜面积减少或肺泡膜厚度增加的患者，虽然气体弥散速率减慢，但由于弥散功能有很大的代偿储备（血液流经肺泡的时间0.75秒，静脉血动脉化的时间仅0.25秒），在静息状态时仍可在正常接触时间内完成气血交换。当体力负荷加重等使心输出量增加和肺血流速度加快时，造成弥散时间过短，才导致气血交换障碍。

单纯的弥散障碍只引起 $PaO_2$ 降低，并无 $PaCO_2$ 升高（$CO_2$ 扩散速率较 $O_2$ 快所致），属于 Ⅰ 型呼吸衰竭。如果存在呼吸加快、代偿性通气过度则使 $CO_2$ 排出增多，$PaCO_2$ 反而降低。

**2. 肺泡通气与血流比例失调**　流经肺泡的血液能否充分摄取 $O_2$ 及排出 $CO_2$ 而使血液动脉化，还取决于肺泡通气量与血流量的比例。正常成人在静息状态下，每分钟肺泡通气量（$V_A$）约为4.2L，每分钟肺血流量（$Q$）约为5L，$V_A/Q$ 约为0.84。发生肺部疾患时，即使肺总通气量和总血流量保持正常，若肺通气和（或）血流的改变不平行，部分肺泡通气与血流比例失调，引起气体交换障碍，导致呼吸衰竭。

（1）部分肺泡通气不足　慢性阻塞性肺疾病、肺纤维化、肺水肿和肺不张等病变引起气体分布不均，病变严重部位肺泡通气明显减少，但血流并未相应减少，甚至还可因炎性充血而有所增加，使 $V_A/Q$ 显著降低，以致流经该处毛细血管网的静脉血未充分氧合便掺入动脉血内，这种情况类似于动 – 静脉短路（解剖分流），故称为功能性分流（functional shunt），又称静脉血掺杂（venous admixture）。由于肺内通气分布不均，正常成人功能性分流约占肺血流量的 3%，而严重慢性阻塞性肺病患者可高达 30% ～ 50%，严重影响换气功能。

部分肺泡通气不足时，病变区域 $V_A/Q$ 可降至 0.1 以下，使 $PaO_2$ 降低、$PaCO_2$ 增高。这种血气变化使非病变区代偿性增加通气量，导致流经该处肺泡的血液 $PaO_2$ 显著升高，但氧含量增加很少，而 $PaCO_2$ 分压与含量均明显降低（由氧和二氧化碳解离曲线决定）。因此，来自非病变区的血液与病变区血液混合后 $PaO_2$ 降低；$PaCO_2$ 的变化则取决于代偿性呼吸增强的程度，可正常或降低，严重时也可升高。

（2）部分肺泡血流不足　肺动脉栓塞、DIC、肺动脉炎、肺血管收缩等可使部分肺泡血流减少，$V_A/Q$ 显著高于正常，患部肺泡通气多而血流少，肺泡通气不能被充分利用，相当于增加了肺泡无效腔量，故称为无效腔样通气（dead spacelike ventilation）。正常人的生理性无效腔量约占潮气量的 30%，患病时可高达 60% ～ 70%，从而导致气血交换障碍。

部分肺泡血流不足时，病变区域 $V_A/Q$ 可达 10 以上，流经此处的血液 $PaO_2$ 显著升高，但其氧含量增加有限；而健康区域却因血流量增加使其 $V_A/Q$ 低于正常，这部分血液不能充分氧合，$PaO_2$ 和氧含量显著降低，最终混合而成的动脉血 $PaO_2$ 降低；$PaCO_2$ 的变化也取决于代偿性呼吸增强的程度，可正常或降低，极严重时也可升高。

**3. 解剖分流增加**　生理情况下肺内也存在解剖分流，即部分静脉血经支气管静脉和极少的肺内动 - 静脉短路直接流入肺静脉。这种解剖分流的静脉血未经氧合即掺入动脉血的现象，称为真性分流（true shunt）或真性静脉血掺杂（ture venous admixture）。真性分流血流量正常时约占心输出量的 2% ～ 3%。先天性肺动 - 静脉瘘、休克、支气管扩张症等可使肺内解剖分流增加，静脉血掺杂异常增多，从而导致呼吸衰竭。吸入纯氧可有效提高功能性分流的 $PaO_2$，而对解剖分流的效果则不明显，以此可以对二者进行鉴别。

在呼吸衰竭的发病机制中，单纯的通气不足、弥散障碍或 $V_A/Q$ 失调的情况较少，往往是几个因素同时存在或相继发生共同作用。

## 二、呼吸衰竭时机体代谢与功能变化

呼吸衰竭时发生的低氧血症和高碳酸血症是机体发生功能和代谢改变的基础。早期出现一系列代偿反应，以改善组织的供氧，调节酸碱平衡和改变组织器官的功能、代谢以适应新的内环境。呼吸衰竭严重时，如机体代偿不全，可出现严重的代谢功能紊乱。

### （一）酸碱平衡及电解质紊乱

**1. 呼吸性酸中毒**　Ⅱ型呼吸衰竭时，大量 $CO_2$ 潴留可引起呼吸性酸中毒，患者常出现高血钾，而血氯却常降低。导致高血钾的原因为：急性期由于酸中毒可使细胞内 $K^+$ 外移；慢性期由于肾小管上皮细胞泌 $H^+$ 增多，$NaHCO_3$ 重吸收增多，而致排 $K^+$ 减少，导致血清钾增高。导致血氯降低的原因为：高碳酸血症使红细胞合成 $HCO_3^-$ 增多，并与细胞外 $Cl^-$ 进行交换使 $Cl^-$ 转移入细胞；同时，肾小管分泌 $NH_3$ 及重吸收 $HCO_3^-$ 增多，致尿中有更多的 $Cl^-$ 以 $NH_4Cl$ 和 $NaCl$ 的形式排出，故血氯降低。

**2. 代谢性酸中毒** 严重缺氧时糖酵解加强，乳酸等酸性产物增多，可引起代谢性酸中毒。此外，呼吸衰竭时可引起肾功能不全，肾小管排酸保碱功能下降，亦可引起代谢性酸中毒。此时血液电解质主要有以下变化：细胞内 $K^+$ 外移，肾小管排 $K^+$ 减少，使血钾升高；$HCO_3^-$ 降低，可使肾排 $Cl^-$ 减少，故血氯常增高。

**3. 呼吸性碱中毒** Ⅰ型呼吸衰竭时，因缺氧引起肺过度通气，血中 $PaCO_2$ 明显降低，可发生呼吸性碱中毒。患者可出现血钾降低，血氯升高。

### （二）呼吸系统的变化

**1. 原发病对呼吸功能的影响** 呼吸衰竭时呼吸功能的变化多由原发疾病引起。阻塞性通气不足时，因气流受阻，可表现为深而慢的呼吸。上呼吸道阻塞时可出现吸气性呼吸困难，下呼吸道阻塞可发生呼气性呼吸困难。由肺的顺应性降低所致的限制性通气不足，因牵张感受器或毛细血管旁感受器受刺激而反射性地引起浅快呼吸。中枢性呼吸衰竭时，呼吸浅而慢，可出现潮式呼吸、间歇呼吸、抽泣样呼吸、叹气样呼吸等呼吸节律紊乱，其中最常见的是潮式呼吸。

**2. 缺氧和二氧化碳潴留对呼吸功能的影响** 外呼吸功能障碍造成的低氧血症和高碳酸血症可进一步影响呼吸功能。$PaO_2$ 降低可刺激颈动脉体和主动脉体化学感受器，当 $PaO_2$ 低于 60mmHg 时，反射性引起呼吸加深加快；当 $PaO_2$ 低于 30mmHg 时，对呼吸中枢的抑制作用大于其反射性兴奋作用，使呼吸受抑制。$PaCO_2$ 升高主要作用于中枢化学感受器，使呼吸中枢兴奋，引起呼吸加深加快；但当 $PaCO_2$ 超过 80mmHg 时，则抑制呼吸中枢，此时呼吸运动主要靠动脉血氧分压降低对血管化学感受器的刺激得以维持。在这种情况下，吸氧浓度不宜过高，以免缺氧被完全纠正后 $PaO_2$ 上升，解除了低氧对外周化学感受器的刺激而出现呼吸抑制，使高碳酸血症加重，病情进一步恶化。

### （三）循环系统的变化

**1. 对心功能和血管的影响** 一定范围内 $PaO_2$ 降低和 $PaCO_2$ 升高，可兴奋心血管运动中枢，使心率加快、心肌收缩力增强，外周血管收缩，加之呼吸运动增强使静脉回流增加等，最终使心输出量增加、血压升高。脑血管与冠脉因受局部代谢产物如腺苷等的直接扩血管作用，不发生收缩反而扩张，使血流重新分布，这有利于保证心、脑的血供。但是严重的缺氧和 $CO_2$ 潴留可直接抑制心血管中枢和心脏活动，使血管扩张，造成血压下降、心肌收缩力减弱及心律失常等严重后果。

**2. 肺源性心脏病** 呼吸衰竭可累及心脏，主要引起右心肥大与衰竭，即肺源性心脏病，其发病机制比较复杂，与以下因素有关：①肺泡缺氧和酸中毒（$CO_2$ 潴留所致），造成肺小动脉收缩，肺动脉压升高，从而增加右心后负荷，这是右心受累的主要原因；②肺小动脉长期收缩和缺氧均可引起无肌型肺微动脉肌化，肺血管平滑肌细胞和成纤维细胞的肥大、增生，胶原蛋白与弹性蛋白合成增加，导致肺血管肌层增厚和血管硬化、管腔狭窄，由此形成持久稳定的慢性肺动脉高压；③肺小动脉炎、肺毛细血管床的大量破坏、肺动脉栓塞等病变增加肺循环阻力，导致肺动脉高压；④长期缺氧引起代偿性红细胞增多，使血液黏度升高，也会加重肺血流阻力和右心的负荷；⑤缺氧、酸中毒和电解质紊乱等可降低心肌的舒缩功能；⑥呼吸困难时，用力呼气使胸内压异常升高，心脏受压，影响其舒张功能；用力吸气使胸内压异常降低，即心外负压增大，右心收缩的负荷增加，促使心力衰竭的发生。

### （四）中枢神经系统的变化

**1.缺氧对中枢神经的影响**　中枢神经系统对缺氧最为敏感。当 $PaO_2$ 降至 60mmHg 时，可出现智力和视力轻度减退。在 $PaO_2$ 降至 $40 \sim 50$mmHg 以下时，则出现头痛、烦躁不安、定向与记忆障碍、精神错乱、嗜睡，甚至昏迷等一系列神经精神症状。

**2.$CO_2$ 潴留对中枢神经的影响**　当 $PaCO_2$ 超过 80mmHg 时，可引起头痛、头晕、烦躁不安、言语不清、扑翼样震颤、精神错乱、嗜睡、抽搐、呼吸抑制等症状，称为"$CO_2$ 麻醉"（carbon dioxide nacrosis）。

**3.肺性脑病**　由呼吸衰竭引起的以中枢神经系统功能障碍为主要表现的综合征，称为肺性脑病。多见于 II 型呼吸衰竭，缺氧、$CO_2$ 潴留和酸中毒是其发生的根本原因。发病机制如下。①脑血管扩张和脑水肿：严重的缺氧和 $CO_2$ 潴留都可使脑血管扩张。$PaCO_2$ 每升高 10mmHg，脑血流量可增加 50%；缺氧和酸中毒还能损伤血管内皮细胞使其通透性增高，导致间质性脑水肿。缺氧使脑细胞 ATP 生成减少，抑制 $Na^+$–$K^+$ 泵功能，使细胞内 $Na^+$ 及水增多，导致脑细胞水肿。脑充血、脑间质和脑细胞水肿，使颅内压增高，进一步压迫脑血管，加重脑缺氧，形成恶性循环，严重时可形成脑疝。②神经细胞和脑组织损伤：呼衰时脑脊液 pH 值降低，神经细胞发生酸中毒，酸中毒可提高脑细胞内谷氨酸脱羧酶的活性，使抑制性神经递质 $\gamma$–氨基丁酸生成增多，从而抑制中枢功能；酸中毒能增强磷脂酶活性，使溶酶体水解酶释放，引起脑细胞损伤。当脑脊液 pH 值低于 7.25 时，脑电波变慢；pH 值低于 6.8 时，脑电活动完全停止。

### （五）肾功能的变化

呼吸衰竭时，由于缺氧和高碳酸血症反射性兴奋交感神经，使肾血管收缩，肾血流量严重减少，患者出现不同程度的肾功能改变。轻者尿中出现蛋白、红细胞、白细胞及管型等，严重时可发生急性肾功能衰竭，出现少尿、氮质血症和代谢性酸中毒。此时，肾结构并无明显改变，属于功能性肾衰。

### （六）胃肠道的变化

严重缺氧可使胃壁血管收缩，降低胃黏膜的屏障作用；$CO_2$ 潴留可增强胃壁细胞碳酸酐酶的活性，使胃酸分泌增多。故呼吸衰竭时可出现胃肠黏膜糜烂、坏死、出血与溃疡形成等病变。

## 小结

呼吸系统疾病是临床常见病、多发病。本章叙述的慢性支气管炎是支气管黏膜及其周围组织的慢性非特异性炎症，以支气管黏膜上皮的损伤、杯状细胞增生和黏膜下层黏液腺增生、肥大、浆液腺黏液腺化生为病变特点。病变反复发作，逐渐加重，到晚期常导致阻塞性肺气肿、支气管扩张症和慢性肺源性心脏病。大叶性肺炎是肺炎链球菌引起的以肺段或肺大叶为病变单位的肺泡内纤维素渗出性炎症，多见于青壮年，有明显肺实变体征，预后良好，极少出现并发症。小叶性肺炎是以细支气管为中心、肺小叶为单位的急性化脓性炎症，多见于小儿、年老体弱者，并发症较大叶性肺炎多见，如呼吸衰竭、心力衰竭、肺脓肿和脓胸、支气管扩张症等。病毒性肺炎主要表现为间质性肺炎，肺泡腔内一般无渗出物或仅有少量渗出物，可出现剧烈咳嗽、呼吸困难和发绀等症状，一般预后良好，重者出现心力衰竭和中毒性脑病等并发症。结核病是由结核杆菌引起的一种慢性肉芽肿性疾病，典型病变为结核结节形成伴不同程度干酪样坏死，临床上常表现为低热、盗汗、食欲不振、消瘦和血沉加快等中毒症状。呼吸衰竭由于外呼吸功能严重障碍，导致动脉血氧分压降低，伴有或不伴有动脉血二氧化碳分压增高的病理过程，是呼吸系统疾病及其他系统疾病常见的死亡原因。

# 综合测试

## 一、A1型题

1. 慢性支气管炎患者发生通气障碍的病变基础是
   A. 支气管腺体增生、肥大
   B. 支气管平滑肌萎缩
   C. 支气管上皮细胞变性、坏死
   D. 小细支气管变形、扭曲，腔内黏液栓形成
   E. 支气管软骨萎缩、纤维化

2. 慢性支气管炎诊断标准是
   A. 咳嗽、咳痰症状每年持续3个月以上
   B. 咳嗽、咳痰或伴有喘息症状连续2年发生
   C. 咳嗽、咳痰或伴有喘息症状持续3个月以上
   D. 咳嗽、咳痰、喘息症状每年至少持续3个月，连续2年以上发生
   E. 咳嗽、咳痰或伴有喘息症状每年至少持续3个月，连续2年以上发生

3. 大叶性肺炎的病变特征是
   A. 浆液性炎症　　　B. 纤维素性炎症　　　C. 增生性炎症
   D. 卡他性炎症　　　E. 化脓性炎症

4. 大叶性肺炎患者出现咳铁锈色痰的症状，表明大叶性肺炎病变正处于
   A. 充血水肿期　　　B. 红色肝样变期　　　C. 灰色肝样变期
   D. 溶解消散期　　　E. 合并肺脓肿期

5. 患者出现明显缺氧、紫绀症状，病变正处于
    A. 充血水肿期　　　　B. 红色肝样变期　　　　C. 灰色肝样变期
    D. 溶解消散期　　　　E. 合并肺脓肿期

6. 小叶性肺炎好发部位为
    A. 右肺上叶　　　　B. 左肺或右肺下叶或背侧
    C. 肺尖部　　　　D. 左肺上叶
    E. 右肺锁骨下区

7. 小叶性肺炎病变性质是
    A. 浆液渗出性炎症　　　　B. 纤维素渗出性炎症　　　　C. 出血性炎症
    D. 化脓性炎症　　　　E. 间质性炎症

8. 恶性肿瘤晚期患者出现发热、咳嗽、呼吸困难等症状，胸透见两肺下叶散在边缘不清的小灶性阴影，最可能的病变是
    A. 干酪样肺炎　　　　B. 小叶性肺炎　　　　C. 大叶性肺炎
    D. 间质性肺炎　　　　E. 转移性肿瘤

9. 病毒性肺炎患者出现明显缺氧、呼吸困难和紫绀等症状的病理基础是
    A. 肺泡间隔血管扩张、充血
    B. 肺泡腔内无渗出物或仅有少量渗出物
    C. 肺泡腔内形成病毒包涵体
    D. 小范围肺组织坏死
    E. 肺泡间隔水肿和透明膜形成

10. 下列哪种肺部炎症可引起肺泡内透明膜形成
    A. 大叶性肺炎　　　　B. 小叶性肺炎　　　　C. 肺脓肿
    D. 病毒性肺炎　　　　E. 支原体肺炎

11. 原发性肺结核好发部位是
    A. 左肺下叶　　　　B. 右肺上叶　　　　C. 右肺尖部
    D. 右肺上叶下部近胸膜处　　　　E. 右肺锁骨下区

12. 浸润性肺结核好发部位是
    A. 左肺下叶　　　　B. 右肺上叶
    C. 肺尖部或锁骨下区　　　　D. 右肺上叶下部近胸膜处
    E. 右肺下叶

13. 呼吸衰竭引起酸碱平衡紊乱最常见的是
    A. 代谢性酸中毒　　　　B. 呼吸性酸中毒　　　　C. 呼吸性碱中毒
    D. 代谢性碱中毒　　　　E. 呼吸性酸中毒合并代谢性碱中毒

14. 阻塞性通气不足的产生是由于
    A. 非弹性阻力增加　　　　B. 肺顺应性降低　　　　C. 肺泡扩张受限
    D. 肺泡通气血流比例失调　　　　E. 肺循环短路增加

15. 呼吸衰竭的血气分析判断标准是

    A. $PaO_2<50mmHg$，$PaCO_2>70mmHg$

    B. $PaO_2<60mmHg$，$PaCO_2>50mmHg$

    C. $PaO_2<80mmHg$，$PaCO_2>60mmHg$

    D. $PaO_2<60mmHg$，$PaCO_2>60mmHg$

    E. $PaO_2<50mmHg$，$PaCO_2>50mmHg$

## 二、A2型题

16. 患者，4岁，发热、咳嗽3天，X线检查示两肺下叶散在边缘不清的点状阴影，最可能的病变是

    A. 大叶性肺炎　　　　　B. 小叶性肺炎　　　　　C. 病毒性肺炎

    D. 肺结核　　　　　　　E. 肺癌

17. 患者，男，17岁，经常在网吧连续数天玩网络游戏、不回家，身体瘦弱。近日出现咳嗽、低热、夜间出汗、胸闷和胸痛症状，临床查体有胸腔积液、胸膜摩擦音等体征，首先应考

    A. 间质性肺炎　　　　　B. 大叶性肺炎　　　　　C. 干酪性肺炎

    D. 浸润性肺结核　　　　E. 结核性胸膜炎

## 三、A3型题

（18～19题共用题干）

患者，女，55岁，慢性咳嗽、咳痰15年，咳白色泡沫状痰，无不良嗜好，丈夫抽烟。15年前由于过度劳累，曾患较严重的上呼吸道感染，抗生素治疗5天病愈，此后每年秋冬季节发病，持续4个月。3年前开始出现喘息的症状，痰量逐渐减少。

18. 根据上述临床资料，该患者最准确的临床诊断是

    A. 支原体肺炎　　　　　B. 支气管哮喘　　　　　C. 慢性支气管炎

    D. 肺气肿　　　　　　　E. 支气管扩张

19. 患者出现喘息的病理基础是

    A. 支气管平滑肌萎缩

    B. 支气管腺体增生、肥大

    C. 支气管上皮细胞变性、坏死

    D. 小细支气管变形、扭曲，腔内黏液栓形成

    E. 肺癌

（20～21题共用题干）

患者，男，27岁。4天前饮酒后淋雨着凉，2天前发热40℃。现有胸痛、咯红褐色痰、呼吸急促。查体有肺实变体征及胸膜摩擦音，未闻及干湿啰音。X线检查右下肺大片致密阴影，边界模糊。

20. 根据患者症状和体征，首先应考虑
   A. 大叶性肺炎　　　　　B. 间质性肺炎　　　　　C. 干酪性肺炎
   D. 浸润性肺结核　　　　E. 结核性胸膜炎
21. 目前应处于哪个期
   A. 充血水肿期　　　　　B. 红色肝样变期　　　　C. 灰色肝样变期
   D. 溶解消散期　　　　　E. 肺肉质变

# 第十三章　心血管系统疾病

## 学习目标

【学习目标】

1. 掌握高血压病的定义与分类，熟悉高血压病的发生原因，掌握高血压病的病理变化及临床特点。

2. 了解冠状动脉粥样硬化发病的原因、发生机制，熟悉基本病理变化，掌握冠心病的病理临床联系，熟悉脑动脉粥样硬化。

3. 熟悉风湿病的发生机制，掌握风湿病的基本病理变化，熟悉风湿性心瓣膜病的病理变化与临床表现。

4. 掌握心力衰竭的概念，熟悉原因与分类，了解发生机制，掌握病理与临床联系。

随着我国经济建设的日益发展和人民生活水平的不断提高，原来严重威胁人类健康的传染病在我国得到有效控制。然而，心血管系统疾病的发病率和死亡率却与日俱增，已经成为一大类危害国民健康和生命的疾病。目前在我国，心血管疾病总死亡率仅次于恶性肿瘤，居第二位，因此，防治心血管系统疾病任重而道远，本章重点叙述常见而多发的几种心血管系统疾病。

## 第一节　高血压病

高血压是以体循环动脉血压持续升高为主要特点的临床综合征。成年人收缩压 ≥ 140mmHg（18.7kPa）和（或）舒张压 ≥ 90mmHg（12.0kPa）被定为高血压，可分为原发性和继发性两大类。继发性高血压较少见，仅占5% ～ 10%，是继发于其他疾病的一种症状（或体征），故又称为症状性高血压；原发性高血压即高血压病（hypertension），占高血压病发病的90% ～ 95%，是一种原因未明，以体循环血压升高为主要表现的原发性全身性疾病。多见于40岁以上的中、老年人，男女发病无明显差异。高血压病的基本病变是全身细小动脉硬化，绝大多数病程漫长、症状显隐不定，治疗不易坚持，发展到晚期常引起心、脑、肾及眼底病变，患者可因心、脑、肾严重病变而死亡。

## 一、病因和发病机制

### （一）遗传因素

从动物实验、流行病学研究以及遗传研究提供的证据提示，约有 75% 的高血压病患者具有家族发病倾向。研究结果表明：遗传缺陷或某些基因变异和（或）突变与高血压病发生有密切关系。

### （二）膳食因素

主要包括：① $Na^+$ 的摄入量。$Na^+$ 的摄入量与血压成正相关，但并非所有人都对钠敏感。②肥胖。研究表明随着人群体重指数增高，血压水平和高血压患病率均逐步增高。③饮酒。中度以上饮酒是高血压病发病因素之一。

### （三）社会心理因素

长期精神紧张、忧虑、压抑、恐惧等心理作用可使大脑皮质功能失调，引起血管舒缩中枢产生持久的以收缩为主的兴奋，导致全身细小动脉痉挛，增加外周血管的阻力，使血压升高。

### （四）体力活动

体力活动与高血压病呈负相关，缺乏体力活动的人发生高血压病的概率高；研究还发现，适当的体力活动有降压作用。

### （五）神经内分泌因素

一般认为，各种发病因素使大脑皮层下中枢功能发生紊乱及各种神经递质浓度和活性异常，导致细动脉的交感神经纤维兴奋性增高，是高血压病发病的主要神经因素。

## 二、高血压病的类型和病理变化

原发性高血压又分为缓进型高血压和急进型高血压两类。

### （一）缓进型高血压

缓进型高血压约占原发性高血压的 95%，多见于中老年人。一般起病隐匿、进展缓慢、病程长，可达十余年，甚至更长。按病变发展，疾病过程可分三期。

**1. 功能紊乱期** 为早期阶段，基本变化是全身细小动脉间歇性痉挛，可伴有高级神经功能失调等。血压时而升高，时而正常，临床主要表现为头昏、头痛。经适当的休息和治疗后，血压可恢复正常。

**2.动脉病变期** 此期主要影响细动脉和小动脉，表现为细动脉玻璃样变和小动脉壁胶原纤维和弹力纤维增生，导致管壁变硬。此期血压进一步升高，并持续在较高水平。

**3.内脏病变期** 此期表现为多数内脏器官受累，下列器官病变最为重要。

（1）心脏 因外周阻力增高，心肌负荷增加，引起左心室代偿性肥大。心脏重量增加一般达 400g 以上（正常男性约 260g，女性约 250g），左心室壁增厚可达 1.5～2.5cm（正常 1.0cm 以内），左心室乳头肌和肉柱明显增粗，但心腔不扩张，称向心性肥大（图13-1）。由于左心室壁总体积不断增加，加上高血压性动脉狭窄以及并发动脉粥样硬化而引起心肌供血不足，导致心肌收缩力降低，逐渐出现心腔扩张，称为离心性肥大，严重时会发生心力衰竭。

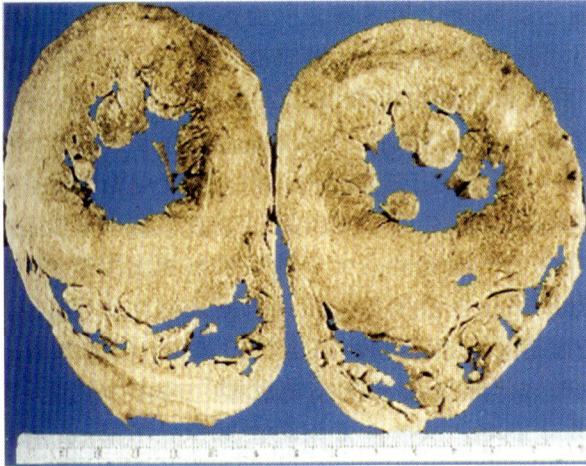

图 13-1 原发性高血压左心室向心性肥大

高血压病患者心脏发生上述病变时，称为高血压性心脏病。

（2）肾脏 高血压病时，由于肾入球动脉玻璃样变，小动脉（弓形动脉、叶间动脉）内膜纤维性增厚。部分肾小球萎缩、纤维化、玻璃样变，相应的肾小管萎缩甚至消失。由于肾实质萎缩和结缔组织收缩而形成凹陷的固缩病灶。周围健存的肾小球发生代偿性肥大，所属肾小管扩张，使局部肾组织向表面隆起，形成肉眼所见的原发性颗粒性固缩肾（图13-2）。严重时可发生肾功能衰竭。

（3）脑 脑动脉硬化患者可出现一系列病变。①脑水肿：由于脑内细小动脉硬化及持续痉挛，局部缺血，毛细血管壁通透性增高，引起脑水肿。患者出现头痛、头晕、呕吐、视物模糊及血压急剧升高等临床表现，称为高血压脑病。如上述症状加重，并出现意识障碍、抽搐等，称高血

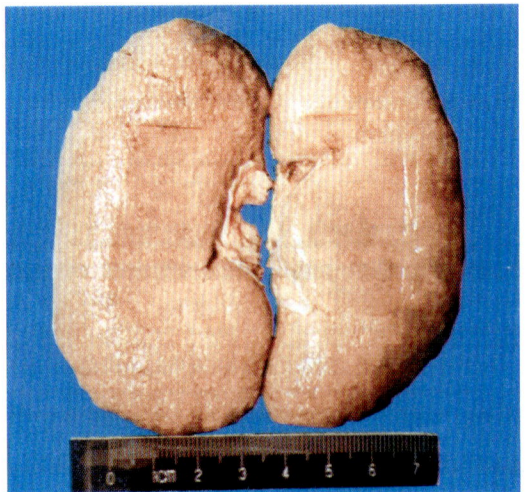

图 13-2 原发性颗粒性固缩肾

压危象，救治不及时易引起死亡。②脑软化：由于细小动脉病变造成相应区域组织缺血性坏死，形成直径小于 1.5cm 的囊性病灶，称脑腔隙状梗死，亦称微梗死灶，常发生于壳核、尾状核、丘脑、桥脑和小脑。③脑出血：是高血压病的严重并发症，常发生于基底核、内囊，其次是大脑白质、桥脑和小脑。出血区域的脑组织完全破坏，形成充满血液和坏死脑组织的囊性病变（图 13-3）。有时出血范围扩大，甚至破入侧脑室。出血灶扩展至内囊时，引起对侧肢体偏瘫及感觉消失。出血灶破入侧脑室时，患者发生昏迷，常导致死亡。脑出血可因血肿及脑水肿引起颅内高压，并可引起脑疝形成。

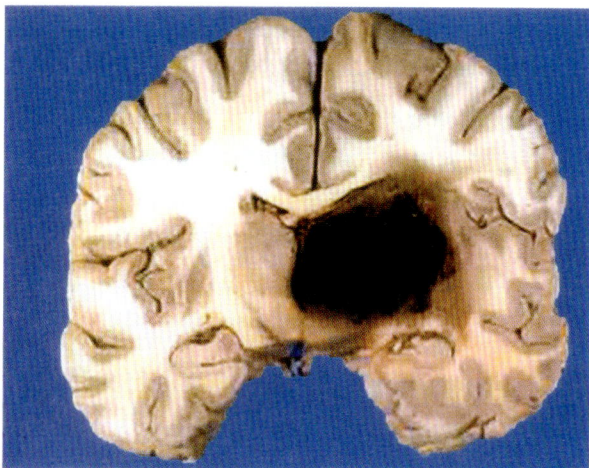

图 13-3　高血压病脑出血

（4）视网膜　视网膜中央动脉常发生玻璃样变。检眼镜检查可见这些血管迂曲，反光增强。动、静脉交叉处静脉呈受压现象。严重者可见视网膜出血并伴有视盘水肿。

【病例分析】

患者，男，61 岁，渐进性活动后呼吸困难 5 年，明显加重伴下肢浮肿 1 个月。5 年前，因登山时突感心悸、气短、胸闷，休息约 1 小时稍有缓解。以后自觉体力日渐下降，稍微活动即感气短、胸闷，夜间时有憋醒，无心前区痛。1 个月前感冒后咳嗽，咳白色黏痰，气短明显，不能平卧，尿少，颜面及两下肢浮肿，腹胀加重而来院。既往：二十余年前发现血压高（170/100mmHg），未经任何治疗，8 年前有阵发心悸、气短发作。查体发现 BP 170/110mmHg。

思考：请分析该患者患的是什么病，诊断依据是什么？

## （二）急进型高血压

急进型高血压又称恶性高血压，多见于青少年。其特征性病变是坏死性细动脉炎和增生性小动脉硬化。前者表现为细动脉纤维素样坏死，常并发血栓形成，引起出血及微梗死；后者表现为小动脉内膜显著增厚，其内有多数平滑肌细胞产生大量的胶原及蛋白多糖，使管腔陷入高度狭窄。上述细小动脉病变主要累及肾、脑，以肾的病变更为显著，患者多在一年内死于尿毒症、脑出血等。

## 第二节　动脉粥样硬化

动脉粥样硬化（atherosclerosis）是严重危害人类健康的常见病。本病主要累及大中动脉，其基本病变是在动脉内膜形成粥样斑块、动脉壁变硬、管腔狭窄，并引起一系列继发性改变，特别是发生在心、脑、肾等器官时，常引起缺血性病变而危及生命。本病多见于中、老年人，以 40 ～ 49 岁发展最快。

### 一、病因和发病机制

#### （一）高脂血症

高脂血症指血浆总胆固醇和甘油三酯异常增高。流行病学调查证明，大多数动脉粥样硬化患者血中胆固醇水平比正常人高，而且动脉粥样硬化的严重程度与血浆胆固醇水平呈正相关。血中甘油三酯水平持续升高与动脉粥样硬化密切相关，血浆低密度脂蛋白、极低密度脂蛋白水平的持续升高和高密度脂蛋白水平降低是动脉粥样硬化发病的危险因素。研究表明，高浓度的血浆低密度脂蛋白可损伤血管内皮，使血浆脂质流入内膜增多，低密度脂蛋白大量进入内膜后被氧化，巨噬细胞将其吞噬后会转变为泡沫细胞；高密度脂蛋白可竞争性抑制低密度脂蛋白与内皮细胞结合，并能将内膜中胆固醇转运至肝脏加以清除。

#### （二）高血压

高血压时血流对血管壁的机械性压力和冲击作用，引起血管内皮细胞的损伤和功能障碍，使内膜对脂质的通透性增加，且中膜易发生致密化，低密度脂蛋白运出受阻，促进动脉粥样硬化发生。

#### （三）吸烟

吸烟时血中 CO 浓度升高，导致血管内皮缺氧性损伤；吸烟时血中低密度脂蛋白易被氧化，氧化的低密度脂蛋白可促进血液中单核细胞迁入内膜转为泡沫细胞，以上各因素促进动脉粥样硬化的发生。

#### （四）遗传因素

研究表明，动脉粥样硬化的发病具有家族聚集倾向，原发性高脂血症可由某些基因的突变直接引起。

#### （五）其他因素

**1. 年龄**　据统计，动脉粥样硬化的发病率随年龄的增加而升高。

**2. 性别**　绝经期前，女性动脉粥样硬化发生率显著低于男性；绝经期后，这种差异消失。

**3.肥胖** 肥胖者易发生高脂血症、高血压病、糖尿病等，从而间接促进动脉粥样硬化的发生。

## 二、病理变化

### （一）基本病理变化

动脉粥样硬化基本病理变化早、中、晚期各不相同，但常相互重叠，具体表现如下。

**1.脂纹期** 肉眼观察可见点状或条纹状黄色隆起或微隆起于内膜的病灶。镜下观察可见病变内膜处大量圆形或椭圆形泡沫细胞聚集（图13-4）。

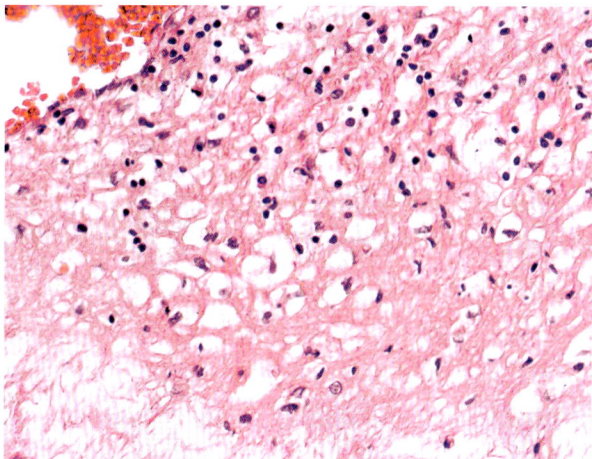

图13-4 动脉粥样硬化（镜下观）

**2.纤维斑块期** 肉眼观，内膜面散在不规则表面隆起的斑块，颜色初为淡黄或灰黄，逐渐变为瓷白色。镜下观，病灶表层为大量胶原纤维、平滑肌细胞、少数弹力纤维和蛋白聚糖形成的纤维帽，其中胶原纤维可发生玻璃样变性。纤维帽下方可见泡沫细胞、平滑肌细胞、细胞外基质和炎细胞。

**3.粥样斑块期** 肉眼观，内膜可见灰黄色斑块向内膜表面隆起，切面见斑块表层为白色质硬组织，深层为黄色粥样物质（图13-5）。镜下观，斑块表面为纤维帽，深层可见大量无定形的坏死崩解产物、胆固醇结晶和钙盐沉积，斑块底部和边缘出现肉芽组织。动脉中膜平滑肌细胞萎缩，中膜变薄。

### （二）继发性病理变化

继发性病理变化是在纤维斑块和粥样斑块基础上继发的病变。

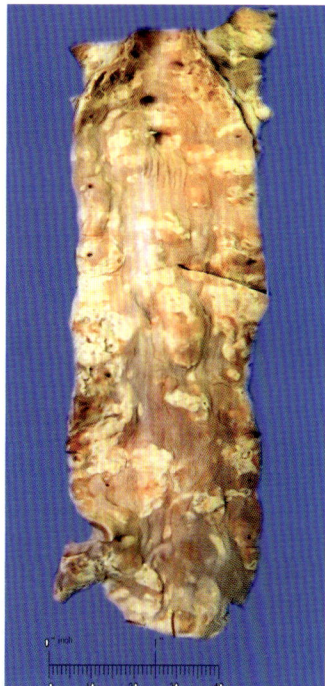

图13-5 主动脉粥样硬化

**1. 斑块内出血**　斑块内新生的血管破裂，血液流入斑块内，形成斑块内血肿，严重时使动脉腔完全闭塞，导致急性供血中断。

**2. 斑块破裂**　斑块表面的纤维帽破裂，粥样物自裂口流入血液，局部形成粥瘤样溃疡。

**3. 血栓形成**　病灶处的内皮损伤和溃疡的形成促进血栓形成，引起动脉管腔阻塞。

**4. 钙化**　在纤维帽下粥样坏死物中可见钙盐沉积，使动脉壁变硬、变脆。

**5. 动脉瘤**　由于病灶下方中膜萎缩、弹性下降，在血管内压力作用下，动脉壁局部向外膨出，形成动脉瘤。

### 三、冠状动脉粥样硬化症及冠状动脉性心脏病

#### （一）冠状动脉粥样硬化症

冠状动脉粥样硬化症（coronary atherosclerosis）最常见于左冠状动脉前降支，其余依次为右主干、左主干或左旋支、后降支。切面可见斑块多呈新月形，使管腔呈偏心性狭窄（图13-6）。根据管腔狭窄程度分为四级：Ⅰ级，≤ 25%；Ⅱ级，26% ～ 50%；Ⅲ级，51% ～ 75%；Ⅳ级，≥ 76%。

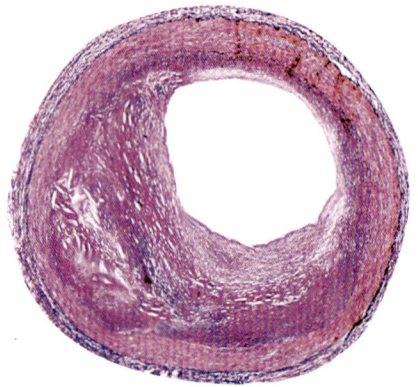

图 13-6　冠状动脉粥样硬化

#### （二）冠状动脉性心脏病

冠状动脉性心脏病（coronary heart disease, CHD）简称冠心病，是由冠状动脉狭窄致心肌缺血而引起的心脏病，其中冠状动脉粥样硬化引起冠状动脉性心脏病占绝大多数。冠心病的主要临床表现如下。

**1. 心绞痛**　心绞痛（angina pectoris）是由于心肌急剧、暂时性的缺血、缺氧所造成的一种常见的临床综合征。由于心肌耗氧量暂时增加，超出了由于阻塞或痉挛引起狭窄的冠状动脉所能提供的氧而发生心绞痛。其临床表现为阵发性心前区疼痛或压迫感，可放射至心前区或左上肢，持续数分钟，用硝酸酯制剂或稍休息后症状可缓解。常与用力过度、情绪激动、暴饮暴食等因素有关。

心绞痛的发生机制：由于心肌缺血、缺氧而造成代谢不全的酸性产物或多肽类物质堆积，这些物质刺激心脏局部的神经末梢，信号经胸1 ～ 5交感神经节和相应脊髓段传至大脑，产生痛觉。

**2. 心肌梗死**　心肌梗死（myocardial infarction, MI）是由于冠状动脉供血中断，供血区持续缺血而导致的较大范围的心肌坏死。临床上有剧烈而较持久的胸骨后疼痛，用硝酸酯制剂或休息后不能完全缓解。

（1）病理变化　心肌梗死是贫血性梗死。梗死灶形状不规则，梗死发生6小时后肉眼才能辨认，呈苍白色，8 ～ 9小时后呈土黄色，梗死灶外周出现充血出血带，边缘

区出现肉芽组织，3 周后肉芽组织开始机化，逐渐形成瘢痕组织。镜下观，病变早期呈凝固性坏死。心肌细胞受损后，肌红蛋白逸出入血，细胞内的谷氨酸 – 草酰乙酸转氨酶（SGOT）、谷氨酸 – 丙酮酸转氨酶（SGPT）、肌酸磷酸激酶（CPK）和乳酸脱氢酶（LDH）释放入血，引起相应酶在血中浓度升高。其中测定 CPK 值对心肌梗死具有临床诊断意义。

（2）并发症　常发生在梗死后 1 ～ 2 周。心肌梗死后可并发心力衰竭、心脏破裂、室壁瘤、附壁血栓形成、心源性休克和心律失常等。

【病例分析】

患者，男，53 岁，干部。因心前区疼痛 6 年，加重伴呼吸困难 10 小时入院。6 年开始感心前区疼痛，痛系膨胀性或有压迫感，多于劳累、饭后发作，每次持续 3 ～ 5 分钟，休息后减轻。入院前 2 个月，痛渐频繁，且休息时也发作，入院前 10 小时，于睡眠中突感心前区剧痛，并向左肩部、臂部放射，且伴大汗，急诊入院。经积极抢救 3 小时余，无效死亡。

尸检：左冠状动脉主干管壁增厚，管腔Ⅲ度狭窄；前降支从起始至 2.5cm 处管壁增厚，管腔Ⅱ～Ⅳ度狭窄；左旋支管腔Ⅱ～Ⅲ度狭窄。室间隔大部、左心室前壁及侧壁、心尖部、右室前壁内侧心肌变软、变薄，失去光泽，镜下有不同程度的心肌坏死，右室后壁亦有多个灶性坏死区。

思考：1. 本病例的主要疾病是什么？死因是什么？

2. 患者临床症状及体征的病理改变基础是什么？

**3. 心肌纤维化**　心肌纤维化（myocardial fibrosis）是由于中重度冠状动脉粥样硬化性狭窄引起心肌持续性和（或）反复加重的缺血、缺氧导致的结果。

**4. 冠状动脉性猝死**　（sudden coronary death）多发生于冠状动脉粥样硬化基础上，由于冠状动脉中重度粥样硬化，斑块内出血等继发性病变引起心肌急性缺血所致。

# 第三节　风　湿　病

风湿病（rheumatism）是一种与 A 组乙型溶血性链球菌感染有关的变态反应性疾病。病变主要累及全身结缔组织，以形成风湿小体为其病理特征。常侵犯心脏、关节、血管、皮肤及脑等，其中以心脏病变最为严重。临床上除心脏和关节症状外，常伴有发热、皮疹、皮下结节、舞蹈症等症状和体征，血清抗溶血性链球菌素 O 抗体升高，血沉加快等。本病常反复发作，累及心脏者可导致风湿性心脏病，往往引起严重后果。

风湿病以儿童患者多见，多发生在 5 ～ 15 岁，以 6 ～ 9 岁为发病高峰，男女患病率无差别，但患病率地区差异大，季节性明显，冬春季多发。

## 一、病因和发病机制

关于风湿病的病因和发病机制目前尚不清楚。曾提出多种学说，目前多数学者倾向于风湿病的发生与链球菌感染有关，但不是链球菌直接感染所致，而是链球菌细胞壁上的 C 抗原和 M 抗原与人体结缔组织的某些成分有共同的抗原性，其间存在着交叉免疫反应，导致组织损伤。

## 二、病理变化

风湿病根据病变发展过程，大致分为三期。

**1. 变质渗出期** 表现为病变部位的结缔组织发生黏液样变性，胶原纤维肿胀、断裂、崩解为无结构的颗粒状物，加上免疫球蛋白、纤维蛋白沉积，共同形成纤维素样坏死物。此外，病灶中常伴有少量淋巴细胞、浆细胞、单核细胞浸润。此期持续约 1 个月。

**2. 增生期** 又称肉芽肿期，此期的特征性病变是形成风湿小体。风湿小体多发生于心肌间质、心内膜下和皮下结缔组织。心肌间质内的风湿小体多位于小血管旁，呈圆形或梭形，其中央为纤维素坏死灶，周围可见风湿细胞，该细胞胞质丰富，嗜碱性；核大，呈卵圆形，空泡状，染色质集中于核的中央，核的横切面状似枭眼，纵切染色质呈毛虫状（图 13-7）。此外还可见少量淋巴细胞、浆细胞浸润。此期持续 2～3 个月。

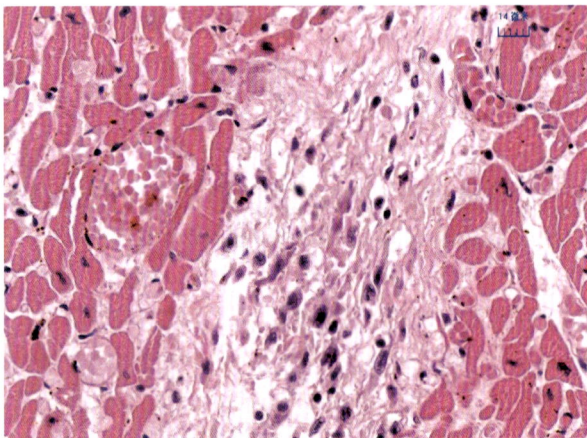

图 13-7　风湿小体（光镜下）

**3. 纤维化期或愈合期** 此期纤维素样坏死物被溶解吸收，风湿细胞转变为长梭形纤维细胞，细胞间出现胶原纤维，使原来的风湿小体逐渐纤维化，最终成为梭形小瘢痕。此期经过持续 2～3 个月。

由于风湿病变具有反复发作的特性，在受累的器官和组织中常可见到新旧病灶同时存在，纤维化瘢痕不断形成，破坏组织结构，影响器官功能。

## 三、风湿性心脏病

风湿病引起的心脏病变可表现为风湿性心内膜炎、风湿性心肌炎和风湿性心外膜炎。若病变累及心脏各层，则称为风湿性全心炎。

### （一）风湿性心内膜炎

病变主要侵犯心瓣膜，二尖瓣最常受累，其次是二尖瓣和主动脉瓣同时受累。由于受累瓣膜肿胀、内皮细胞受损，再加上瓣膜闭锁缘经常受到摩擦和血流冲击，在瓣膜闭锁缘上形成单行排列，直径 1 ~ 2mm 的疣状赘生物（图 13-8）。这些疣赘物呈灰白色半透明，附着牢固，不易脱落。疣赘物由血小板和纤维蛋白构成（白色血栓）。因病变反复发作，致纤维组织增生，瓣膜增厚、卷曲、粘连、腱索缩短变粗，最后形成慢性风湿性心瓣膜病。

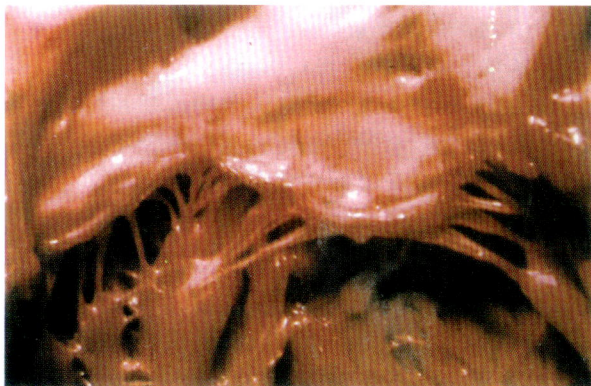

图 13-8　风湿性疣状心内膜炎

### （二）风湿性心肌炎

病变主要累及心肌间质，表现为间质水肿、风湿小体形成以及由风湿小体发生纤维化所形成的梭形小瘢痕。病变呈灶性分布，以左心室后壁、室间隔、左心耳和左心房最常见。发生于儿童者，常表现为弥漫性间质性心肌炎，可发生急性充血性心力衰竭。

### （三）风湿性心外膜炎

病变主要累及心包脏层，属浆液性或浆液纤维蛋白性炎症。心包腔内有大量浆液渗出时，则形成心包积液，临床出现心界扩大、心音遥远，X 线检查时心影呈"烧瓶"状；当有大量纤维蛋白渗出时，渗出的纤维蛋白覆盖在心包表面，因心脏不停搏动而牵拉成绒毛状，称为"绒毛心"。患者有心前区疼痛，听诊可闻及心包摩擦音。炎症消退后，浆液和纤维蛋白可完全吸收。如有过多纤维蛋白不能被溶解吸收时，则发生机化，致使心包脏层、壁层互相粘连，形成缩窄性心包炎。

【病例分析】

患者女性，18 岁，学生，因发热、游走性关节痛、出红斑 3 天而入院。入院前 6 天开始发热、畏寒，体温达 39.5℃，入院前 5 天出现双膝、踝关节发热、肿痛、行走困难。入院前 3 天，四肢内侧和躯干出现红斑。患者 3 年前曾有类似发病 4 次。体检 39℃，脉搏 138 次 / 分钟，血压正常。双下肢内侧和躯干见环状红斑，心尖搏动位于左锁骨中线外侧第 6 肋间，心浊音界向两侧扩大。二尖瓣区可听到三级收缩期吹风样杂音和舒张早期隆隆样杂音。血沉 50mm/h，抗 "O" 为 700 单位，咽拭子培养有溶血性链球菌生长。X 线检查见心脏向左下扩大。

思考：请为患者做出临床诊断并拟出诊断依据。

## 四、其他器官的病变

除心脏外，风湿病还可累及关节、皮肤、动脉血管及神经系统。

### （一）风湿性关节炎

多见于成人，常累及肩、腕、肘、膝、髋等大关节，局部充血肿胀，关节腔内大量浆液渗出。渗出物可完全吸收而不留痕迹。关节局部红、肿、热、痛、活动受限，并呈游走性。

### （二）皮肤病变

**1. 皮肤环形红斑**　多见于儿童的躯干和四肢皮肤，为淡红色环形红晕，中央皮肤色泽正常，属非特异性渗出性炎。临床表现可见病变处皮肤见环形红斑，病变持续 $1 \sim 2$ 天消退。

**2. 皮下结节**　多见于四肢大关节附近伸侧皮下，结节中央纤维素样坏死，周围绕以成纤维细胞、风湿细胞和淋巴细胞。病变处可触及单个或多个圆形、无痛性结节，直径 $0.5 \sim 2cm$，持续数天至数周后逐渐消退。

### （三）风湿性动脉炎

大、小动脉均可受累。急性期为血管壁纤维素样坏死和淋巴细胞、单核细胞浸润，可有风湿小体形成；后期血管壁发生纤维化而增厚，使管腔变窄，甚至闭塞。

### （四）风湿性脑病

多见于女性儿童。表现为脑神经细胞变性、胶质细胞增生、胶质结节形成。当病变累及基底核、黑质等部位时，患儿可出现不自主的舞蹈动作，称为舞蹈症。

## 第四节　心力衰竭

心力衰竭（heart failure）是指在各种致病因素作用下，心肌的收缩和（或）舒张功能障碍，使心排出量减少，以致不能满足机体代谢需要的病理过程，是心功能不全的失代偿阶段，患者出现明显的症状和体征。

### 一、心力衰竭的病因与诱因

### （一）心力衰竭的病因

原发性心肌舒缩功能障碍和心脏负荷过重是心力衰竭的两个基本病因。

**1. 原发性心肌舒缩功能障碍**

（1）心肌结构受损　心肌炎、心肌病、心肌缺血和心肌中毒等可直接造成心肌细胞变性、坏死，使心肌舒缩功能障碍。

（2）心肌能量代谢障碍 心肌缺血缺氧、维生素 $B_1$ 缺乏等可引起心肌能量代谢障碍，导致心肌舒缩功能障碍。

### 2. 心脏负荷过重

（1）压力负荷（后负荷）过重 即心脏收缩时所承受的负荷过重。左心室压力负荷过重多见于高血压和主动脉瓣狭窄等，右心室压力负荷过重多见于肺动脉高压和肺动脉瓣狭窄等。

（2）容量负荷（前负荷）过重 即心脏舒张末期所承受的负荷过重。左心室容量负荷过重主要见于二尖瓣或主动脉瓣关闭不全，右心室容量负荷过重主要见于三尖瓣或肺动脉瓣关闭不全。

## （二）心力衰竭的诱因

**1. 感染** 全身感染特别是呼吸道感染是最常见的诱因。它可通过多种途径加重心脏负荷，削弱心肌的舒缩功能而诱发心力衰竭。

**2. 心律失常** 尤其是快速型心律失常时，心肌耗氧量增加、心室充盈障碍。同时，舒张期缩短妨碍冠状动脉血液灌流，易诱发心力衰竭。

**3. 其他诱因** 酸碱平衡及电解质代谢紊乱、妊娠与分娩、劳累、紧张、贫血、过多过快的输液，以及洋地黄中毒等均可诱发心力衰竭。

# 二、心力衰竭的分类

## （一）按发生速度分类

**1. 急性心力衰竭** 起病急，心输出量在短时间内急剧下降，机体常来不及代偿。常见原因有急性心肌梗死、严重心肌炎等。

**2. 慢性心力衰竭** 起病缓，病程长，机体代偿充分，常有血容量增加，静脉淤血，因此又称充血性心力衰竭。常见原因有慢性心瓣膜病、高血压病、肺动脉高压等。

## （二）按发生部位分类

**1. 左心衰竭** 左心室泵血功能降低，可出现肺淤血水肿。常见原因有冠心病、高血压病、二尖瓣关闭不全等。

**2. 右心衰竭** 右心室泵血功能降低，可出现体循环淤血水肿。常见原因有肺心病、肺动脉瓣狭窄等。

**3. 全心衰竭** 左、右心同时受累，也可由一侧波及另一侧。常见原因有心肌炎、严重贫血、慢性心瓣膜病等。

除上述分类外，根据心输出量的高低分为低输出量性和高输出量性心力衰竭；根据心肌舒缩功能障碍，分为收缩功能不全性和舒张功能不全性心力衰竭；根据心力衰竭病情严重程度分为轻、中和重度心力衰竭。

### 三、心力衰竭的发病机制

当心脏负荷过重或心肌受损时，机体会启动代偿功能进行代偿而暂不发生心力衰竭，即心功能不全的代偿阶段。当负荷和病变继续加重，通过代偿不能使心输出量满足机体代谢需要时，才会发生心力衰竭，心力衰竭的发生机制比较复杂，但心肌舒缩功能障碍是心力衰竭发生的最基本机制。

#### （一）心肌收缩性减弱

**1. 心肌结构破坏**　当严重的心肌缺血、缺氧、感染、中毒等造成心肌细胞变性、坏死、纤维化，使心肌收缩蛋白大量破坏时，必然引起心肌收缩性减弱而导致心力衰竭。

**2. 心肌能量代谢障碍**　心肌细胞由于各种原因导致 ATP 生成减少，或不能有效地将 ATP 转化成机械能导致心肌收缩力下降。

**3. 心肌兴奋 – 收缩耦联障碍**　心肌兴奋的电信号转化为心肌收缩的机械活动发生障碍，导致心肌舒缩功能减弱。

#### （二）心室舒张功能障碍

各种原因引起舒张功能障碍时，心室的扩张充盈不足，心输出量必然减少，导致心衰。

#### （三）心脏各部舒缩活动不协调

各种类型的心律失常使心脏各部舒缩活动在空间上和时间上产生不协调。心室收缩不协调，减少心室的射血量；心室舒张不协调，影响心脏的扩张充盈。二者均使心输出量减少，引起心衰。

### 四、心力衰竭时机体的功能和代谢变化

心力衰竭时引起机体功能和代谢变化的基本环节是心输出量不足和静脉回流障碍。

#### （一）心输出量不足

心输出量绝对或相对减少是心力衰竭最具特征性的血流动力学变化，临床出现血压下降、尿量减少、皮肤苍白或发绀、乏力、失眠、嗜睡等。

#### （二）静脉淤血

心力衰竭时因钠、水潴留及舒张末期心室内压升高，使静脉压升高，静脉回流受阻而发生淤血。

**1. 肺淤血**　左心衰竭时，肺静脉血液回流障碍，发生肺淤血，表现为各种形式的呼吸困难和肺水肿。

（1）呼吸困难　①劳动性呼吸困难：是指伴随着体力活动而出现的呼吸困难，休息后可自行消失；②端坐呼吸：心衰患者平卧时呼吸困难加重，被迫采取端坐或半卧体位以减轻呼吸困难的状态，称为端坐呼吸；③夜间阵发性呼吸困难：患者夜间入睡后因突感气闷而惊醒，在端坐咳喘后缓解，称为夜间阵发性呼吸困难。

（2）肺水肿　肺水肿是急性左心衰竭最重要的表现。左心衰竭发展到一定程度时，肺静脉回流受阻严重，使肺毛细血管静压急剧上升及毛细血管通透性明显增加，使血浆成分漏入肺泡。另外，左心衰竭患者输液不当时，可使肺血容量急剧增加而加速肺水肿的发生。此时，患者出现发绀、呼吸困难、咯粉红色泡沫痰等症状。

**2. 体循环淤血**　右心衰竭或全心衰竭时，体循环静脉回流受阻，使体循环静脉系统过度充盈，大量血液淤积，压力升高，导致内脏器官充血、水肿、功能障碍。临床主要表现有颈静脉怒张、肝肿大和肝功能障碍、胃肠道淤血及全身性水肿等。

【病例分析】

患者赵某，男，55岁，确诊为冠心病5年，某日同棋友下象棋，在将赢的一瞬间，突感胸闷气短，倒地后不省人事，送医院抢救无效死亡。

思考：请分析赵某死亡的原因及机制。

## （三）水、电解质和酸碱平衡紊乱

**1. 水、钠潴留**　是慢性心力衰竭最重要的变化。由于肾血流量减少，肾素–血管紧张素–醛固酮系统激活及抗利尿激素的增加而引起，钠、水潴留可加重心脏负荷，加重水肿。

**2. 代谢性酸中毒**　心力衰竭时，由于缺氧、肾功能不全等可引起代谢性酸中毒。酸中毒既可降低心肌收缩力，又可导致高钾血症，促使心衰加重。

## 小结

心血管系统疾病是严重危害人类健康和生命的一类疾病。高血压病以全身细动脉玻璃样变性，小动脉内膜组织反应性增生为基本病理特征，引起血压持续升高，晚期常导致心、脑、肾三大重要器官损害，形成高血压性心脏病、肾功能衰竭、脑出血以及脑软化等而致死。动脉粥样硬化以血脂异常为主因，全身大中动脉内膜脂质沉积、粥样斑块形成为基本病变，常继发斑块出血、溃疡和血栓形成，斑块钙化以及动脉瘤形成，往往导致受累动脉管腔狭小而引起相应器官供血不足，甚至缺血的后果。心脑动脉发生动脉粥样硬化时，后果尤为严重，冠状动脉粥样硬化引起冠心病，导致心绞痛、心肌梗死、心肌纤维化等，其中心肌梗死又引发心源性休克等严重并发症，致死率高。风湿病是与A组乙型溶血性链球菌感染有关的变态反应性疾病，其特征性病变是风湿小体的形成，病变可累及全身结缔组织，形成关节炎、心脏炎、舞蹈病、皮下小结和皮肤环形红斑等临床表现，其中心脏损害后果严重，特别是风湿病变导致二尖瓣、主动脉瓣等瓣膜狭窄和关闭不全，引起血液动力学变化，是发生风湿性心脏病的主要原因。综上所述，上述三种常见的心血管系统疾病和其他病因一样，通过不同的方式导致心肌舒缩功能障碍以及加重心脏负荷，经过心功能不全的代偿阶段，最后引起心力衰竭，导致心输出量不足、静脉淤血、水电解质代谢紊乱和酸碱平衡失调等机体功能和代谢异常。

# 综合测试

## 一、A1型题

1. 高血压病并发脑出血的常见部位是
    A. 大脑皮质           B. 桥脑           C. 小脑
    D. 内囊及基底节区      E. 脑干

2. 与动脉粥样硬化发病关系最密切的脂蛋白是
    A. 高密度脂蛋白      B. 低密度脂蛋白      C. 极低密度脂蛋白
    D. 极高密度脂蛋白    E. 乳糜微粒

3. 冠状动脉粥样硬化最常累及的动脉分支是
    A. 右冠状动脉主干    B. 左冠状动脉主干    C. 左冠状动脉旋支
    D. 右冠状动脉旋支    E. 左冠状动脉前降支

4. 风湿性心内膜炎最常侵犯的瓣膜是
    A. 主动脉瓣         B. 三尖瓣        C. 二尖瓣
    D. 肺动脉瓣        E. 二尖瓣与主动脉瓣同时受累

5. 风湿病增生期最具特征性的病理变化
    A. 黏液样变性       B. 纤维素样变性     C. 风湿小体形成
    D. 心瓣膜纤维组织增生  E. 心外膜纤维组织钙化

6. 高血压性心脏病早期心脏病变的特点是
    A. 左室扩张         B. 左室向心性肥大    C. 左室肥大扩张
    D. 心肌纤维变性     E. 右心室向心性肥大

7. 缓进型高血压最常损害的血管是
    A. 全身细小静脉     B. 全身大中动脉    C. 全身细小动脉
    D. 全身大中静脉     E. 全身大中动静脉

8. 左心衰竭时可出现下列哪项变化
    A. 肝淤血          B. 尿少          C. 腹水
    D. 肺水肿         E. 胃肠道淤血

## 二、A2型题

9. 女，12岁，主诉发热、四肢大关节疼痛、心悸等（半月前曾患咽炎）。查体：咽部充血，心率110次/分钟、律齐，四肢关节红肿。实验室检查：白细胞增加、抗"O"效价增高、血沉加快。最可能的诊断是

A. 咽炎 B. 类风湿性关节炎 C. 风湿病

D. 风湿性心脏病 E. 上呼吸道感染

10. 男，52 岁，头晕、头痛、心悸、失眠 10 年，近年加重。体检：血压 160/105mmHg，心电图显示左室肥厚，尿蛋白阳性，血清肌酐轻度升高。最可能的诊断是

A. 高血压病（一期） B. 高血压病（二期）

C. 高血压病（三期） D. 高血压脑病

E. 高血压危象

11. 男，50 岁，2 年前骑车上坡时出现胸闷、胸痛，当即休息疼痛缓解。后又多次出现类似发作。体检见心率增加、血压升高、心电图有心肌缺血现象。实验室检查有血脂增高等。其最可能的诊断为

A. 心功能不全 B. 心肌梗死 C. 心律失常

D. 心绞痛 E. 心肌纤维化

12. 男，61 岁，高血压病 20 余年，近年常出现乏力、头昏、苍白、少尿等症状。半月前出现呼吸困难、咳嗽、咯血丝痰等症状。体检见心率增快、心脏增大、双肺有湿性啰音，心电图有左室肥厚劳损。其最可能的诊断是

A. 肺心病 B. 全心衰 C. 贫血

D. 右心衰 E. 左心衰

### 三、A3型题

（13～15 题共用题干）

女，49 岁，心慌、气急、下肢浮肿，反复发作已 7 年（年轻时曾患"风湿热"），近半年加重，2 天前出现因熟睡憋闷而醒。体检见患者端坐呼吸、面色苍白、口唇青紫、颈静脉怒张、肝肿大、手指呈杵状；肺部可闻及湿性啰音、心尖区可闻及 3 级以上收缩期杂音以及舒张期隆隆样杂音；X 线检查显示胸、腹腔有积液。

13. 根据上述临床资料，该患者最准确的诊断是

A. 急性充血性心力衰竭 B. 慢性充血性心力衰竭 C. 慢性左心衰

D. 慢性全心衰 E. 急性右心衰

14. 患者采取端坐呼吸是由于

A. 减少静脉回心血量 B. 增加迷走神经兴奋性 C. 使肺活量减少

D. 可增加心肌收缩力 E. 增加心脏对氧的利用

15. 该患者发生心力衰竭的主要原因是

A. 亚急性细菌性心内膜炎 B. 慢性风湿性心瓣膜病

C. 慢性风湿性心肌炎 D. 肺部感染和肝功能受损

E. 急性细菌性心内膜炎

# 第十四章 消化系统疾病

【学习目标】

1. 了解消化性溃疡病的病因及发病机制，熟悉其病理变化及临床病理联系，掌握结局与并发症。

2. 了解各型病毒性肝炎的病因及发病机制，熟悉基本病理变化及临床病理联系。

3. 掌握肝硬化概念，了解其病因与分类，熟悉基本病理变化，掌握病理临床联系。

4. 熟悉肝性脑的概念和病因，了解其发生机制，掌握诱发因素，熟悉病理与临床联系。

## 第一节 消化性溃疡

消化性溃疡（peptic ulcer）是以胃或十二指肠黏膜形成慢性溃疡为特征的一种常见病、多发病。由于其发生与胃液的自我消化作用有关，故称为消化性溃疡。发病年龄多在 20 ～ 50 岁，男性多于女性。十二指肠溃疡较胃溃疡多见，前者约占 70%，后者占 25%，另外胃和十二指肠同时发生的复合性溃疡约占 5%。

### 一、病因及发病机制

**1. 黏膜防御能力减弱** 正常情况下，胃和十二指肠具有抗胃液消化的自我保护机制。胃黏膜分泌的黏液在胃黏膜表面形成一层黏液膜，可以避免或减少胃酸和胃蛋白酶直接接触胃黏膜。黏膜上皮细胞的脂蛋白可阻止胃酸中氢离子逆向弥散入胃黏膜内，碱性黏液还具有中和胃酸的作用。当黏液分泌不足或黏膜上皮受损时，胃黏膜的屏障功能减弱，抗消化能力降低，胃液中的氢离子便可以逆向弥散入胃黏膜，损伤黏膜中的毛细血管，促使黏膜中的肥大细胞释放组胺，引起局部血液循环障碍，还可触发胆碱能反射，促使胃蛋白酶原分泌，从而加强胃液的消化作用，导致溃疡形成。不同部位的氢离子由胃腔进入胃黏膜的弥散能力不同，胃窦部为胃底部的 15 倍，而十二指肠又为胃窦的 2 ～ 3 倍，故溃疡病好发于十二指肠和胃窦部可能与此有关。

其他如长期服用非固醇类抗炎药（乙酰水杨酸类）及反复大剂量使用肾上腺皮质激素等，除直接刺激胃黏膜外，还可抑制胃黏膜前列腺素的合成，影响血液循环。造成胃肠黏膜防御屏障被破坏的各种因素均可诱发消化性溃疡的发生。

**2. 幽门螺杆菌感染** 近年发现，幽门螺杆菌感染与溃疡病的发生关系十分密切。幽门螺杆菌可通过破坏胃黏膜的防御屏障导致疾病的发生，其机制为：①分泌尿素酶和蛋白酶，催化游离氨生成和裂解胃黏膜糖蛋白；②产生磷酸酯酶，以及有生物活性的白三烯和二十烷等，破坏黏膜上皮细胞的脂质膜，有利于胃酸直接接触上皮并进入黏膜内；③促进胃黏膜壁细胞增生，导致胃酸分泌增加；④趋化多量中性粒细胞，释放出过氧化物酶而产生次氯酸，损伤黏膜上皮细胞；⑤释放一种细菌性血小板激活因子，促进表面毛细血管内血栓形成而导致血管阻塞、黏膜缺血。

**3. 胃液的自我消化作用** 研究证明，溃疡病的形成是胃或十二指肠黏膜被胃酸和胃蛋白酶自我消化的结果。十二指肠溃疡时可见分泌胃酸的壁细胞总数明显增多，造成胃酸分泌增加。空肠与回肠内为碱性环境，一般极少发生溃疡病。但做过胃 – 空肠吻合术后，吻合处的空肠则因胃液的消化作用而形成溃疡。这说明胃液对肠壁组织的自我消化过程是十二指肠溃疡形成的原因。

**4. 神经 – 内分泌功能失调** 长期过度精神紧张或忧虑，可引起大脑皮质功能失调，皮质下中枢及迷走神经紊乱，诱发胃酸分泌增多，造成溃疡形成。当迷走神经兴奋增高时，可促使胃酸分泌增多，增强胃液的消化作用，与十二指肠溃疡发生有关；当迷走神经兴奋性降低时，胃蠕动减弱，食物潴留在胃内刺激胃窦部，通过胃泌素分泌增加，进而促使胃酸分泌增多，促进胃溃疡的形成。

**5. 遗传因素** 溃疡病在某些家庭中有高发趋势，O 型血的人发病率高于其他血型 1.5 ～ 2 倍，说明本病的发生也可能与遗传因素有关。

## 二、病理变化

肉眼观，胃溃疡多位于胃小弯近幽门处，胃窦部尤为多见。溃疡通常只有一个，呈圆形或椭圆形，直径多在 2cm 以内。溃疡边缘整齐，状如刀切，底部平坦、洁净，溃疡穿透黏膜下层，深达肌层甚至浆膜层；溃疡周围的黏膜皱襞因受溃疡底部瘢痕组织的牵拉而呈放射状（图 14-1）。切面有时呈漏斗状，一般溃疡的贲门侧较深，其边缘耸立为潜掘状，而幽门侧较浅，为阶梯状。十二指肠溃疡多发生在球

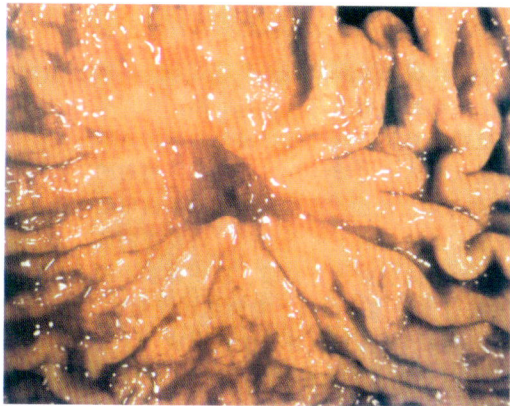

图 14-1 胃消化性溃疡

部的前、后壁，溃疡一般较小，直径多在 1cm 以内，溃疡较浅且易愈合。

镜下观，溃疡底部由内向外大致分四层：①渗出层：由少量炎性渗出物（白细胞、纤维素等）覆盖；②坏死层：由红染、无结构的坏死组织构成；③肉芽组织层：为新生的肉芽组织；④瘢痕层：由肉芽组织移行而来的陈旧瘢痕组织构成（图 14-2）。瘢痕组织内的小动脉因炎症刺激常发生增殖性动脉内膜炎，血管壁增厚，管腔狭窄或有血栓形成。这种变化在一定程度上可防止溃疡内血管破裂、出血，但可造成局部血供不足，使溃疡不易愈合。溃疡底部的神经节细胞及神经纤维常发生变性和断裂及小球状增生，这种变化可能是患者产生疼痛症状的原因之一。

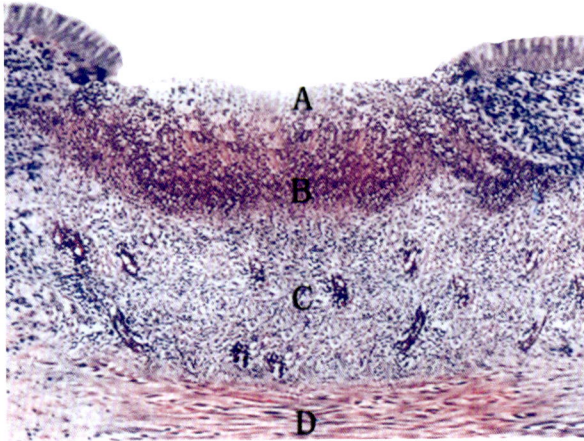

**图 14-2 消化性溃疡（镜下观）**
A：渗出层；B：坏死层；C：肉芽组织层；D：瘢痕层

## 三、临床病理联系

**1. 节律性上腹部疼痛** 疼痛常与进食有明显关系，并且胃溃疡和十二指肠溃疡患者的疼痛呈现不同的规律。胃溃疡患者的疼痛多出现在餐后半小时至 1 小时内。可能是由于进食后胃泌素分泌亢进，使胃酸分泌增多，刺激溃疡周边神经末梢，以及胃壁平滑肌痉挛而引起。十二指肠溃疡疼痛多发生在空腹或夜间，进餐后减轻或消失。这与迷走神经兴奋性增高，刺激胃酸分泌增多有关。

**2. 反酸、呕吐、嗳气、上腹部饱胀感** 反酸、呕吐是由于胃酸刺激引起胃幽门括约肌痉挛及胃逆蠕动，以及早期幽门狭窄或幽门梗阻，使胃内容物向上反流所致。消化不良，胃排空受阻，滞留在胃内的食物发酵等因素可引起嗳气和上腹部饱胀感。

## 四、结局及并发症

**1. 愈合** 当溃疡不再发展，底部渗出物及坏死组织逐渐被吸收、排除，已被破坏的肌层不能再生，由肉芽组织增生，进而发生纤维化形成瘢痕组织充填修复。同时周围黏膜上皮再生覆盖溃疡面而愈合，整个过程一般需 4～5 周。

### 2. 并发症

（1）出血 是溃疡病最常见的并发症，约占患者的 10% ～ 35%。溃疡底部毛细血管破裂，溃疡表面有少量出血，患者大便潜血试验阳性。若溃疡底部大血管破裂，患者出现柏油样便及呕血，严重者可发生失血性休克。

（2）穿孔 约占患者的 5%。由于溃疡底部组织不断被侵蚀，最终穿透胃或十二指肠壁而发生穿孔。十二指肠溃疡因肠壁较薄较易发生穿孔。若胃肠内容物经穿孔处溢入腹腔，可引起急性腹膜炎，称为急性穿孔。当溃疡波及浆膜层并与邻近器官粘连后发生的穿孔为慢性穿孔，常形成局限性腹膜炎或脓肿。

（3）幽门狭窄 约占患者的 3%。持续时间较长的溃疡易形成大量瘢痕，由于瘢痕组织收缩可引起幽门狭窄，使胃内容物通过受阻，患者出现反复呕吐，呕吐物中含有宿食。严重者可致碱中毒。

（4）癌变 经久不愈的胃溃疡可发生癌变，癌变率不超过 1%。十二指肠溃疡几乎不发生癌变。溃疡边缘的黏膜上皮或腺体因不断受到破坏又反复再生，若在此过程中在某种致癌因素作用下细胞则发生癌变。

### 【病例分析】

男性，35 岁，农民，因间断上腹痛 5 年、加重 1 周来诊。

患者自 5 年前开始间断出现上腹胀痛，空腹时明显，进食后可自行缓解，有时夜间痛醒，无放射痛，有嗳气和反酸，常因进食不当或生气诱发，每年冬春季节易发病，曾看过中医，有所好转，未系统治疗。1 周前因吃凉白薯后再犯，腹痛较前重，但部位和规律同前，自服中药后无明显减轻来诊。发病以来无恶心、呕吐和呕血，饮食好，二便正常，无便血和黑便，体重无明显变化。

既往体健，无肝肾疾病及胆囊炎和胆石症病史，无手术、外伤和药物过敏史。无烟酒嗜好。

查体：T36.7℃，P80 次 / 分钟，R18 次 / 分钟，BP120 / 80mmHg。

一般状况可，无皮疹，浅表淋巴结无肿大，巩膜无黄染。心肺（－），腹平软，上腹中有压痛，无肌紧张和反跳痛，全腹未触及包块，肝脾肋下未触及，Murphy 征（－），移动性浊音（－），肠鸣音 4 次 / 分钟，双下肢不肿。

实验室检查：Hb132g / L，WBC5.5×$10^9$ / L，N70%，L 30%，Plt250×$10^9$ / L。

思考：请分析该患者患的是什么病，诊断依据是什么？

## 第二节 病毒性肝炎

病毒性肝炎（viral hepatitis）是由肝炎病毒引起的以肝实质细胞变性、坏死为主要病变的一种常见传染病。已知引起病毒性肝炎的肝炎病毒类型有甲型（HAV）、乙型（HBV）、丙型（HCV）、丁型（HDV）、戊型（HEV）和庚型（HGV）六种（表 14-1）。我国乙型肝炎最多见，其次是丙型和甲型。其中，乙型、丙型肝炎与肝硬化、肝癌的发生有密切关系。

表 14-1　各型肝炎病毒特点

| 病毒类型 | 病毒性质 | 传播途径 | 潜伏期（周） | 转成慢性肝炎 | 转成重型肝炎 | 肝细胞肝癌 |
|---|---|---|---|---|---|---|
| HAV | 单链 RNA | 消化道 | 2～6 | 无 | 0.1%～0.4% | 无 |
| HBV | DNA | 血液、垂直性接触 | 4～26 | 5%～10% | ＜1% | 有 |
| HCV | 单链 RNA | 血液、密切接触 | 2～26 | ＞70% | 极少 | 有 |
| HDV | 缺陷 RNA | 血液、密切接触 | 4～7 | 共同感染①＜5%；重叠感染②80% | 共同感染者 3%～4% | 有 |
| HEV | 单链 RNA | 消化道 | 2～8 | 无 | 合并妊娠者 20% | 不详 |
| HGV | 单链 RNA | 输血、注射 | 不详 | 无 | 不详 | 无 |

注：①共同感染：指 HDV 与 HBV 同时感染；②重叠感染：指在慢性 HBV 感染的基础上感染 HDV。

## 一、病因及发病机制

本病的发病机制至今尚未完全被阐明，不同类型病毒的致损伤机制可能有所不同。一般认为 HAV 和 HDV 是在肝内繁殖直接引起肝细胞损伤。HBV 并不直接作用于肝细胞，主要是通过 T 细胞介导的细胞免疫反应损伤肝细胞。HBV 侵入人体，在肝细胞内复制后释放入血，其中一部分病毒在肝细胞表面留下病毒抗原成分，并与肝细胞膜结合，使肝细胞表面的抗原性发生改变。进入血液中的病毒刺激机体免疫系统，致敏淋巴细胞释放淋巴毒素或经抗体依赖性细胞毒性作用杀伤病毒，同时亦损伤了含有病毒抗原信息的肝细胞。

由于个体的免疫反应和感染 HBV 的数量与毒力不同，引起肝细胞病变的类型和损伤程度也有所不同，从而表现出不同的临床病理类型：①当免疫功能正常，感染的病毒数量较少、毒力较弱时，引起急性（普通型）肝炎；②如免疫功能强，感染病毒数量多、毒力强时，则发生重型肝炎；③免疫功能不足，部分病毒未被杀灭，在肝细胞内反复复制，则易造成慢性肝炎；④当免疫功能缺陷或耐受时，病毒与宿主共存，受感染的肝细胞不受损伤，宿主成为无症状病毒携带者。

## 二、病理变化

### （一）肝细胞变性、坏死

#### 1. 肝细胞变性

（1）细胞水肿　为最常见的病变。镜下肝细胞肿大，胞质呈半透明的疏松网状，称为胞质疏松化；若病变进一步发展，细胞高度肿胀呈球形，胞质几乎完全透明，称为气球样变。

（2）嗜酸性变　一般仅累及单个或数个肝细胞，散在于肝小叶内。镜下见肝细胞体积缩小，胞质浓缩，嗜酸性增强，细胞核染色亦较深。

#### 2. 肝细胞坏死

（1）溶解性坏死　由严重细胞水肿发展而来，肝细胞崩解、消失。按坏死的范围及程度不同，可分为：①点状坏死，指肝小叶内散在的单个或数个肝细胞的坏死；②碎片状坏死，指肝小叶周边界板肝细胞的灶性坏死和崩解；③桥接坏死，指在中央静脉与汇管区之间、两个中央静脉之间及两个汇管区之间出现的融合性肝细胞条带状坏死；④大片坏死，指波及肝小叶较大范围或几乎累及整个肝小叶的大范围坏死。

（2）嗜酸性坏死　嗜酸性变继续发展，胞质进一步浓缩，核浓缩消失，最后形成浓染的深红色球形小体，称为嗜酸性小体，为单个肝细胞的死亡，属于细胞凋亡。

### （二）炎细胞浸润

在肝小叶内的坏死灶区和汇管区有数量不等的炎细胞浸润，主要为淋巴细胞和单核细胞，也可见少量中性粒细胞和浆细胞。

### （三）肝细胞再生

在坏死的肝细胞周围常出现肝细胞再生。再生的肝细胞体积较大，可呈双核。如果坏死较重或反复坏死，原小叶内的网状支架塌陷，再生的肝细胞则呈团块状排列，称为结节状再生。

### （四）间质反应性增生和小胆管增生

镜下可见：① Kupffer 细胞增生，可脱入肝窦内，成为游走的巨噬细胞，吞噬坏死的组织碎片或色素颗粒；②间叶细胞和成纤维细胞增生，参与损伤的修复；③慢性或坏死较严重的病例，在汇管区或大片坏死灶内可见小胆管增生。

## 三、临床病理类型

### （一）普通型肝炎

**1.急性（普通型）肝炎**　临床最常见，各型肝炎病毒均可引起。根据患者是否出现黄疸，分为黄疸型和无黄疸型两种。

（1）病理变化　肝脏肿大，质地较软，表面光滑。镜下病变主要位于肝小叶内，肝细胞出现广泛变性，以细胞水肿为主，表现为胞质疏松化乃至气球样变。肝细胞坏死轻微，可见点状坏死和嗜酸性小体（图 14-3）。由于肝细胞体积增大，肝窦受压变窄，肝细胞内有淤胆现象；坏死区与汇管区可见轻度炎细胞浸润。

（2）临床病理联系　由于肝细胞弥漫性肿胀，肝脏体积增大，包膜紧张，牵拉神经末梢，引起肝区疼痛。肝细胞坏死后细胞内酶释放入血，实验室检查血清谷丙转氨酶（SGPT）升高，肝功能异常。病变较重者可出现肝细胞性黄疸，检查为血清胆红素升高或尿胆红素阳性。

（3）结局　多数患者在 6 个月内可治愈，特别是甲型肝炎预后最好。但乙型、丙型肝炎往往恢复较慢，其中乙型肝炎有 5%～10%、丙型肝炎约 70% 可转变为慢性肝炎。

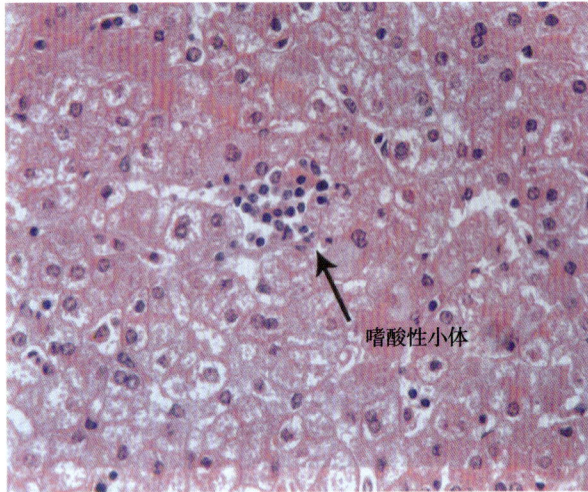

嗜酸性小体

图14-3 急性普通型肝炎（镜下）

**2.慢性（普通型）肝炎** 病毒性肝炎病程持续半年以上即为慢性肝炎。

（1）病理变化 镜下可见不同程度的肝细胞变性、坏死及炎症反应，在坏死区及汇管区均有不同程度的纤维组织增生及纤维化，增生的纤维组织分割肝小叶，健存的肝细胞结节状再生。病变根据肝细胞坏死、炎症及纤维化程度，将慢性肝炎分为轻度、中度、重度三种类型（表14-2）。

表14-2 三型慢性肝炎病变比较

|  | 轻度 | 中度 | 重度 |
| --- | --- | --- | --- |
| 肝细胞坏死 | 点状坏死，偶见轻度碎片状坏死 | 中度碎片状坏死，有桥接坏死 | 重度碎片状坏死，有明显桥接坏死 |
| 纤维化程度 | 轻度 | 中度，有纤维间隔形成 | 重度，纤维间隔分割肝小叶 |
| 炎细胞浸润 | 有 | 明显 | 明显 |
| 肝小叶结构 | 保存 | 大部分保存 | 破坏 |

（2）临床病理联系 患者有肝脏肿大及肝区疼痛，重者还可伴有脾脏肿大。实验室检查患者SGPT、胆红素可有不同程度升高，白蛋白降低或白蛋白与球蛋白比值下降等。

（3）结局 轻度慢性肝炎可痊愈或病变相对静止。如病变反复发作，在肝实质坏死的基础上有大量纤维组织增生，肝小叶结构逐渐被破坏，最终发展为肝硬化。

## （二）重型肝炎

是最严重的一种病毒性肝炎，较少见。根据其发病急缓和病变程度的不同，分为急性重型肝炎和亚急性重型肝炎。

**1.急性重型肝炎** 起病急，病变进展迅速，病情严重，病程短，大多为10天左右，死亡率高。临床上又有"暴发型"或"电击型"肝炎之称。

（1）病理变化 肝脏体积明显缩小，以左叶为甚，重量可减轻至600～800g，被膜皱缩，质地柔软。切面呈黄色或红褐色。镜下，肝细胞弥漫性大片坏死，肝细胞溶解，肝细胞索解离。坏死多从肝小叶中央开始并迅速向四周扩展，仅在小叶周边残存少许变性的肝细胞，残留的肝细胞无明显再生现象（图14-4）。肝窦明显扩张、充血和出血。Kupffer细胞增生肥大，吞噬活跃。坏死区及汇管区可见大量炎细胞浸润，其中以淋巴细胞、单核细胞为主。

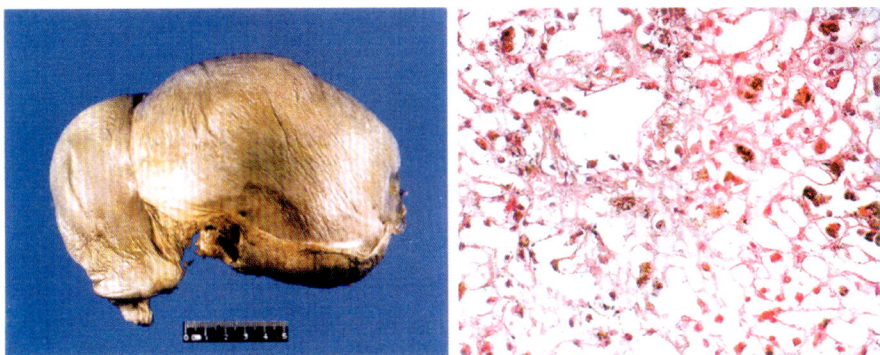

**图14-4 急性重型肝炎**
左图：大体；右图：镜下

（2）临床病理联系 由于大量肝细胞溶解性坏死，可导致：①胆红素大量入血，引起重度黄疸；②凝血因子合成障碍导致机体有明显的出血倾向；③肝功能衰竭导致肝性脑病。此外，由于毒血症和出血等因素，使肾脏血管强烈持续收缩，肾血液供应严重不足，肾小管因缺血而发生变性坏死，导致急性肾功能衰竭，称为肝肾综合征。

（3）结局 本型肝炎多数在短期内死亡，死亡原因有肝功能衰竭、消化道大出血、肾功能衰竭、DIC等。少数可迁延为亚急性重型肝炎。

**2. 亚急性重型肝炎** 起病较急性重型肝炎缓和，病程较长，一般可达数周至数月，多由急性重型肝炎迁延而来。

（1）病理变化 肝脏体积缩小，重量减轻，包膜皱缩，质地软硬程度不一，表面可见大小不等的结节。切面可见坏死区呈土黄色或红褐色，小岛屿状再生结节。镜下可见肝细胞大片坏死，坏死区网状纤维支架塌陷并胶原化，纤维组织增生，残存肝细胞再生，由于再生的肝细胞不能沿原有支架排列，而呈不规则结节状。肝小叶内外可见炎细胞浸润，主要为淋巴细胞和单核细胞。

（2）结局 若治疗及时得当，病变有停止进展的可能。如病程较长，且病变呈反复进行性发展，可逐渐转变为坏死后性肝硬化。

# 第三节 肝 硬 化

肝硬化（cirrhosis）是指多种原因引起的肝细胞弥漫性变性坏死，纤维组织增生和肝细胞结节状再生，这三种病变反复交错进行，最终导致肝脏变形、变硬的一种常见的慢性进行性肝病。由于引起肝硬化的病因及其发病机制较为复杂，所以至今尚无统一的分类方法。根据形态分类，将肝硬化分为大结节型、小结节型、大小结节混合型及不全分割型。我国采用的是结合病因、病变特点和临床表现的分类方法，分为门脉性、坏死后性、胆汁性、淤血性、寄生虫性肝硬化等类型。其中以门脉性肝硬化最常见，其次为坏死后性肝硬化。下面主要介绍这两种肝硬化。

## 一、门脉性肝硬化

门脉性肝硬化是最常见的一种肝硬化类型，相当于形态学分类中的小结节型肝硬化。

### （一）病因及发病机制

**1. 病毒性肝炎**　是我国肝硬化最常见的病因。尤其是乙型和丙型病毒性肝炎与肝硬化的发生有密切关系。据统计，肝硬化患者 HBsAg 阳性率高达 76.7%。

**2. 慢性酒精中毒**　长期酗酒是引起门脉性肝硬化的重要因素之一。研究发现，酒精在体内代谢过程中产生的乙醛对肝细胞有直接毒害作用，使肝细胞发生脂肪变性，进而逐渐发展为肝硬化。

**3. 营养缺乏**　若食物中长期缺乏胆碱类或蛋氨酸等营养物质时，使肝脏合成磷脂发生障碍，可引起脂肪肝并逐渐发展成为肝硬化。

**4. 毒物中毒**　某些化学物质如砷、四氯化碳、黄曲霉素等对肝细胞有毒害作用，若长期作用可导致肝硬化。

上述各种因素可引起肝细胞变性、坏死及炎症反应，继发肝内广泛胶原纤维增生和肝细胞结节状再生。胶原纤维由塌陷的网状纤维胶原化形成，也可由汇管区增生的成纤维细胞分泌产生。肝小叶内网状支架塌陷后，再生的肝细胞不能沿原有支架排列，而形成不规则的再生肝细胞结节。增生的胶原纤维一方面向肝小叶内伸展，分割肝小叶，另一方面与肝小叶内的胶原纤维连接形成纤维间隔包绕原有的或再生的肝细胞团，形成假小叶。这些病变随着肝细胞不断坏死与再生反复进行，最终形成弥漫全肝的假小叶，使肝脏结构和血液循环途径被改建，导致肝硬化形成。

### （二）病理变化

肉眼观，早期肝脏体积正常或略增大，重量增加，质地稍硬。晚期肝脏体积明显缩小，重量减轻，硬度增加，肝被膜增厚。表面可见弥漫全肝的小结节，结节直径多在 0.1～0.5cm 之间，一般不超过 1cm。切面布满圆形或类圆形岛屿状结节，其大小与表面结节一致，结节间有灰白色纤维组织间隔包绕（图 14-5）。

镜下，肝小叶正常结构被假小叶取代。假小叶是由广泛增生的纤维组织分割包绕原来的肝小叶及再生的肝细胞结节而形成的大小不等、圆形或类圆形的肝细胞团（图 14-6），是肝硬化重要的形态学标志。假小叶具有以下特点：①肝细胞排列紊乱，可有变性、坏死及再生的肝细胞；②中央静脉偏位、缺如或有两个以上，有时可见汇管区也被包在假小叶内；③可见再生的肝细胞结节，再生的肝细胞体积较大，核大深染，或有

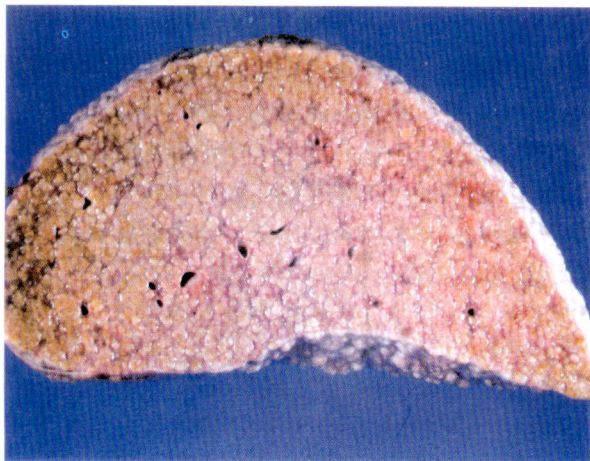

图 14-5　门脉性肝硬化

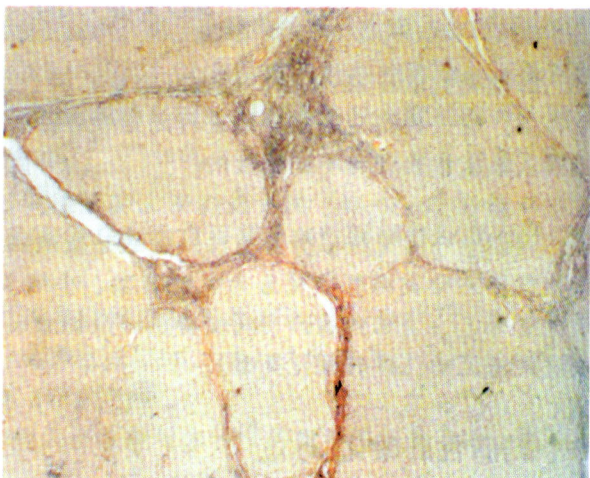

图 14-6　门脉性肝硬化之假小叶（镜下）

双核；④包绕假小叶的纤维间隔宽窄较一致，内有少量淋巴细胞和单核细胞浸润，并可见小胆管增生及假胆管形成。

### （三）临床病理联系

**1. 门静脉高压**　导致门静脉压力增高的原因有：①肝内广泛纤维组织增生，肝窦闭塞或窦周纤维化，使门静脉循环受阻（窦性阻塞）；②假小叶压迫小叶下静脉，使肝窦内血液流出受阻，进而妨碍门静脉血流入肝窦（窦后性阻塞）；③肝动脉小分支与门静脉小分支在汇入肝窦前形成异常吻合，压力高的动脉血流入门静脉，导致门静脉压力增高（窦前性吻合）。门静脉高压，使其所属器官的静脉血液回流受阻，患者可出现一系列症状和体征，临床上称之为门脉高压症，表现如下。

（1）脾大　由于脾静脉回流受阻，引起脾慢性淤血和结缔组织增生而肿大。脾重量可增加到 400～500g（正常 140～180g），少数可达 800～1000g。脾大可引起脾功能亢进，对血细胞破坏较严重，患者表现为贫血、出血及白细胞减少。

（2）胃肠道淤血、水肿　由于门静脉压力升高，胃肠静脉血回流受阻使胃肠壁发生淤血、水肿，造成胃肠道消化吸收功能障碍，患者出现腹胀、食欲减退、消化不良等症状。

（3）腹水　多发生于肝硬化晚期，为淡黄色、澄清透明的漏出液。腹水形成的机制为：①门静脉压升高使门静脉系统的毛细血管流体静压升高，血管壁通透性增大，液体漏入腹腔；②肝合成白蛋白的功能降低，致使血浆胶体渗透压下降；③窦性或窦后性阻塞可使肝窦内压力升高，淋巴液生成增多，部分液体经肝被膜及肝门淋巴管漏入腹腔；④由于肝功能障碍，其灭活醛固酮和抗利尿激素的能力减弱，导致水钠潴留而促使腹水形成。

（4）侧支循环形成　门静脉压力升高时，主要侧支循环通路及其并发症有：①门静脉血经胃冠状静脉、食管静脉丛、奇静脉入上腔静脉，常致胃底与食管下段静脉丛曲张，破裂后可发生致命性上消化道大出血，是肝硬化患者常见死因之一；②门静脉血经肠系膜下静脉、直肠静脉丛、髂内静脉流入下腔静脉，常引起直肠静脉丛曲张，形成痔核，破裂可出现便血；③门静脉血经附脐静脉、脐周静脉网，而后向上经胸腹壁静脉进入上腔静脉、向下经腹壁下静脉进入下腔静脉，引起脐周静脉曲张，形成"海蛇头"现象。

### 2. 肝功能障碍

（1）蛋白质合成障碍　肝细胞受损后，蛋白质合成减少，血浆白蛋白含量减少，白蛋白和球蛋白比值下降或倒置。

（2）出血倾向　肝脏合成凝血因子减少，以及脾功能亢进引起血小板破坏过多，患者常出现皮肤及黏膜出血。

（3）黄疸　由于肝细胞受损和胆汁淤积，使肝细胞对胆红素的摄取和排泄障碍，患者可出现肝细胞性黄疸。

（4）雌激素灭活障碍　肝功能不全时对雌激素灭活障碍，致体内雌激素水平升高，造成小动脉末梢扩张，患者常在面、颈、胸、前臂及手背等处出现"蜘蛛痣"，部分患者还可出现"肝掌"，即两手掌的大、小鱼际呈潮红色。男性患者还可出现乳腺发育、睾丸萎缩；女性可表现为月经紊乱、不孕等。

（5）肝性脑病　为肝功能极度衰竭的表现，是肝硬化最严重的后果，也是死亡的又一重要原因。

## 二、坏死后性肝硬化

坏死后性肝硬化是在肝细胞发生大片坏死的基础上形成的，相当于形态学分类中的大结节型和大小结节混合型肝硬化。

### （一）病因及发病机制

**1. 病毒性肝炎**　多由亚急性重型肝炎迁延而来。慢性肝炎反复发作坏死严重时，也可发展为坏死后肝硬化。

**2. 药物及化学物质中毒**　某些药物或化学物质可引起肝细胞弥漫性中毒性坏死，继而发展为坏死后性肝硬化。

## （二）病理变化

肉眼观，肝脏体积缩小，质地变硬，重量减轻，以左叶为甚。表面结节大小悬殊，最大直径可达 6cm。切面呈黄绿色或黄褐色，纤维结缔组织间隔宽，且薄厚不均。镜下观，假小叶形态大小不一，有时可见较大的假小叶内有数个完整的肝小叶；假小叶内的肝细胞有不同程度的变性、坏死和胆色素沉积；纤维间隔较宽且宽窄不一，其内有多量炎细胞浸润和小胆管增生。

## （三）结局

因肝细胞坏死较严重，病程较短，因而肝功能障碍明显并且出现较早，而门静脉高压症状较轻且出现晚。癌变率较门脉性肝硬化高。

【病例分析】

患者，男性，因浮肿、腹胀及黑便 2 天入院。患者 3 年前曾因患急性乙型病毒性肝炎住院治疗。体格检查：消瘦、贫血、巩膜轻度黄染，上胸部可见蜘蛛痣，双乳腺轻度肿大，腹部膨隆，脐周围静脉及腹壁静脉曲张，下肢呈凹陷性水肿。

思考：对该患者拟作何诊断？依据是什么？

# 第四节　肝性脑病

## 一、概念

肝性脑病（hepatic encephalopathy）是指在排除其他已知脑疾病的前提下，继发于严重肝功能紊乱，以意识障碍为主的神经精神综合征。肝性脑病早期具有人格改变、智力减弱、意识障碍等特征，并且这些特征为可逆的，肝性脑病晚期发生不可逆性肝昏迷甚至死亡。

## 二、分类

肝性脑病的分类常见有两种。根据发病的原因和毒性物质的来源，将其分为内源性和外源性两类。内源性是指因重型病毒性肝炎或严重急性肝中毒，使肝细胞广泛坏死而引起的肝性脑病，常呈急性经过，无明显诱因。外源性是指由肠管吸收后未经肝解毒就直接进入体循环的毒性物质所引起的肝性脑病，多继发于晚期肝硬化或门-体静脉分流术后，常呈慢性经过，反复发作，有明显诱因，近期预后较好。根据起病的缓急，将肝性脑病分为急性、亚急性和慢性。

### 三、分期

肝性脑病在临床上按神经精神症状的轻重分为四期。

一期（前驱期）：轻微的精神神经症状，可表现出欣快、反应迟钝、睡眠节律的变化，有轻度的扑翼样震颤等。

二期（昏迷前期）：一期症状加重，可出现行为异常、嗜睡、淡漠、理解力减退及精神错乱，出现明显的扑翼样震颤等。

三期（昏睡期）：有明显的精神错乱、昏睡，可唤醒。

四期（昏迷期）：神智丧失，不能唤醒，无扑翼样震颤等。

### 四、肝性脑病的发病机制

肝性脑病的发病机制尚不完全清楚。病理形态学研究表明，肝性脑病时脑内并无特异性的组织形态变化，主要表现为星形胶质细胞受累。多认为肝性脑病的发生主要是由于脑组织的功能和代谢障碍所引起。目前有氨中毒学说、γ–氨基丁酸（GABA）学说、假神经递质学说及血浆氨基酸失衡学说等，每个学说都能从一定角度解释肝性脑病的发病机制，并指导临床治疗，但每个学说都不完善。

#### （一）氨中毒学说

动物实验及一系列临床研究表明，肝性脑病的发生与血氨水平升高所致的氨中毒有关。肝性脑病患者中约80%确有血氨水平升高，而且采用各种降血氨的治疗措施后有效。在正常情况下，血氨的生成与清除保持动态平衡，使血氨水平处于相对稳定状态，一般不超过59μmol/L。当氨的生成过多或清除不足使动态平衡发生破坏时，就会引起血氨水平升高，过量的氨通过血脑屏障进入脑内，作为神经毒素诱发肝性脑病。

##### 1. 血氨增高的原因

（1）氨清除不足　肝脏疾病所致的鸟氨酸循环障碍使体内产生的氨不能在肝内合成尿素而解毒；肝内侧支循环和门–体侧支循环建立时，来自肠道的氨可绕过肝细胞的清除，直接进入体循环。

（2）氨的产生增多　肠道内氨的来源主要是：①肠道里的蛋白质经消化变成氨基酸，在肠道细菌释放的氨基酸氧化酶作用下可产氨；②经肠–肝循环弥散入肠道的尿素，在细菌释放的尿素酶作用下也可产氨。

肝功能严重障碍时可造成血氨产生增多：①肝硬化时，由于门脉高压，消化道黏膜淤血、水肿，食物的消化、吸收和排空发生障碍，致使肠内未消化的蛋白质等成分增多，肠道细菌生长繁殖加快，由细菌分解蛋白质而生成的氨显著增多；②肝硬化晚期因合并尿毒症，潴留于血中的大量尿素弥散至胃肠道，经肠内细菌的作用，生成氨增多；③严重肝疾病引起的消化道出血，血液蛋白质在肠道细菌作用下，生成较多的氨；④严重肝病时，由肾、肌肉和脑等组织器官中氨基酸经脱羧作用生成的氨增多。

此外，肠道pH值对氨的吸收有重要影响。肠腔内pH值降低，可减少从肠腔吸收氨，因而临床上常用肠道不易吸收的乳果糖等，降低肠腔 pH 值，减少氨的吸收，而达到减少血氨的作用。

**2. 氨对脑的毒性作用**　氨进入脑内与很多因素有关。血氨主要以 $NH_4^+$ 形式存在，$NH_4^+$ 不易通过血脑屏障，当血浆 pH 值增高时转变为 $NH_3$，可自由通过血脑屏障进入脑内。血脑屏障的通透性可直接影响氨的入脑，细胞因子、自由基等可使血脑屏障通透性增高，氨进入脑增多，从而加重肝性脑病。进入脑内的氨增高，可产生如下作用。

（1）干扰脑细胞能量代谢　血氨增高主要是干扰脑组织葡萄糖生物氧化过程的正常进行。一般认为：①进入脑内的氨与 α-酮戊二酸结合，形成谷氨酸，消耗了大量三羧酸循环的重要中间产物 α-酮戊二酸，使 ATP 生成减少；②消耗大量还原型辅酶（NADH），NADH 是呼吸链中完成递氢过程的重要物质，可使 ATP 产生减少；③氨还可抑制丙酮酸脱羧酶的活性，妨碍丙酮酸的氧化脱羧过程，使乙酰辅酶 A 生成减少，影响三羧酸循环的正常进行，也可使 ATP 产生减少；④大量氨与谷氨酸合成谷氨酰胺时消耗了大量 ATP。ATP 的产生减少而消耗增多，导致脑细胞完成各种功能所需的能量严重不足，从而不能维持中枢神经系统的兴奋活性而昏迷（图 14-7）。

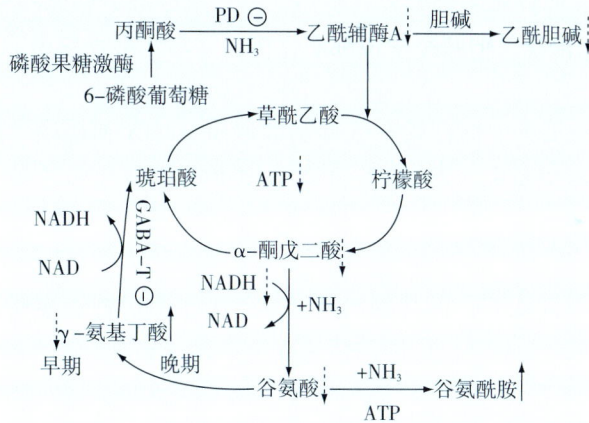

图 14-7　氨对脑内神经递质及能量代谢的影响

（2）氨使脑内神经递质发生改变　正常状态下，脑内兴奋性神经递质与抑制性神经递质保持平衡。如进入脑内的氨增多，与谷氨酸结合生成谷氨酰胺增多，导致中枢兴奋性递质谷氨酸减少，而中枢抑制性递质谷氨酰胺增多；氨可抑制丙酮酸的氧化脱羧，使乙酰辅酶 A 减少，造成中枢兴奋性递质乙酰胆碱生成减少，而使中枢抑制性递质 γ-氨基丁酸增多。因此，导致中枢神经系统功能紊乱。

（3）氨对神经细胞膜的抑制作用　氨可与钾离子竞争通过细胞膜上的钠钾泵进入细胞内，造成细胞内钾缺乏；氨干扰神经细胞膜 $Na^+$-$K^+$-ATP 酶活性，这些可影响细胞内外 $Na^+$、$K^+$ 分布，进而影响膜电位和动作电位的产生，使神经系统的兴奋及传导等功能紊乱。

**3. 氨中毒学说的不足**　血氨水平升高虽与肝性脑病密切相关，但并不能完全解释肝性脑病的发病机制，而且缺乏足够的实验依据。临床观察发现，肝性脑病患者中约有

20% 血氨仍保持在正常水平；并且有的肝硬化患者血氨水平虽明显增高，但并未发生肝性脑病。此外，还有的肝性脑病患者其昏迷程度与血氨水平无平行关系，当给昏迷患者采取减氨疗法后血氨虽降至正常水平，但患者的昏迷程度并无相应好转等。总之，氨中毒学说不是肝性脑病发生的唯一机制。

### （二）GABA 学说

GABA 属于抑制性神经递质，介导突触后及突触前神经抑制。目前认为 GABA 能神经元的变化与肝性脑病的发生发展密切相关。有学者证明，急性肝功能衰竭患者血清GABA 水平比正常人高 10 倍；一些动物实验结果也与此类似，且发现动物脑神经元突触后膜上的 GABA 受体密度增加。

神经细胞内 GABA 主要是由谷氨酸在谷氨酸脱羧酶作用下脱羧而产生。血中 GABA主要由肠道细菌作用于肠内容物而产生。正常时，GABA 可在肝脏进一步代谢，当肝功能严重障碍时，GABA 分解减少或通过侧支循环绕过肝脏，使其在血中含量增加；特别是伴有上消化道出血时，导致来自肠道的 GABA 更多，使血中 GABA 浓度明显增高。正常时 GABA 并不能通过血脑屏障进入脑内，但严重肝病引起血脑屏障通透性增高时，GABA 可进入脑内，并在突触间隙产生抑制作用，导致中枢神经系统功能抑制，引起肝性脑病。

GABA 学说主要是从中枢神经系统抑制性递质 GABA 和相应受体相互作用的角度来探讨肝性脑病的发病机制，因此越来越受到人们的关注。

### （三）假性神经递质学说

假性神经递质学说认为，肝性脑病的发生是由于假性神经递质在网状结构的神经突触部位堆积，使神经突触部位的冲动传递发生障碍，从而引起神经系统功能障碍而导致昏迷。

**1. 脑干网状结构与清醒状态的维持**　在脑干网状结构中存在具有唤醒和保持大脑清醒状态和功能的系统，这一系统称为脑干网状结构上行激动系统。脑干网状结构中的神经递质种类较多，而去甲肾上腺素和多巴胺等为主要神经递质，在维持脑干网状结构上行激动系统的唤醒功能中具有重要作用。当这些正常的神经递质（又称真性神经递质）被结构相似但生理效应极弱的物质（假性神经递质）取代时，则使上行激动系统的功能活动减弱，大脑皮质将从兴奋转入抑制状态，产生昏睡等情况。

**2. 假性神经递质的产生**　食物中蛋白质在消化道中经水解产生氨基酸，其中芳香族氨基酸 – 苯丙氨酸和酪氨酸经肠道细菌释放的脱羧酶作用，分别被分解为苯乙胺和酪胺。正常时，苯乙胺和酪胺被吸收后进入肝脏，在肝脏单胺氧化酶作用下被氧化分解而解毒。当肝功能严重障碍时，由于肝脏的解毒功能低下，或经侧支循环绕过肝脏直接进入体循环，均可使其血中浓度增高，进入脑内增多。在脑干网状结构的神经细胞内，苯乙胺和酪胺分别在 β – 羟化酶作用下生成苯乙醇胺和羟苯乙醇胺（图 14-8）。苯乙醇胺和羟苯乙醇胺在化学结构上与正常神经递质去甲肾上腺素和多巴胺相似，但不能完成真性神经递质的功能，被称为假性神经递质（图 14-9）。当假性神经递质增多时，可取代去甲肾上腺素和多巴胺被肾上腺素能神经元所摄取，并贮存在突触小体的囊泡中，但其被释放后的生理效应远较去甲肾上腺素和多巴胺弱。因而脑干网状结构上行激动系统的唤醒功能不能维持，从而发生昏迷。

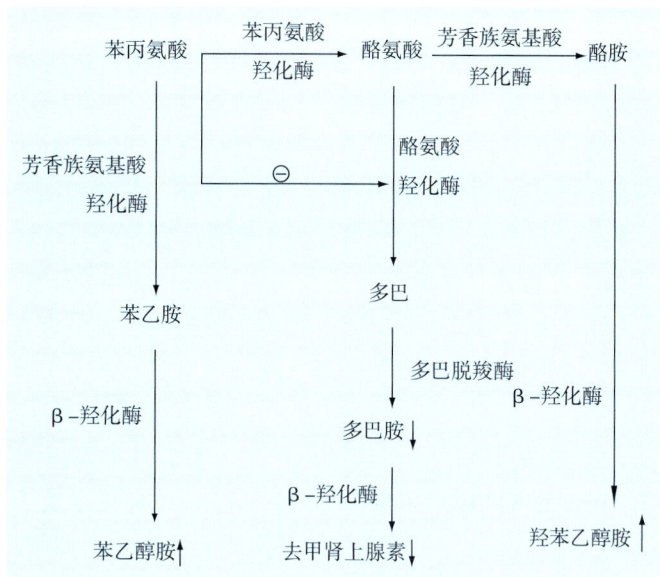

图 14-8 脑内假神经递质的生成过程图

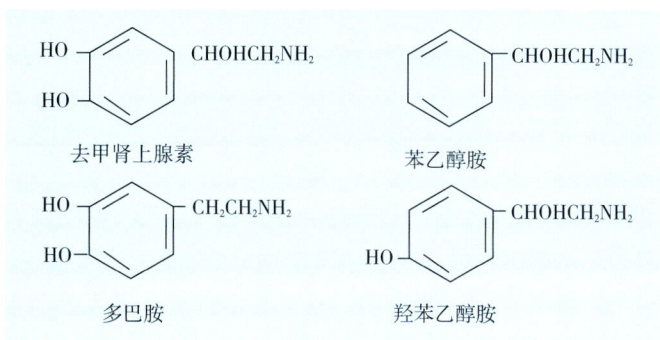

14-9 正常及假性神经递质

假性神经递质学说的主要依据：第一，真性神经递质的变化，最初发现肝性脑病时脑内多巴胺、去甲肾上腺素等神经递质减少；第二，应用左旋多巴可以明显改善肝性脑病的病情，因为左旋多巴进入脑内可转变成多巴胺和去甲肾上腺素，使真性神经递质增多，与假性神经递质竞争，恢复正常神经传导功能，促进患者苏醒。假性神经递质学说也有一定的片面性，还不能完满解释肝性脑病的发病机制，尚在不断补充和发展中。

## （四）氨基酸失衡学说

研究发现，在肝性昏迷发生之前或发生中，脑内假性神经递质和（或）抑制性神经递质增多，这种变化与血浆中氨基酸的改变有关。正常人血浆支链氨基酸 / 芳香族氨基酸的比值接近 3 ~ 3.5，而肝性脑病患者血中氨基酸含量有明显的改变，表现为支链氨基酸（亮氨酸、异亮氨酸、缬氨酸）减少，而芳香族氨基酸（苯丙氨酸、酪氨酸、色氨酸）增多，两者比值为 0.6 ~ 1.20。若用中性氨基酸混合液将此比值矫正到 3 ~ 3.5，中枢神经系统功能即会得到改善。

**1. 血浆氨基酸失衡的原因**　肝功能严重障碍时肝细胞灭活胰岛素和胰高血糖素的功能降低，使两者浓度均增高，但胰高血糖素的增高更显著，使体内分解代谢增强。可导致大量芳香族氨基酸由肝和肌肉释放入血，芳香族氨基酸主要在肝脏降解，肝功能严重障碍，一方面使芳香族氨基酸降解能力降低；另一方面，肝脏的糖异生作用障碍，使芳香族氨基酸转为糖的能力降低。这些均可使血中芳香族氨基酸含量增高。

**2. 芳香族氨基酸与肝昏迷**　生理情况下，芳香族氨基酸与支链氨基酸同属电中性氨基酸，借同一载体转运系统通过血脑屏障并被脑细胞摄取。血中芳香族氨基酸的增多和支链氨基酸的减少，必然使芳香族氨基酸进入脑细胞增多，其中主要是苯丙氨酸、酪氨酸。

大量苯丙氨酸和酪氨酸进入脑内可使脑内产生大量假性神经递质，这些假神经递质可进一步抑制真性神经递质的产生过程（图 14-9）。由此可见，血中氨基酸的失平衡可使脑内产生大量假性神经递质，并使真性神经递质的产生受到抑制，最终导致昏迷。事实上，氨基酸失衡学说是假性神经递质学说的补充和发展，假性神经递质学说和氨基酸失衡学说尚待进一步深入研究和验证。

### （五）其他神经毒质在肝性脑病发病中的作用

研究发现许多神经毒质可能参与肝性脑病的发生发展过程，如锰、硫醇、脂肪酸、酚等。

肝性脑病的发病机制较为复杂，并非单一因素所致。随着研究的深入，诸多因素间的内在联系及其相互作用得以揭示。氨中毒学说已成为解释肝性脑病发病机制的中心环节，与其他学说之间的联系越来越密切。目前对肝性脑病的发病机制虽然尚未定论，随着研究的深入，观点将基本趋向一致。

## 五、肝性脑病的诱因

**1. 氮的负荷增加**　氮的负荷过度是诱发肝性脑病最常见的原因。肝硬化患者常见的上消化道出血及过量蛋白饮食、输血等外源性负荷过度，可促进血氨增高而诱发肝性脑病。由于肝肾综合征等所致氮质血症、低钾性碱中毒或呼吸性碱中毒、便秘、感染等内源性氮负荷过重等，也常诱发肝性脑病。

**2. 血脑屏障通透性增强**　正常时一些神经毒质不能通过血脑屏障，血脑屏障通透性增高，可使神经毒质入脑增多，参与肝性脑病发病过程。实验表明，TNF-α、IL-6等能改变血脑屏障的通透性，在肝性脑病的发生中有一定作用。能量代谢障碍等所致的星形胶质细胞功能下降也可使血脑屏障通透性增强。此外，严重肝病患者合并高碳酸血症、脂肪酸以及饮酒等也可使血脑屏障通透性增高。

**3. 脑敏感性增高** 严重肝病患者，体内各种神经毒素增多，在毒性物质的作用下，脑对药物或氨等毒性物质的敏感性增高。因而，当使用止痛、镇静、麻醉以及氯化铵等药物时，易诱发肝性脑病。感染、缺氧、电解质紊乱等也可增强脑对毒性物质的敏感性而诱发肝性脑病。

总之，凡能增加毒性物质来源，提高脑对毒性物质的敏感性以及使血脑屏障通透性增高的因素，均可成为肝性脑病的诱因，诱发肝性脑病的发生。

## 六、肝性脑病的防治原则

### （一）防治诱因

1. 严格控制蛋白质摄入量，减少组织蛋白质的分解，减少氮负荷。
2. 防止上消化道大出血。
3. 防止便秘，以减少肠道有毒物质进入体内。
4. 预防因利尿、抽取腹水、低血钾等情况诱发肝性脑病。
5. 由于患者血脑屏障通透性增强、脑敏感性增高，因此，肝性脑病患者用药要慎重，特别是要慎用止痛、镇静、麻醉等药物，防止诱发肝性脑病。

### （二）降低血氨

1. 口服乳果糖等使肠道 pH 值降低，减少肠道产氨和利于氨的排出。
2. 应用谷氨酸或精氨酸降血氨。
3. 纠正水、电解质和酸碱平衡紊乱，特别是要注意纠正碱中毒。
4. 口服新霉素等抑制肠道细菌产氨。

### （三）其他治疗措施

1. 纠正氨基酸的失衡，可口服或静注以支链氨基酸为主的氨基酸混合液。
2. 可给予左旋多巴，促进患者清醒。
3. 采取保护脑细胞功能、维持呼吸道通畅、防止脑水肿等措施。

### （四）肝移植

总之，由于肝性脑病的发病机制复杂，应结合患者的具体情况，采取一些综合性治疗措施进行防治，这样才能获得满意的疗效。

【病例分析】

患者，男，53 岁，患肝硬化已 5 年，平时状态尚可。近日进食不洁肉食后，出现高热（39℃）、频繁呕吐和腹泻，继之出现乱语，扑翼样震颤，最后进入昏迷。

思考：1. 该患者发生了什么病变？

2. 对该患者可采用何种防治措施？

## 小　结

　　溃疡病是以胃或十二指肠黏膜形成慢性溃疡为特征的一种常见病、多发病。在胃和十二指肠形成溃疡为其基本病理特征，临床表现为节律性上腹部疼痛和反酸、呕吐、嗳气、上腹部饱胀感，可发生出血、穿孔、幽门狭窄、癌变等并发症。病毒性肝炎以感染肝炎病毒为主因，肝细胞变性坏死为基本病变，是一种变质性炎症。临床可分为普通型肝炎和重型肝炎，病毒性肝炎长期存在可能形成肝硬化。肝硬化是由肝细胞弥漫性变性坏死、纤维组织增生和肝细胞结节状再生，这三种病变反复交错进行，最终导致肝脏变形、变硬的一种常见慢性进行性肝病，我国最常见的肝硬化病因是病毒性肝炎。肝硬化的基本病变是形成假小叶，其临床表现主要有门静脉高压和肝功能障碍，肝硬化最严重的后果表现为肝性脑病。肝性脑病是指在排除其他已知脑疾病的前提下，继发于严重肝功能紊乱，以意识障碍为主的神经精神综合征。肝性脑病在临床上按神经精神症状的轻重分为四期，其发病机制尚不完全清楚，目前有氨中毒学说、γ-氨基丁酸（GABA）学说、假性神经递质学说及氨基酸失衡学说等。

# 综合测试

### A1型题

1. 胃溃疡病最常见的部位是
   A. 贲门部　　　　　　　　B. 幽门部　　　　　　　　C. 胃体部
   D. 幽门管小弯侧　　　　　E. 胃窦

2. 病毒性肝炎的病变性质属于
   A. 变质性炎　　　　　　　B. 渗出性炎　　　　　　　C. 增生性炎
   D. 化脓性炎　　　　　　　E. 浆液性炎

3. 下述关于十二指肠溃疡的描述哪项是错误的
   A. 十二指肠溃疡较胃溃疡少见
   B. 多发生在十二指肠球部
   C. 直径多在 1cm 以内
   D. 罕见癌变
   E. 溃疡疼痛多发生在空腹或夜间

4. 下列哪项不属于肝细胞变性、坏死
   A. 胞浆疏松化和气球样变　　B. 嗜酸性变　　　　　　C. 炎细胞浸润
   D. 溶解性坏死　　　　　　　E. Kupffer 细胞增生

5. 肝细胞呈碎片状坏死或桥接状坏死常见于
   A. 急性普通型肝炎　　　　B. 慢性轻型肝炎　　　　C. 慢性重型肝炎
   D. 急性重型肝炎　　　　　E. 亚急性重症肝炎

6. 门脉性肝硬化时引起脾肿大主要原因是

    A. 脾功能亢进             B. 慢性脾淤血           C. 结缔组织增生

    D. 单核巨噬细胞增生      E. 纤维组织增生

7. 门脉性肝硬化引起贫血、白细胞减少和出血倾向主要是由于

    A. 骨髓造血功能低        B. 上消化道出血       C. 门静脉出血

    D. 脾功能亢进             E. 肝功能障碍

8. 下列哪项不属于门静脉高压的表现

    A. 脾肿大                B. 黄疸                C. 腹水

    D. 侧支循环形成          E. 胃肠道淤血

9. 溃疡病的主要临床表现是

    A. 反酸呕吐             B. 嗳气

    C. 上腹部节律性疼痛      D. 腹胀

    E. 便血

10. 下列哪项是肝硬化产生蜘蛛痣的原因

    A. 肝功能不全，凝血机制障碍

    B. 毛细血管内压升高

    C. 雌激素增多或灭活减少

    D. 侧支循环形成

    E. 门静脉高压

11. 肝硬化患者的腹水形成，主要是由于

    A. 肝功能障碍          B. 侧支循环形成      C. 门静脉压升高

    D. 低蛋白血症          E. 雌激素灭活障碍

12. 下列哪型肝炎易发展为坏死后性肝硬化

    A. 急性普通型         B. 急性重型         C. 亚急性重型

    D. 轻度慢性            E. 重度慢性

13. 坏死后性与门脉性肝硬化的鉴别，下列哪项不正确

    A. 肝细胞坏死的多少      B. 假小叶的大小      C. 纤维间隔的厚薄

    D. 肝内有无小血管的改建  E. 早期肝脏病变

14. 肝穿刺活检，镜下见肝细胞弥漫性疏松化，气球样变，点状坏死及嗜酸小体形成。本例的病理诊断是

    A. 急性普通型肝炎      B. 急性重型肝炎      C. 亚急性重型肝炎

    D. 轻度慢性肝炎       E. 重度慢性肝炎

15. 假性神经递质是指

    A. 苯乙胺和酪胺       B. 苯乙胺和苯乙醇胺

    C. 酪胺和羟苯乙醇胺    D. 苯乙醇胺和羟苯乙醇胺

    E. 苯乙胺和羟苯乙醇胺

# 第十五章　泌尿系统疾病

【学习目标】

1. 掌握肾小球肾炎的病变性质，了解其发生机制，熟悉各型肾小球肾炎的病理变化、临床表现。

2. 掌握肾盂肾炎的病变性质，了解发病原因与诱因，熟悉其病理变化与临床表现。

3. 掌握尿石症的发病原因及机制，了解尿石症的病理类型。

4. 掌握肾衰竭的概念，熟悉急慢性肾衰竭发生的原因、病理变化与临床表现，掌握尿毒症的概念，了解其临床表现。

泌尿系统是由肾脏、输尿管、膀胱和尿道组成，其主要功能是通过排尿排泄体内的代谢产物，调节水和电解质，维持酸碱平衡，并具有内分泌作用。泌尿系统常见的疾病有先天性畸形、结石、炎症、代谢性疾病和肿瘤等，本章重点介绍肾小球肾炎、肾盂肾炎、尿石症和肾功能衰竭。

## 第一节　肾小球肾炎

肾小球肾炎（glomerulonephritis，GN）简称肾炎，是一组以肾小球损害为主的疾病。肾小球肾炎分为原发性肾小球肾炎和继发性肾小球肾炎。原发性肾小球肾炎是原发于肾脏的独立性疾病，继发性肾小球肾炎是由免疫性、代谢性或血管性疾病引起的肾小球继发性损伤。本节主要讨论原发性肾小球肾炎。

### 一、病因及发病机制

目前公认肾小球肾炎是由免疫介导的炎症性疾病。引起肾小球肾炎的抗原分为内源性抗原（包括肾小球性抗原及非肾小球性抗原等）和外源性抗原（包括细菌、病毒、寄生虫和药物等）两类。抗原可与机体产生的抗体反应而形成免疫复合物，主要通过两种机制引起肾小球肾炎。

### （一）原位免疫复合物形成

**1. 肾小球基膜抗原**　肾小球基膜抗原的形成可能是由于感染或其他因素使基膜结构发生改变，或某些病原微生物与肾小球基膜具有共同抗原性而引起交叉反应。

**2. 植入性抗原**　非肾小球性抗原可与肾小球成分结合形成植入性抗原。抗原刺激机体产生抗体而出现于血液循环内，循环抗体可与植入性抗原在肾小球内原位结合形成免疫复合物而引起肾炎。

### （二）循环免疫复合物沉积

非肾小球性的内源性或外源性抗原与抗体在血液循环内形成中等大小的免疫复合物，随血液流经肾脏在肾小球内沉积（如上皮下、内皮下或系膜区）而引起肾小球损伤。

## 二、病理变化

通过穿刺对肾组织进行病理学检查在肾小球疾病的诊断方面具有不可替代的作用。常用的检查技术包括光学显微镜术、免疫荧光显微镜技术以及电子显微镜技术。

### （一）肾小球的改变

**1. 细胞增多**　肾小球的固有细胞成分增生，包括内皮细胞、系膜细胞和球囊壁层上皮细胞，并可有中性粒细胞、单核细胞和淋巴细胞浸润。

**2. 基膜增厚**　可以是基膜本身的增厚，也可以是内皮下、上皮下或基膜内免疫复合物沉积所致。

**3. 炎性渗出和坏死**　急性肾炎时，肾小球内可见炎细胞浸润及纤维素渗出，毛细血管壁可发生纤维素样坏死及伴有血栓形成。

**4. 玻璃样变和硬化**　肾小球内可见均质的嗜酸性物质沉积，即玻璃样变。严重时毛细血管塌陷，固有细胞减少甚至消失，胶原纤维增多，导致肾小球硬化。

### （二）肾小管和间质的改变

由于肾小球内血流和滤过性状的改变，肾小管上皮细胞常发生变性，管腔内可见各种管型出现。肾间质可见充血、水肿及炎细胞浸润。当肾小球出现玻璃样变和硬化时，相应的肾小管萎缩、消失，肾间质纤维化。

## 三、肾小球肾炎的常见病理类型

### （一）急性弥漫性增生性肾小球肾炎

急性弥漫性增生性肾小球肾炎以肾小球毛细血管内皮细胞和系膜细胞弥漫性增生

为特征，伴有中性粒细胞和单核细胞浸润，故又称为毛细血管内增生性肾炎。大多数病例与 A 族乙型溶血性链球菌 12 型、4 型和 1 型的感染有关，故又称为感染后性肾小球肾炎。多见于儿童，是临床上常见的肾炎类型。

**1. 病理变化**　肉眼观，可见两侧肾脏轻到中度肿大，包膜紧张。肾表面充血、色红，称为大红肾。如伴有出血性病变，在肾表面及切面可见散在粟粒大小的出血点，呈蚤咬状，故称蚤咬肾。切面可见肾皮质增厚，纹理不清。镜下观，肾小球体积增大，内皮细胞及系膜细胞增生，压迫毛细血管腔，使管腔变窄，肾小球呈缺血状态。同时，肾小球内有中性粒细胞和单核细胞浸润。病变严重处毛细血管壁可发生纤维素样坏死而致破裂出血，可伴血栓形成。肾小管上皮细胞可发生变性，管腔内可出现管型。肾间质内充血、水肿和炎细胞浸润。

**2. 临床病理联系**　主要表现为急性肾炎综合征。

（1）尿的变化　可见少尿、血尿、蛋白尿和管型尿。血尿为常见症状，包括肉眼血尿和镜下血尿。

（2）水肿　水肿首先见于眼睑等组织疏松部位，严重者可遍及全身。主要由于肾小球滤过率减少，致使水钠潴留。

（3）高血压　主要与水钠潴留而致血容量增加有关。

**3. 预后**　儿童患者预后好，多数病例可在数周或数月内症状消失，病变消退而痊愈。不到 1% 的患儿会转化为急进性肾小球肾炎。另外有少数患儿病变缓慢进展，转化为慢性肾炎。成人患者预后较差，转为慢性肾小球肾炎者较多。

【病例分析】

9 岁男孩，因眼睑浮肿 4 天，伴尿少，肉眼血尿入院。

患儿 4 周前曾患脓疱疮，眼睑浮肿 4 天，近 2 天来延及下肢，伴尿少，有肉眼血尿，次日起感上腹部不适，半夜起频咳、不能平卧，尿量明显减少。

体格检查：体温 37.5℃，眼睑及下肢非凹陷性浮肿，端坐呼吸，呼吸 42 次 / 分钟，血压 150/102mmHg，心率 126 次 / 分钟，心音稍钝，心尖部闻及 1 / 6 级杂音，两肺背部可闻及少许水泡音，腹软，肝右肋缘下 2cm 可及，质软，有轻压痛。其他未见明显异常。

辅助检查：尿常规：尿蛋白（++），RBC（++），WBC 3 ～ 5/HP；血液检查：RBC 和 Hb 轻度下降，ASO 500U、CH50 及 C3 减少；胸片示肺纹理增多，心影增大。

思考：请为患者做出临床诊断并说明诊断依据。

## （二）急进性肾小球肾炎

急进性肾小球肾炎的特点为肾小球壁层上皮细胞增生，有大量新月体形成，故又称新月体性肾小球肾炎。多见于青年人及中年人，起病急，进展快，病情重，预后不良，临床上称为快速进行性肾小球肾炎。根据免疫学和病理学检查结果分为三个类型：Ⅰ型为抗肾小球基膜抗体引起的肾炎；Ⅱ型为免疫复合物性肾炎，我国较常见；Ⅲ型为免疫反应缺乏型肾炎。

**1. 病理变化**　肉眼观，双侧肾脏肿大，色苍白，表面常有点状出血，切面见皮质增厚。镜下观，可见多数肾小球内有新月体形成。新月体主要由增生的囊壁层上皮细胞和渗出的单核细胞构成，上述成分在球囊腔内毛细血管丛周围堆积形成新月形结构或环状结构，称为新月体或环状体。早期新月体以细胞成分为主，为细胞性新月体；以后纤维成分增多，形成纤维 – 细胞性新月体；最终新月体纤维化，成为纤维性新月体。新月体形成使肾小球球囊腔变窄或闭塞，并压迫毛细血管丛，使肾小球功能丧失。肾小管上皮细胞可发生萎缩、消失。肾间质有炎症细胞浸润、水肿和纤维化。

2. 临床病理联系　表现为急进性肾小球肾炎综合征。可见血尿、管型尿、蛋白尿，并有不同程度的高血压和水肿。由于新月体形成，患者迅速出现少尿、无尿及氮质血症，最终发生肾衰竭。

3. 预后　此型肾炎的预后差，一般与肾小球新月体的形成比例密切相关，如形成新月体的肾小球比例少于 80%，病程可稍长；超过 80% 者，多数在数周或数月后死于尿毒症。

### （三）慢性硬化性肾小球肾炎

慢性硬化性肾小球肾炎是各种类型肾小球肾炎发展到晚期的结果，表现为大量肾小球玻璃样变、硬化。多见于成人，预后差。

1. 病理变化　肉眼观，两侧肾脏对称性缩小，质地变硬，肾表面呈弥漫性的细颗粒状，称为继发性颗粒性固缩肾。切面见肾皮质变薄，纹理模糊不清，肾盂周围脂肪组织增多，小动脉管壁增厚、管腔狭窄。镜下观，多数肾小球毛细血管腔闭塞，发生玻璃样变、纤维化，所属的肾小管由于缺血而萎缩、消失。肾间质纤维组织增生，使病变肾小球互相靠近密集，并伴有淋巴细胞、浆细胞浸润。残存的肾小球发生代偿性肥大，所属肾小管管腔代偿性扩张甚至呈囊状（图 15-1）。

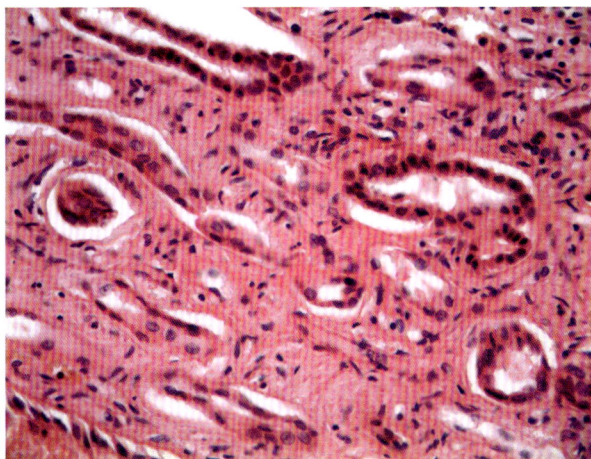

图 15-1　慢性硬化性肾小球肾炎（镜下）

2. 临床病理联系　早期表现为食欲差、呕吐、贫血、乏力和疲倦等症状。有的患者有高血压、水肿、蛋白尿及氮质血症。晚期的主要症状是慢性肾炎综合征。

（1）多尿、夜尿、低比重尿　尿的改变主要因大量肾单位被破坏，血液只能通过代偿的肾单位，使滤过速度增快，而肾小管重吸收功能有限，水分不能被大量吸收。

（2）高血压　因大量肾小球硬化使肾组织严重缺血，肾素分泌增加。

（3）贫血 是由于促红细胞生成素分泌不足及代谢产物在血液内积聚抑制骨髓造血功能。

（4）氮质血症和尿毒症 大量肾单位被破坏、肾小球滤过面积减少，代谢产物在体内积聚所致。

**3.预后** 本型肾炎病程较长，可达数年或数十年。若发展至晚期，患者可死于尿毒症、高血压引起的心力衰竭或脑出血。

## 第二节 肾盂肾炎

肾盂肾炎（pyelonephritis）是肾盂、肾间质和肾小管的炎症性疾病，是肾脏最常见的疾病之一。女性患者多见。可分为急性和慢性两种类型。

### 一、病因、感染途径和发病机制

肾盂肾炎通常由细菌感染引起，常见的为大肠杆菌，其他细菌和真菌也可致病。可通过两条途径入侵肾脏。

**1.血源性（下行性）感染** 败血症或感染性心内膜炎时，细菌随血流进入肾脏，栓塞于肾小球或肾小管周围毛细血管网，使局部出现化脓性改变。病变为双侧性，最常见的致病菌为金黄色葡萄球菌。

**2.上行性感染** 为常见的感染途径。下尿路发生尿道炎、膀胱炎等炎症时，细菌可沿输尿管或输尿管周围淋巴管上行到肾盂、肾盏和肾间质。病原菌以大肠杆菌为主，病变可为单侧或双侧性。上行性感染的诱因有：①尿路阻塞，如前列腺增生、妊娠子宫、肿瘤或尿路结石等导致尿潴留，有利于细菌繁殖；②尿道黏膜损伤，如插导尿管、膀胱镜及逆行肾盂造影、尿道手术等损伤尿道黏膜，细菌容易侵入并繁殖；③尿路反流，先天性膀胱输尿管瓣关闭不全，出现尿液向输尿管反流，排尿后残存的尿量增加，有利于细菌繁殖，并且含菌的尿液可通过反流进入肾盂、肾盏。

### 二、类型

#### （一）急性肾盂肾炎

急性肾盂肾炎是肾盂、肾间质和肾小管的化脓性炎症，主要由细菌感染引起。

**1.病理变化** 肉眼观，可累及单侧或双侧肾。病变肾脏肿大、充血，表面可见散在、大小不一的黄白色脓肿，周围见紫红色充血带。切面见肾髓质内有黄色条纹，并向皮质延伸。肾盂黏膜充血、水肿，表面有脓性渗出物。严重时，肾盂内有脓液蓄积。镜下观，见肾盂黏膜血管扩张充血，肾间质有大量中性粒细胞浸润和脓肿形成。受累的肾小管腔内出现大量中性粒细胞，可形成白细胞管型。

**2.临床病理联系** 急性肾盂肾炎起病急，患者有高热、寒战和白细胞增多等症状，常有腰痛和肾区叩痛，并有尿频、尿急和尿痛等膀胱和尿道的刺激症状。尿检显示脓尿、菌尿、蛋白尿和管型尿。

**3. 预后**　急性肾盂肾炎预后较好，大多数患者经抗生素治疗后数天内症状即可消失，但尿中细菌可持续存在，病情常复发。伴有尿路阻塞、糖尿病或免疫障碍的患者病情常较严重，可发生败血症。

### （二）慢性肾盂肾炎

慢性肾盂肾炎是肾小管、肾间质的慢性炎症。主要由尿路阻塞和膀胱输尿管反流引起。病变特点是慢性间质性炎症、纤维化和瘢痕形成，常伴有肾盂和肾盏的纤维化、变形。

**1. 病理变化**　肉眼观，肾脏体积缩小，两侧大小不等，病变不对称，质地变硬，表面可见粗大不规则的凹陷性瘢痕。切面可见皮髓质界限不清，肾乳头萎缩，肾盂黏膜粗糙增厚，肾盂和肾盏变形。镜下观，肾组织内可见不规则分布的病灶，有大量纤维组织增生及淋巴细胞、浆细胞浸润，肾小管萎缩或消失。部分肾小管管腔代偿性扩张，其内充满均质红染的胶样管型，形似甲状腺滤泡。晚期肾小球可发生玻璃样变和纤维化（图 15-2）。

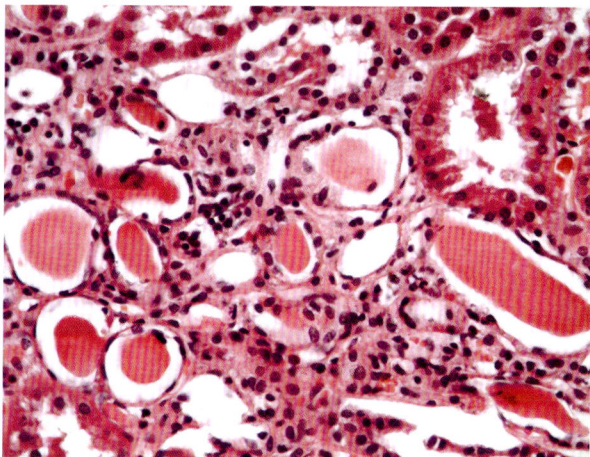

图 15-2　慢性肾盂肾炎（镜下）

**2. 临床病理联系**　慢性肾盂肾炎病程长，早期由于肾小管功能障碍，患者主要表现为多尿、夜尿和低钠血症、低钾血症及代谢性酸中毒。晚期由于肾单位的大量破坏可出现高血压和肾功能衰竭。肾盂造影检查可显示肾脏体积不对称性缩小，伴有粗糙瘢痕和肾盏变形。

**3. 预后**　慢性肾盂肾炎可迁延数年，反复发作，病变严重者可因尿毒症或高血压引起的心力衰竭危及生命。

## 第三节　尿　石　症

尿石症（urolithiasis）是肾、输尿管、膀胱及尿道等部位结石的统称，是泌尿系统的常见疾病之一。尿石症多见于 20 ～ 40 岁的男性青壮年，是造成尿路阻塞的重要原因之一。

## 一、原因和发生机制

**1. 尿内晶体过饱和**　尿内含有形成结石的晶体盐类，主要成分有磷酸盐、草酸盐、尿酸盐等，如这些晶体盐类在尿液中浓度过高，则易析出、沉淀，以致尿石形成。常见于脱水、尿浓缩、甲状旁腺功能亢进、长期服用含钙药物及长期卧床等。

**2. 晶体聚合抑制因子不足**　尿内存在晶体聚合抑制物质，如焦磷酸盐、枸橼酸、镁、多肽等。这些抑制因子和晶体表面的某些特殊部位结合即可抑制晶体的再形成和聚合，一旦缺乏，容易形成结石。

**3. 尿内存在核基质**　如脱落的上皮细胞、炎性渗出物、血凝块、细菌等，尿中的晶体盐类可沉积其上，形成结石。

## 二、类型和病理变化

尿结石最常见的部位为肾盂、肾盏和膀胱。约 80% 的患者为单侧性。尿结石大小不一，大者直径可达数厘米，小者如砂粒；数量不等，少者只有一个，多者可有数十个甚至数百个，如泥砂样；形状可为圆形、椭圆或不规则形；表面光滑或粗糙。

**1. 草酸盐结石**　为棕褐色，质坚硬，表面呈颗粒或刺状，如桑椹，切面呈环形层状。

**2. 磷酸盐结石**　为灰白色，质脆，表面较粗糙，有时随肾盂形状长成鹿角形结石，切面存在分层结构。

**3. 尿酸盐结石**　为黄色或棕黄色，质硬，表面光滑，圆形或椭圆形，X 线常不显影。

**4. 胱氨酸结石**　为浅黄色，表面光滑，呈蜡样，X 线不易显影。

## 三、临床病理联系

尿路结石对机体的影响主要是引起泌尿道阻塞和损伤。结石阻塞肾盂和输尿管可引起肾盂积水和输尿管积水。有些结石可损伤肾盂、输尿管和膀胱黏膜引起血尿。小结石进入输尿管，可刺激平滑肌强烈蠕动和痉挛，引起剧烈的绞痛。由尿结石造成的阻塞和损伤又是诱发感染的重要因素，因此常并发尿路感染和肾盂肾炎。

## 第四节　肾功能衰竭

各种原因导致肾功能障碍时，体内出现代谢产物蓄积，水、电解质平衡和酸碱平衡紊乱，肾脏内分泌功能障碍等一系列病理过程，称为肾功能衰竭（renal failure），包括急性肾功能衰竭和慢性肾功能衰竭。

## 一、急性肾功能衰竭

急性肾功能衰竭（acute renal failure，ARF）是指各种原因在短期内引起的肾泌尿功能急剧障碍，并导致内环境发生严重紊乱的病理过程，临床上主要表现为氮质血症、高钾血症、水中毒及代谢性酸中毒，并常伴有少尿或无尿。

### （一）原因和分类

根据病因将急性肾功能衰竭分为肾前性、肾性和肾后性三类。

**1. 肾前性肾功能衰竭**　见于失血、失液、感染等原因引起的休克及急性心力衰竭、血管床容量扩大等。由于肾脏血流量急剧减少，使肾小球滤过率显著下降所致。因肾脏无器质性损害，如短期内肾血液灌注得到改善，肾功能可恢复正常，故又称为功能性肾功能衰竭。

**2. 肾性肾功能衰竭**　肾脏本身的器质性病变引起的肾功能衰竭称为肾性肾功能衰竭。急性肾小球肾炎、狼疮性肾炎、恶性高血压引起的弥漫性肾小球病变，肾缺血和肾毒物引起的急性肾小管坏死，均可引起肾性肾功能衰竭。

**3. 肾后性肾功能衰竭**　从肾盏到尿道口任何部位的尿路梗阻皆可引起肾后性肾功能衰竭，如双侧输尿管结石、前列腺增生、盆腔肿瘤等。

### （二）发病机制

不同类型的肾功能衰竭的发病机制各不相同，肾性肾功能衰竭的发病机制如下。

**1. 肾小球因素**　引起肾小球滤过功能障碍的主要因素有肾脏血液的灌流量减少和肾小球病变。

（1）肾血流减少　当动脉血压降低至 50～70mmHg 时，肾灌注压显著下降，肾小球滤过率降低。交感－肾上腺髓质系统兴奋，血液中儿茶酚胺的含量增多，导致肾小球入球小动脉收缩，使肾小球有效滤过压和滤过率降低。

（2）肾小球病变　急性肾小球肾炎、狼疮性肾炎等引起弥漫性肾小球病变，肾小球滤过面积减少，滤过率降低。

**2. 肾小管因素**　肾缺血和肾毒物引起的急性肾小管坏死时脱落的上皮细胞碎片、溶血性贫血时形成的各种管型阻塞肾小管，不但妨碍尿液排出，而且使囊内压升高导致肾小球滤过率下降；原尿从肾小管腔内扩散到肾间质，造成肾间质水肿，压迫肾小管使肾小球囊内压升高导致肾小球滤过率降低，从而引起肾功能衰竭。

### （三）机体功能代谢变化

**1. 少尿型急性肾功能衰竭**　一般可分为少尿期、多尿期和恢复期三个阶段。

（1）少尿期　此期尿量显著减少，是病程中最危险的阶段。持续愈久，预后愈差。其功能代谢变化有：①少尿或无尿。早期迅速出现，24 小时尿量少于 400mL（少尿）或少于 100mL（无尿）。这与肾小球滤过率减少，肾小管阻塞以及原尿由坏死的肾小管漏回间质等因素有关。②水中毒。由于肾脏排尿量严重减少，体内分解代谢加强以致内生水增多等原因，引起体内水潴留、稀释性低钠血症及细胞水肿。严重时患者发生肺水肿、脑水肿和心力衰竭。③高钾血症：是急性肾功能衰竭患者最危险的变化。产生原因包括尿量显著减少使肾排钾减少、细胞受损或代谢性酸中毒时钾释放至细胞外增多、摄入过多的含钾药物及输入库存血等。高钾血症可引起心脏兴奋性降低，诱发心室纤颤、心脏骤停而死亡。④代谢性酸中毒：肾小球滤过率降低、肾小管分泌 $H^+$ 功能下降以致 $H^+$ 随尿排出减少所致，酸性代谢产物在体内蓄积而引起酸中毒。⑤氮质血症：因肾脏不能充分排除蛋白质代谢产物，而且蛋白质分解代谢往往增强，使血液中尿素、尿酸和肌酐等非蛋白含氮物质增多，称为氮质血症。严重时可引起尿毒症而危及患者生命。

少尿期可持续数日至数周，平均为 7 ～ 12 天，随即进入多尿期。

（2）多尿期　尿量增加至每天 400mL 以上时，即进入多尿期，说明病情趋向好转，逐渐可增加至每天 3000mL 以上。产生的机制为：①肾小球滤过功能逐渐恢复；②肾间质水肿消退或肾小管阻塞消除；③新生的肾小管上皮细胞重吸收功能尚未恢复，原尿不能被充分浓缩；④少尿期中潴留在血中的尿素大量滤出，从而增高原尿的渗透压，导致渗透性利尿。多尿期的早期肾功能尚未完全恢复，高钾血症、酸中毒、氮质血症等并不能很快改善。后期因尿量过多可发生脱水、低钠血症和低钾血症。

多尿期历时约 1 ～ 2 周后病程进入恢复期。

（3）恢复期　此期尿量逐渐恢复正常，氮质血症、水和电解质及酸碱平衡紊乱得到纠正，相应的症状消失。少数患者由于肾小管上皮细胞和基底膜破坏严重及修复不全，可出现肾组织纤维化而转变为慢性肾功能衰竭。

**2. 非少尿型急性肾功能衰竭**　病变较轻，病程相对较短，预后较好。患者虽有血浆非蛋白氮的增高，但尿量并不减少，尿比重较低，尿钠含量也较低。

## 二、慢性肾功能衰竭

慢性肾功能衰竭（chronic renal failure，CRF）是指各种肾脏疾病的晚期，由于肾实质的进行性破坏，肾单位逐渐减少，不能充分排出代谢废物和维持内环境的稳定，导致体内代谢产物蓄积，水、电解质和酸碱平衡紊乱以及肾脏内分泌功能障碍的一系列临床综合征。

### （一）病因

凡能引起肾实质进行性损害的疾病均可导致慢性肾功能衰竭。见于：①肾疾患，如慢性肾小球肾炎、慢性肾盂肾炎、肾结核、多囊肾、系统性红斑狼疮等；②肾血管疾患，如高血压性肾小动脉硬化、糖尿病性肾小动脉硬化、结节性动脉周围炎等；③尿路慢性阻塞，如尿路结石、前列腺肥大、肿瘤等。其中以慢性肾小球肾炎为最常见。

### （二）发病过程

慢性肾功能衰竭的发展过程是非常缓慢和渐进的过程，分为四期。

**1. 肾功能代偿期**　内生肌酐清除率仍在正常值的 30% 以上，血液生化指标无明显改变，也无临床症状。

**2. 肾功能不全期**　内生肌酐清除率下降至正常值的 25% ～ 30%。有中度氮质血症和贫血，肾脏浓缩功能减退，常有夜尿和多尿。

**3. 肾功能衰竭期**　内生肌酐清除率下降至正常值的 20% ～ 25%。有头痛、恶心、呕吐和全身乏力等症状。一般有酸中毒、高磷血症、低钙血症和严重贫血。

**4. 尿毒症期**　为慢性肾功能衰竭的晚期。内生肌酐清除率下降至正常值的 20% 以下。有明显的水、电解质和酸碱平衡紊乱及多器官功能衰竭。临床上有一系列尿毒症的症状出现。

### （三）发病机制

**1. 健存肾单位学说**　肾脏病变严重时，大部分肾单位毁损，病变肾单位的功能丧失，只能由未受损的残存肾单位（健存肾单位）来承担。随着病变的进展，健存肾单位越来越少，当残存的肾单位少到不能维持正常的泌尿功能时，内环境就开始发生紊乱，逐渐出现肾功能衰竭的症状。

**2. 矫枉失衡学说**　在肾脏疾病晚期，当肾单位和肾小球滤过率进行性减少以致体内某些溶质增多，则引起血液中某些体液因子分泌增多以抑制残存肾单位和肾小管对该溶质的重吸收，促进这些溶质排泄。但矫枉过程又引起机体新的失衡现象，如肾小球滤过率下降，尿磷排出减少，发生高磷血症和低钙血症。低钙血症导致甲状旁腺素分泌增多，在促进肾脏排磷的同时会动员骨钙入血，产生肾性骨病、皮肤瘙痒、周围神经病变及转移性钙化等一系列失衡表现。这种矫枉失衡促使肾功能衰竭进一步加剧。

### （四）机体功能代谢变化

**1. 尿的变化**　慢性肾功能衰竭早期出现多尿和夜尿；由于肾小管的浓缩功能减退而稀释功能尚正常，患者出现低比重尿或低渗尿。晚期当肾单位极度减少，肾血流量极度减少时，则出现少尿；肾小管浓缩和稀释功能均丧失，终尿的渗透压接近血浆渗透压，成为等渗尿。

**2. 氮质血症**　慢性肾功能衰竭时，由于肾小球滤过率下降，尿素、尿酸、肌酐等含氮的代谢终末产物在体内蓄积，血液中非蛋白含氮物浓度增加，称为氮质血症。

**3. 水、电解质和酸碱平衡紊乱**　慢性肾功能衰竭时，由于大量肾单位被破坏，残存肾单位维持内环境稳定的功能大为降低，可导致钠水潴留、高钾、低钙、高磷、高镁及代谢性酸中毒。

**4. 肾性高血压**　为慢性肾功能衰竭的常见并发症。水钠潴留、肾素－血管紧张素系统激活及肾分泌扩血管物质减少是引起肾性高血压的主要原因。高血压出现后可使肾功能进一步减退。

**5. 肾性贫血**　慢性肾脏疾病经常伴有贫血。贫血的发生可能与促红细胞生成素减少、骨髓造血功能受到抑制、红细胞的破坏与丢失有关。

**6. 出血倾向**　慢性肾功能衰竭患者常有出血倾向，表现为皮肤淤斑、鼻衄、胃肠道出血等。主要是由于血液中毒性物质蓄积而使血小板功能异常所致，表现为血小板的黏附和聚集功能减弱及血小板第3因子的释放减少。

**7. 肾性骨营养不良**　包括儿童的肾性佝偻病、成人的骨软化症、纤维性骨炎和骨质疏松，其发生机制与钙磷代谢障碍、继发性甲状旁腺功能亢进、1,25-（OH）$_2$-D$_3$形成减少和酸中毒有关。

### 三、尿毒症

尿毒症（uremia）是急性和慢性肾功能衰竭发展的最严重阶段，由于大量终末代谢产物和内源性毒性物质在体内潴留，水、电解质、酸碱平衡紊乱以及内分泌功能失调，从而引起一系列自身中毒症状。

#### （一）发病机制

在肾功能衰竭时，体内许多最终代谢产物不能由肾脏排出而蓄积于体内，可引起一系列中毒症状，故这类物质称为尿毒症毒素。

**1. 甲状旁腺素**　甲状旁腺素分泌过多时可导致骨性营养不良、皮肤瘙痒、高脂血症、胃溃疡、贫血、心肌损害、周围神经受损等。

**2. 胍类化合物**　正常情况下，精氨酸在肝内经鸟氨酸循环生成尿素等并由肾排出。肾功能衰竭时，尿素等排泄障碍，精氨酸转变为甲基胍和胍基琥珀酸。其中甲基胍是尿毒症的主要毒性物质。动物实验表明，注射甲基胍可诱导动物出现体重下降、呕吐、腹泻、便血、运动失调、痉挛、嗜睡、肺淤血、心室传导阻滞等与尿毒症相似的表现。

**3. 尿素**　尿素的代谢产物氰酸盐可影响中枢神经的整合功能，血中尿素浓度持续过高可引起头痛、恶心、呕吐、嗜睡等症状。

**4. 多胺**　是氨基酸的代谢产物，浓度过高可引起恶心、呕吐、扑翼样震颤，促进脑水肿和肺水肿形成。

#### （二）机体功能代谢变化

在尿毒症期，除上述水、电解质、酸碱平衡紊乱、贫血、出血倾向、高血压等进一步加重外，还可出现各器官系统功能障碍以及物质代谢障碍。

**1. 消化系统**　尿毒症患者消化系统的症状出现最早。早期出现食欲不振及消化不良，逐渐出现厌食、恶心、呕吐或腹泻。这是由于氮质血症时，尿素自肠道排出，被肠内细菌的尿素酶分解而生成氨，氨刺激胃肠道黏膜引起炎症或溃疡。患者常并发胃肠道出血。

**2. 神经系统**　可出现尿毒症脑病，表现为不安、记忆力减退、失眠，逐渐发展为嗜睡、惊厥及昏迷。这些症状的发生与下列因素有关：①某些毒性物质蓄积引起神经细胞变性；②电解质和酸碱平衡紊乱；③肾性高血压所致的脑血管痉挛、缺氧和毛细血管通透性增高，均可引起神经细胞变性和脑水肿。

**3. 心血管系统**　尿毒症时，由于肾性高血压、钠水潴留、酸中毒、贫血及毒性物质的作用，可引起心力衰竭；高钾血症可引起心律失常。尿毒症毒素刺激心包可引起纤维素性心包炎，体检时可听到心包摩擦音，称为尿毒症性心包炎。

**4. 呼吸系统** 酸中毒时患者呼吸慢而深，严重患者可出现肺水肿，纤维素性胸膜炎或肺钙化等病变。肺水肿与心力衰竭、低蛋白血症、钠水潴留等因素的作用有关。纤维素性胸膜炎是尿素刺激引起的炎症；肺钙化是磷酸钙在肺组织内沉积所致。

**5. 免疫系统** 细胞免疫功能受到明显抑制，中性粒细胞吞噬、杀菌能力减弱。因此，尿毒症患者易发生严重感染，甚至引起死亡。

**6. 皮肤变化** 患者皮肤干燥、较黑。由于尿毒症毒素自皮肤排出，或因继发性甲状旁腺功能亢进引起皮肤瘙痒。此外，尿素随汗液排出后，在汗腺开口处沉着一层白色尿素结晶，称为尿素霜。

**7. 代谢障碍** 表现为糖耐量降低、低白蛋白血症和高脂血症。

## 小 结

肾小球肾炎是以肾小球损害为主的变态反应性炎症。临床表现主要有蛋白尿、血尿、水肿和高血压等。肾小球肾炎可为原发性和继发性。原发性肾小球肾炎指原发于肾的独立性疾病，病变主要累及肾。大多数都是由肾小球原位免疫复合物和循环免疫复合物的形成引起。急性弥漫性增生性肾小球肾炎主要变化为肾小球内系膜细胞和内皮细胞增生，临床主要表现为急性肾炎综合征。急进性肾小球肾炎的病变特点为肾小球内有大量新月体形成，临床表现为急进性肾小球肾炎综合征。慢性硬化性肾小球肾炎是各种类型肾小球肾炎发展到晚期的结果。

肾盂肾炎是细菌感染引起的化脓性炎，主要累及肾盂和肾间质。上行性感染为主要途径。根据发病情况和病理变化可分为急性肾盂肾炎和慢性肾盂肾炎两种。急性肾盂肾炎起病急，有发热、寒战、尿路刺激征、脓尿等。大多治愈，部分复发转为慢性。慢性肾盂肾炎病程较长，急性发作时与急性肾盂肾炎相似。严重者可见尿毒症。

尿石症是最常见的泌尿系统疾病之一，是肾、输尿管、膀胱及尿道等部位结石的统称。尿路结石所致的病理生理改变与结石部位、大小、数目、继发梗阻及感染的病变程度有关。

当各种病因引起肾功能严重障碍时，人体内环境就会发生紊乱，其主要表现为代谢产物在体内蓄积，水、电解质和酸碱平衡紊乱，并伴有尿量和尿质的改变以及肾脏内分泌功能障碍引起一系列病理生理变化，这就是肾功能衰竭。

# 综合测试

## 一、A1型题

1. 急性弥漫性增生性肾小球肾炎时，肾小球增生的细胞主要是

A. 球囊壁层上皮及毛细血管内皮

B. 球囊脏层上皮及毛细血管内皮

C. 系膜细胞及毛细血管内皮

D. 系膜细胞及球囊壁层上皮

E. 系膜细胞及球囊脏层上皮

2. 急性弥漫性增生性肾小球肾炎不出现

    A. 少尿             B. 血尿           C. 蛋白尿

    D. 高血压        E. 高血脂

3. 慢性硬化性肾小球肾炎的肾小球变化主要是

A. 肾小球纤维化，玻璃样变性

B. 肾小球周围纤维化，肾小球囊壁增厚

C. 入球小动脉玻璃样变性，肾小球萎缩

D. 肾小球节段性硬化

E. 肾小球内纤维性新月体形成

4. 慢性硬化性肾小球肾炎主要的尿液变化是

    A. 蛋白尿       B. 少尿无尿     C. 多尿夜尿

    D. 管型尿       E. 血尿

5. 引起新月体形成的是

    A. 巨噬细胞     B. 纤维素       C. 淋巴细胞

    D. 红细胞       E. 中性粒细胞

6. 急进性肾小球肾炎的主要病变为

A. 肾小球毛细血管基底膜增厚

B. 肾小球内皮细胞增生

C. 肾小球系膜细胞

D. 肾小球硬化

E. 新月体形成

7. 引起肾前性急性肾功能不全的病因是

    A. 急性肾炎     B. 肾血栓形成    C. 休克

    D. 尿路梗阻     E. 汞中毒

8. 下列哪一项不是慢性肾功能衰竭的临床表现

    A. 代谢性酸中毒    B. 高钙血症    C. 低钠血症

    D. 高血压       E. 氮质血症

9. 急性肾功能衰竭少尿期，患者常见的酸碱平衡紊乱类型是

    A. 代谢性酸中毒    B. 代谢性碱中毒    C. 呼吸性酸中毒

    D. 呼吸性碱中毒    E. 呼吸性碱中毒合并代谢性碱中毒

10. 不符合急性肾功能衰竭描述的是

A. 急性少尿或无尿

B. 氮质血症

C. 水电解质和酸碱平衡紊乱

D. 肾小管急性损伤是发病的中心环节

E. 蛋白尿、血尿、水肿和少尿

11. 引起急性肾盂肾炎最常见的病原体是

    A. 葡萄球菌        B. 链球菌        C. 淋球菌

    D. 分枝杆菌        E. 大肠杆菌

12. 下列关于肾盂肾炎的叙述哪一项是错误的

A. 多见于女性，多由上行性感染引起

B. 上行性感染首先累及肾盂，下行性感染先累及皮质的间质

C. 是由细菌直接感染肾间质引起的炎症

D. 是肾盂黏膜和肾小球的增生性炎症

E. 可形成大小不等的多发性脓肿

## 二、A2型题

13. 学生，男，18岁。在体检中发现血压148/90mmHg，眼底检查正常，尿蛋白（++），以下哪一种情况最可能存在

    A. 肾血管性高血压    B. 原发性高血压    C. 肾实质性高血压

    D. 体位性蛋白尿    E. 白大衣高血压

14. 女性，56岁，因盆腔肿瘤切除术后12小时出现少尿（10mL/h），血尿素氮15mmol/L，肌酐178μmol/L，尿比重1.025，尿钠13mmol/L，尿量减少最可能的原因是

    A. 肾后性急性肾衰竭    B. 肾前性急性肾衰竭    C. 急性肾小管坏死

    D. 慢性肾衰竭    E. 急性间质性肾炎

## 三、A3型题

（15～17题共用题干）

男性，36岁，入院前半月发热、咽痛，热退5天后感乏力、恶心、呕吐、少尿。查体：血压168/100mmHg，贫血貌，双下肢水肿，呼吸深长，心脏临界大。实验室检查：血红蛋白60g/L，尿蛋白（++），血尿素氮41mmol/L，肌酐1002μmol/L，血钙1.56mmol/L，血磷3.2mmol/L，血钾6.0mmol/L，血钠122mmol/L，血氯89mmol/L，血清白蛋白28g/L，动脉血气pH7.18，$HCO_3^-$10mmol/L。

15. 最可能的诊断是

    A. 急进性肾小球肾炎    B. 急性肾衰竭，少尿期    C. 恶性高血压

    D. 慢性肾衰竭晚期    E. 链球菌感染后肾小球肾炎（重型）

16. 支持该患者诊断最主要的临床表现是

    A. 高血压    B. 贫血    C. 少尿

D. 双下肢水肿　　　　　　E. 恶心、呕吐

17. 支持患者诊断最有意义的酸碱平衡与电解质紊乱结果是

A. 代谢性酸中毒，高钾血症

B. 代谢性酸中毒，低钠血症

C. 代谢性酸中毒，高磷血症与低钙血症

D. 代谢性酸中毒合并呼吸性碱中毒

E. 高钾血症，低钠血症，高磷血症

# 实验指导

## 实验一　组织的损伤与修复

### 【实验目标】

1. 掌握细胞水肿、脂肪变性、玻璃样变性的大体和镜下标本的病变特征。

2. 掌握不同类型坏死的大体和镜下表现。

3. 掌握萎缩的病理变化。

4. 熟悉肥大及鳞状上皮化生的镜下表现。

5. 掌握肉芽组织的形态特点及其意义。

6. 熟悉伤口一、二期愈合的条件及其特点。

7. 了解临床处理创伤的注意事项。

### 【实验材料】

**1. 大体标本**　脑萎缩、心肌肥大、脂肪肝、肺（肾）结核、足（肠）坏疽、脑梗死、肾积水。

**2. 组织切片**　肾细胞水肿、肝细胞脂肪变、干酪样坏死、肉芽组织、脾小动脉玻璃样变性。

### 【实验内容及方法】

#### 1. 观察大体标本

（1）肾细胞肿胀　肾体积增大，重量增加、包膜紧张。切面膨出，边缘外翻，浑浊无光泽，似开水烫过一样。

（2）肝脂肪变性　肝体积增大，重量增加，表面光滑、呈淡黄色、质软、手触之有油腻感。

（3）干酪样坏死（肾结核标本）　肾体积增大、重量增加，切面见空洞形成，空洞内残留有较多的黄白色、质地松脆之坏死物，状如干酪，故称为干酪样坏死，属于凝固性坏死。

（4）足干性坏疽　坏死区干燥皱缩，呈黑色，与周围正常组织分界清楚。

（5）坏疽性阑尾炎（湿性坏疽）　阑尾明显肿胀，浆膜面失去光泽，部分呈墨绿色，与周围组织分界不清。

（6）肾盂积水　肾体积较正常大，已切开，切面见肾盂肾盏高度扩张，肾实质因受压而萎缩（变薄）。

**2. 观察组织切片**　复习正常肾组织切片后观察病理切片。

（1）肾细胞水肿　①低倍镜下：辨认肾组织结构，找到肾皮质部分，认出肾小球、近曲小管、远曲小管，然后重点高倍镜观察近曲小管的变化。②高倍镜下：肾近曲小管上皮细胞肿胀，体积增大，突入管腔，使管腔狭小呈星芒状，胞浆内充满大量细小均匀红染的蛋白颗粒。部分管腔内可见红染蛋白物质。

（2）肝脂肪变性　①低倍镜下：全面观察肝组织，大部分肝细胞浆内有大小不一的椭圆形空泡，空泡将肝细胞核挤向一边，脂变明显处因肝细胞肿胀，肝窦受压变窄。②高倍镜下：进一步认识脂变为椭圆形、边界清楚的空泡，位于肝细胞浆内，核被挤到细胞的一边。

（3）干酪样坏死　①肉眼：淋巴结中央红染部分为干酪样坏死病灶。②低倍镜下：大部分结构已破坏，中央为大片红染、无结构的细颗粒状物质。③高倍镜下：坏死区完全失去正常的组织结构，在坏死区边缘可见核碎片（核碎裂）及浓染的胞核（核浓缩）。

（4）肉芽组织　①低倍镜下：有大量新生毛细血管和成纤维细胞，毛细血管排列方向与表面垂直，其深层为致密纤维结缔组织，与表面平行，系瘢痕组织。②高倍镜下：新生毛细血管管壁由单层内皮细胞构成，细胞肥大，有的尚未形成管腔。成纤维细胞位于毛细血管之间，细胞较大，胞浆丰富，呈椭圆形、棱形或星芒状，细胞界限不清楚，胞核椭圆形或梭形。上述两种成分之间有中性粒细胞、淋巴细胞和浆细胞等浸润。

**【实验报告】**

绘制并描述肉芽组织镜下结构。

# 实验二　局部血液循环障碍

**【实验目标】**

1. 会识别肺淤血，肝淤血，脾、肾的贫血性梗死，肺、肠出血性梗死的大体形态。
2. 会观察慢性肺淤血、慢性肝淤血的镜下病变特点。
3. 通过家兔空气栓塞的动物实验，观察空气栓塞时的表现及其产生的严重后果。

**【实验材料】**

**1. 大体标本**　肺淤血、慢性肝淤血、静脉内血栓、脾（肾）贫血性梗死、肺出血性梗死、肠出血性梗死。

**2. 组织切片**　慢性肺淤血、慢性肝淤血、混合血栓。

**【实验内容及方法】**

**1. 观察大体标本**

（1）肺淤血　肺体积增大，包膜紧张，边缘变钝，颜色暗红，质地较实，若是新鲜标本，切面可有泡沫状液体流出。长期的慢性肺淤血标本，肺质地变硬，颜色呈棕褐色。

（2）**慢性肝淤血** 肝体积增大，包膜紧张，边缘钝圆，表面和切面均可见暗褐色区与灰黄色区，形成类似中药槟榔切面的花纹，称槟榔肝（与中药槟榔对照）。其中暗褐色是淤血区，灰黄色是脂肪变性区。

（3）**静脉内血栓** 剪开的静脉腔内，见圆柱形固体物紧密附着于血管内膜表面，该物体粗糙干燥，黑白相间（新鲜时红白相间）。

（4）**脾（肾）贫血性梗死** 梗死灶呈楔形或扇形，尖端指向脾（肾）门，底部指向脏器表面，灰白色，周围有暗黑色充血出血带。

（5）**肺出血性梗死** 梗死区呈暗红色（固定后可为黑色），楔形或扇形，尖端指向肺门，底部朝向胸膜，周围肺组织慢性淤血。

（6）**肠出血性梗死** 肠管一段，呈节段状坏死，病变肠壁暗红色，肿胀，质脆破裂而穿孔，肠浆膜面有纤维素覆盖。

### 2. 观察组织切片

（1）**慢性肺淤血** 肺泡壁毛细血管高度扩张充血，肺泡腔内有淡红色水肿液（为粉红染均质状物）、红细胞、心力衰竭细胞。高倍镜下，心力衰竭细胞体积大，胞浆内有棕褐色的颗粒状物。

（2）**慢性肝淤血** 肝小叶结构正常，小叶中央静脉及周围肝血窦扩张，充满红细胞，中央区肝细胞萎缩消失，周边区肝细胞可正常或发生脂肪变性（在 HE 染色，胞浆内出现大小不等的空泡）。

（3）**混合血栓** 血栓为深红色和淡红色两部分相互层叠相间，深红色为红细胞堆积而成，淡红色为血小板小梁，形成纵横交错波浪状，粗细不等。高倍镜下，小梁边缘可见黏附有许多白细胞，小梁间为浅红色纤维素网，其间充满大量红细胞。

### 3. 动物实验

（1）**实验目的** 观察家兔耳缘静脉注入空气后引起空气栓塞的严重后果，以避免临床医疗事故的发生。

（2）**实验动物** 家兔。

（3）**实验器材** 兔台，10mL 注射器，解剖器械。

（4）**实验步骤**

①观察正常家兔一般情况，精神、呼吸、口唇颜色、瞳孔大小、角膜反射。

②给家兔耳缘静脉内注入 5 ～ 10mL 空气，立即观察家兔的变化。

③ 待家兔呼吸停止后，立即打开胸腔观察，此时心脏仍在跳动，扩张的右心耳及肺动脉中充满许多气泡，血液呈泡沫状。然后将心脏周围的大血管全部结扎、剪断，取出心脏，放入盛水的器皿中，在水面下将右心房剪开，观察现象。

（5）**讨论** 注入空气后家兔为什么会死亡？

【病例讨论】

患者，男性，68 岁，患慢性支气管炎、肺气肿 12 年，近 1 年来症状加重且出现呼吸困难，不能平卧，心率 120 次 / 分钟，心界大，下肢、颜面水肿，腹部有移动性浊音，颈静脉怒张，肝颈静脉回流征阳性，肝肋缘下 2.5cm，轻度压痛，AFP 正常。

思考：患者肝脏出现了什么病变？怎么发生的？肉眼和镜下观察各有什么病变特点？

**【实验报告】**

绘出肺淤血、肝淤血的镜下图。

# 实验三　炎　　症

**【实验目标】**

1.学会观察纤维蛋白性炎、化脓性炎、炎性息肉大体标本的病变特点。

2.学会观察各类炎细胞、化脓性阑尾炎镜下病变特点。

**【实验材料】**

**1. 大体标本**　纤维蛋白性心包炎（绒毛心）、假膜性炎（白喉或细菌性痢疾）、急性化脓性阑尾炎、脓肿（脑脓肿）、急性重型肝炎、炎性息肉（子宫颈息肉）。

**2. 组织切片**　急性蜂窝织炎性阑尾炎、炎性息肉。

**【实验内容及方法】**

**1. 观察大体标本**

（1）纤维蛋白性心包炎（绒毛心）　心包壁层已被剪去，心外膜（脏层）表面粗糙，覆以一层灰黄色渗出物，呈破絮状或条索状，或呈绒毛状。

（2）假膜性炎（白喉或细菌性痢疾）　①白喉：咽喉部、气管及支气管表面有灰白色或灰黄色膜状渗出物，即假膜；②细菌性痢疾：结肠黏膜表面有一层灰黄色的假膜被覆，呈糠皮样；假膜有小片脱落，形成多数浅表性溃疡；肠壁因充血水肿而增厚。

（3）急性化脓性阑尾炎　阑尾肿胀、增粗，表面血管扩张、充血。切面见阑尾管壁增厚，腔内含有脓液。

（4）脓肿（脑脓肿）　脑切面见一脓腔，腔内脓液已大部分流出，在脓肿壁尚附有少许脓性物质，脓肿壁边界清楚。

（5）急性重型肝炎　肝体积缩小，尤以左叶明显，包膜皱缩，切面呈黄色或红褐色，有些区域呈红黄相间的斑纹状。

（6）炎性息肉（子宫颈息肉）　子宫颈外口突出，下垂一个带蒂的结节状肿物，蒂与宫颈内口相连，直径约1cm，呈红色。

**2. 观察组织切片**

（1）急性蜂窝织炎性阑尾炎　阑尾的横切面组织切片各层均有充血、水肿，并有大量中性粒细胞浸润。黏膜部分坏死脱落，阑尾腔内有大量脓细胞、纤维蛋白和坏死的黏膜上皮。浆膜面附有少量纤维蛋白及脓细胞。

（2）炎性息肉　宫颈息肉组织切片，息肉表面有被覆上皮细胞，间质较疏松，毛细血管增生、扩张和充血，腺体增生，有较多淋巴细胞和浆细胞浸润，以及少量中性和嗜酸性粒细胞浸润。

【实验报告】

绘出并描述各种炎细胞的镜下结构图。

# 实验四 肿 瘤

【实验目标】

1. 观察、辨认并描述常见肿瘤的形态特征。

2. 识别并描绘常见肿瘤的组织形态。

【实验材料】

1. **大体标本** 子宫多发性平滑肌瘤、皮肤乳头状瘤、卵巢黏液性囊腺瘤、乳腺癌、肺转移性癌、原发性肝癌。

2. **组织切片** 皮肤乳头状瘤、鳞状细胞癌（Ⅰ级）、肠腺癌、子宫平滑肌瘤。

【实验内容及方法】

## 1. 观察大体标本

（1）子宫多发性平滑肌瘤 子宫增大，切面可见多个大小不等的球形结节，结节与周围子宫壁分界清楚。肿瘤切面灰白色，可见编织状条纹。

（2）皮肤乳头状瘤（示外生性生长） 肿瘤标本呈乳头状突出于皮肤表面，其根部狭窄形成蒂与基底部正常皮肤相连。

（3）卵巢黏液性囊腺瘤 腺瘤标本呈多房性、表面光滑，切面有许多大小不等的囊腔，腔内充满了灰白色半透明的黏液。

（4）乳腺癌（示浸润性生长） 肿块部分皮肤呈结节状突起，质地较硬，切面灰白色与周围组织分界不清，无包膜，皮肤呈橘皮样外观。

（5）肺转移性癌 肺表面及切面可见多处散在分布的球形结节，大小较一致，边界尚清楚，但无包膜形成，结节中央发生出血坏死。

（6）原发性肝癌 完整肝脏一个，体积缩小，表面及切面呈弥漫性结节状，结节大小较一致约 0.5cm 大小，质地变硬，中央可见一肿块，被膜已穿破，并见坏死组织。

## 2. 观察组织切片

（1）皮肤乳头状瘤 低倍镜下，见树枝样突起的乳头，表面由增生的鳞状上皮覆盖，中心为纤维组织、血管。高倍镜下，纵切乳头观察，见角化层、颗粒细胞层、棘细胞层、基底细胞层，排列规则。瘤细胞分化成熟，呈多边形，层次清楚，有细胞间桥。

（2）鳞状细胞癌（Ⅰ级） 低倍镜下，见大小不等的癌细胞团，呈片状或条索状排列，此为癌巢，位于结缔组织间质中。高倍镜下，癌巢由分化较好的鳞状上皮癌细胞构成，癌巢中央有粉红色同心圆排列之角化珠，即癌珠，有的可见细胞间桥。间质中常有浆细胞和淋巴细胞浸润。

（3）肠腺癌 低倍镜下，癌细胞排列成腺管状，腺腔大小不等，形状不规则，排列紊乱，染色较深，异型性大。高倍镜下，腺体排列紊乱，细胞形态不一，核分裂象易见，部分细胞向腺腔突出，呈乳头状生长称为乳头状腺癌。

（4）子宫平滑肌瘤　低倍镜下，似正常纤维组织，呈编织状排列，其间有分化好的纤维细胞。高倍镜下，纤维束纵横交错，呈编织状排列，其间有少数血管，瘤细胞核细长而深染，与正常纤维细胞相似。

## 【实验报告】

绘出皮肤乳头状瘤和鳞状细胞癌（Ⅰ级）的镜下简图。

# 实验五　呼吸系统疾病

## 【实验目标】

1.学会观察支气管扩张症、肺气肿、肺炎、肺结核等大体标本的病变特点。

2.学会观察慢性支气管炎、肺气肿、肺炎、结核病镜下切片的病变特点。

## 【实验材料】

**1. 大体标本**　支气管扩张症、肺气肿、大叶性肺炎、小叶性肺炎、肺原发综合征。

**2. 组织切片**　慢性支气管炎、肺气肿、大叶性肺炎、小叶性肺炎、肺结核。

## 【实验内容及方法】

### 1. 观察大体标本

（1）支气管扩张症　肺的切面上可见支气管呈囊状、柱状或串珠状扩张，扩张的支气管壁增厚，黏膜表面较粗糙，管腔内可见脓性黏液。周围肺组织呈肺气肿状或呈萎缩状态。

（2）肺气肿　肺组织膨胀，体积增大，边缘钝圆，组织柔软而失去弹性。切面肺组织呈海绵状或蜂窝状，可见肺大泡形成。此外，小支气管及细支气管腔内有炎性分泌物阻塞。

（3）大叶性肺炎　病变肺叶体积增大，切面呈灰白色（灰色肝变期）或红褐色（红色肝变期），质地实变如肝，外观比较干燥，胸膜表面有少量纤维素性渗出物附着。

（4）小叶性肺炎　肺切面可见以细支气管为中心、大小不等、形态不规则、多数散在的小片状实变病灶，呈灰白或灰黄色，边界不清，尤以下叶明显。个别区域病灶互相融合成较大的不规则病灶。支气管腔内还可见到灰黄色的脓性渗出物。

（5）肺原发综合征　肺上叶下部、下叶上部靠近胸膜处可见约1cm大小的黄白色干酪样坏死灶（原发灶）。同侧肺门淋巴结肿大融合，切面黄白色（肺门淋巴结结核），两处病变之间可见散在粟粒大小病灶（结核性淋巴管炎）。

### 2. 观察组织切片

（1）慢性支气管炎　管壁由内向外观察依次为：①呼吸道黏液–纤毛排送系统受损，纤毛柱状上皮变性、坏死脱落，再生的上皮杯状细胞增多，并发生鳞状上皮化生；②黏膜下腺体增生肥大和浆液性上皮发生黏液腺化生，导致黏液分泌增多；③管壁充血水肿，淋巴细胞、浆细胞浸润；④管壁平滑肌断裂、萎缩（喘息型者，平滑肌束增生、肥大），软骨可变性，萎缩或骨化。

（2）肺气肿　肺泡呈弥漫性扩张，肺泡壁变窄，毛细血管数目减少，部分肺泡壁断裂，相邻两个或数个肺泡融合形成大泡。

（3）大叶性肺炎　大叶性肺炎为纤维素渗出性炎症，红色肝样变期和灰色肝样变期病变特征明显。

①红色肝样变期：病变肺叶肺泡腔内充满大量纤维蛋白，纤维蛋白交织成网，网眼中有较多红细胞和一定数量的中性粒细胞及少量肺泡巨噬细胞，肺泡间孔可见纤维蛋白通过。肺泡壁增厚，毛细血管扩张充血。胸膜表面也可见纤维蛋白渗出。

②灰色肝样变期：病变肺叶肺泡腔内充满大量纤维蛋白和中性粒细胞，肺泡间孔可见纤维蛋白通过。有的肺泡腔内白细胞已变性坏死，纤维蛋白减少。

（4）小叶性肺炎　实变区内细支气管上皮局部坏死脱落，管腔内有炎性渗出物，主要是中性粒细胞。支气管壁内血管扩张、充血，有中性粒细胞浸润。支气管周围的肺泡腔内也有较多中性粒细胞渗出。炎症病灶周围的肺泡腔变圆，轻度扩张，呈代偿性肺气肿改变。

（5）肺结核　肺组织内散在许多孤立小结，结节大小基本一致，界限清楚，由内向外观察其成分依次为：①干酪样坏死，为无结构粉红色坏死区；②类上皮细胞，位于干酪样坏死灶周围，胞体较大，境界不清，胞核呈圆形或卵圆形，染色质少，甚至呈空泡状，核内可有 1 或 2 个核仁，胞浆丰富染色淡，形态与上皮细胞相似；③多核巨细胞，即郎汉斯（Langhans）巨细胞，散在于类上皮细胞之间，体积大，胞核形态与类上皮细胞核相似，数目达几十个甚至百余个，排列在细胞周边，呈花环状或马蹄状，胞浆丰富；④淋巴细胞和纤维母细胞，在类上皮细胞周围可见淋巴细胞浸润及不等量的纤维母细胞和胶原纤维。

【实验报告】

绘出大叶性肺炎红色肝样变期和灰色肝样变期、小叶性肺炎的镜下形态图。

## 实验六　心血管系统疾病

【实验目标】

1. 学会观察主动脉粥样硬化、高血压性心脏病、脑出血、急性风湿性心内膜炎、原发性颗粒性固缩肾等大体标本的病变特点。

2. 学会观察冠状动脉粥样硬化和原发性颗粒性固缩肾镜下的病变特点。

【实验材料】

1. 大体标本　主动脉粥样硬化、高血压性心脏病、脑出血、急性风湿性心内膜炎、原发性颗粒性固缩肾。

2. 组织切片　冠状动脉粥样硬化、原发性颗粒性固缩肾。

【实验内容及方法】

1. 观察大体标本

（1）主动脉粥样硬化　主动脉内膜面可见大小不等稍隆起的黄色斑纹，此为粥样硬化的早期病变。部分内膜面为大小不等的黄白色蜡滴状突起，为纤维斑块。有的斑块表面溃破，形成粥样溃疡，病灶多分布在动脉分支开口处。

（2）高血压性心脏病　心脏体积增大，重量增加，左心室壁明显增厚，乳头肌增粗，瓣膜无明显变化。

（3）脑出血　大脑冠状切面标本，见内囊及基底节区域有一较大的出血灶，该处脑组织被破坏，周围脑组织水肿。

（4）急性风湿性心内膜炎　心脏二尖瓣（或主动脉瓣）闭锁缘上有一排灰白色粟粒大小（直径 1～2mm）串珠排列的疣状赘生物。

（5）原发性颗粒性固缩肾　肾体积缩小，质地变硬，表面呈细颗粒状。切面皮质变薄，皮、髓质分界不清，肾小动脉壁增厚变硬，呈鱼口状。

**2. 观察组织切片**

（1）冠状动脉粥样硬化　低倍镜下，斑块表面可见纤维组织增生、玻璃样变，内膜增厚。增厚的内膜下有片状粥样坏死灶，内有较多针状空隙（胆固醇结晶）。

（2）原发性颗粒性固缩肾　入球小动脉管壁增厚并呈玻璃样变，管腔狭窄。部分肾单位萎缩纤维化，部分则代偿性肥大，肾小管扩张。

**【实验报告】**

绘出冠状动脉粥样硬化镜下图。

# 实验七　消化系统疾病

**【实验目标】**

1. 掌握溃疡病、病毒性肝炎、肝硬化等疾病的大体标本形态特点。

2. 学会观察慢性胃溃疡和肝硬化镜下的病变特点。

**【实验材料】**

**1. 大体标本**　胃溃疡病、急性重型肝炎、门脉性肝硬化、坏死后性肝硬化。

**2. 组织切片**　慢性胃溃疡、门脉性肝硬化。

**【实验内容及方法】**

**1. 观察大体标本**

（1）胃溃疡病　在胃小弯近幽门处，有一深达肌层的缺损，其直径多在 2.5cm 以内，呈圆形或椭圆形，溃疡边缘整齐，底部平坦，溃疡周围黏膜皱襞呈放射状。

（2）急性重型肝炎　肝脏体积明显缩小，被膜皱缩，质地柔软。切面呈黄色或红褐色。

（3）门脉性肝硬化　肝脏体积明显缩小，肝被膜增厚。表面呈弥漫全肝的小结节，结节直径多在 0.1～0.5cm 之间，一般不超过 1cm。切面布满圆形或类圆形岛屿状结节，其大小与表面结节一致，结节间有灰白色纤维组织间隔包绕。

（4）坏死后性肝硬化　肝脏体积明显缩小，表面结节大小悬殊，最大直径可达6cm。切面呈黄绿色或黄褐色，纤维结缔组织间隔宽，且薄厚不均。

### 2. 观察组织切片

（1）慢性胃溃疡　溃疡底部由浅至深分为四层：第一层是少许由中性白细胞及纤维素构成的渗出物层；第二层为红染、较致密、无结构的坏死组织层；第三层为新生毛细血管、纤维母细胞及较多炎症细胞构成的肉芽组织层；第四层为致密的胶原纤维瘢痕层，此层最厚，部分区域已深达浆膜层。肉芽组织层和瘢痕层内可见神经纤维断面和管壁明显增厚的小动脉，有的血管腔内可见血栓形成。

（2）门脉性肝硬化　肝小叶正常结构被破坏，由假小叶取代。假小叶是由广泛增生的纤维组织分割包绕原来的肝小叶及再生的肝细胞结节而形成的大小不等、圆形或类圆形的肝细胞团。假小叶具有以下特点：①肝细胞排列紊乱，可有变性、坏死及再生的肝细胞；②中央静脉偏位、缺如或有两个以上，有时可见汇管区也被包在假小叶内；③可见再生的肝细胞结节，再生的肝细胞体积较大，核大深染，或有双核。包绕假小叶的纤维间隔宽窄较一致，内有少量淋巴细胞和单核细胞浸润，并可见小胆管增生及假胆管形成。

### 【实验报告】

描述胃溃疡、肝硬化大体标本的病变特点。

# 实验八　泌尿系统疾病

### 【实验目标】

1. 学会观察急性弥漫性增生性肾小球肾炎、慢性硬化性肾小球肾炎、急性肾盂肾炎等大体标本的病变特点。

2. 学会观察急进性肾小球肾炎和慢性硬化性肾小球肾炎镜下的病变特点。

### 【实验材料】

**1. 大体标本**　急性弥漫性增生性肾小球肾炎、慢性硬化性肾小球肾炎、急性肾盂肾炎。

**2. 组织切片**　急进性肾小球肾炎、慢性硬化性肾小球肾炎。

### 【实验内容及方法】

#### 1. 观察大体标本

（1）急性弥漫性增生性肾小球肾炎　肾脏体积增大，包膜紧张，表面光滑，色暗红，有的肾表面及切面可见散在的小出血点，切面皮、髓质界限清楚。

（2）慢性硬化性肾小球肾炎　肾脏体积明显缩小，色苍白，表面高低不平，呈弥漫性细密颗粒状，切面皮质变薄，皮髓质界限不清楚。小动脉壁增厚变硬，血管断面呈哆开状。肾盂周围脂肪组织增多，称为继发性颗粒性固缩肾。

（3）急性肾盂肾炎　肾脏失去正常形态，表面可见不规则的凹陷性瘢痕，甚至有多数散在的小脓肿形成。切面皮髓质界限模糊，肾盂、肾盏扩张变形，肾盂黏膜粗糙、增厚。

#### 2. 观察组织切片

（1）急进性肾小球肾炎　主要病变表现在大部分肾小囊内的新月体形成。由于新月体形成，毛细血管丛受压萎缩，肾球囊壁层增厚并与毛细血管丛粘连，肾球囊腔变小或闭塞，肾小球已部分或完全纤维化、玻璃样变性。肾小管上皮细胞变性，腔内可见管型，肾间质可见纤维组织增生及淋巴细胞、单核细胞浸润。

（2）慢性硬化性肾小球肾炎　肾皮质表面凹凸不平。大量肾小球玻璃样变性，所属的肾小管也萎缩、纤维化或消失，构成肾小球、肾小管相对集中的区域。另一部分肾小球、肾小管代偿性肥大，有些肾小管管腔扩张成囊状，肾小管腔内可见各种管型。肾间质纤维结缔组织明显增生，并有多数单核细胞、淋巴细胞浸润。间质内小动脉硬化，管壁增厚，管腔狭小。

【实验报告】

绘出急性弥漫性增生性肾小球肾炎的镜下简图。

# 主要参考文献

1. 李玉林. 病理学. 第8版. 北京：人民卫生出版社，2013.

2. 金惠铭，王建枝. 病理生理学. 第7版. 北京：人民卫生出版，2010.

3. 王建中. 病理学基础. 北京：科学出版社，2012.

4. 杨怀宝. 病理学. 西安：第四军医大学出版社，2012.

5. 杨怀宝. 病理学. 北京：人民卫生出版社，2013.

6. 杨光华. 病理学. 北京：人民卫生出版社，2001.

7. 陈杰. 病理学. 第2版. 北京：人民卫生出版社. 2010.

8. 张惠铭. 病理学. 武汉：华中科技大学出版社，2012.

9. 裴喜萍. 病理学基础. 武汉：华中科技大学出版社，2013.

10. 徐虹，王怡平. 病理学基础与护理应用. 北京：人民卫生出版社，2013.

11. 赵成海，于艳秋. 病理生理学. 上海：上海科学技术出版社，2011.

12. 王建枝，殷莲华. 病理生理学. 第8版. 北京：人民卫生出版，2013.

13. 牛春雨. 病理生理学. 第2版. 北京：人民军医出版社，2012.

14. 商战平. 病理学与病理生理学. 北京：中国协和医科大学，2012.

15. 李甘地，杨光华. 病理学. 北京：人民卫生出版社，2001.

16. 黄玉芳. 病理学. 第3版. 北京：中国中医药出版社，2012.

17. 唐建武. 病理学. 北京：中国中医药出版社，2009.